全国高等职业教育药品类专业
国家卫生健康委员会"十三五"规划教材

供药学、药物制剂技术、化学制药技术、中药制药技术、生物制药技术、药品经营与管理、药品服务与管理专业用

医药数理统计

第 3 版

主　编　侯丽英

副主编　李新林　叶　海

编　者（以姓氏笔画为序）

叶　海（福建卫生职业技术学院）　　闵建中（上海健康医学院）

吕兴汉（首都医科大学燕京医学院）　张立红（山东医学高等专科学校）

李　研（天津医学高等专科学校）　　侯丽英（上海健康医学院）

李新林（楚雄医药高等专科学校）　　秦秉杰（山西药科职业学院）

吴建勇（南阳医学高等专科学校）

人民卫生出版社

图书在版编目（CIP）数据

医药数理统计/侯丽英主编. —3 版. —北京：
人民卫生出版社,2018
　ISBN 978- 7- 117- 26562- 1

　Ⅰ.①医…　Ⅱ.①侯…　Ⅲ.①医用数学- 数理统计-
高等职业教育- 教材　Ⅳ.①R311

中国版本图书馆 CIP 数据核字（2018）第 210196 号

| 人卫智网 | www.ipmph.com | 医学教育、学术、考试、健康，购书智慧智能综合服务平台 |
| 人卫官网 | www.pmph.com | 人卫官方资讯发布平台 |

医药数理统计

第 3 版

主　　编：侯丽英
出版发行：人民卫生出版社(中继线 010-59780011)
地　　址：北京市朝阳区潘家园南里 19 号
邮　　编：100021
E - mail：pmph @ pmph. com
购书热线：010-59787592　010-59787584　010-65264830
印　　刷：北京虎彩文化传播有限公司
经　　销：新华书店
开　　本：850×1168　1/16　印张：17
字　　数：400 千字
版　　次：2009 年 1 月第 1 版　2018 年 10 月第 3 版
　　　　　2025 年 8 月第 3 版第12次印刷(总第26次印刷)
标准书号：ISBN 978-7-117-26562-1
定　　价：46. 00 元

打击盗版举报电话：010-59787491　E- mail：WQ @ pmph. com
（凡属印装质量问题请与本社市场营销中心联系退换）

全国高等职业教育药品类专业国家卫生健康委员会 "十三五"规划教材出版说明

《国务院关于加快发展现代职业教育的决定》《高等职业教育创新发展行动计划（2015－2018年）》《教育部关于深化职业教育教学改革全面提高人才培养质量的若干意见》等一系列重要指导性文件相继出台，明确了职业教育的战略地位、发展方向。为全面贯彻国家教育方针，将现代职教发展理念融入教材建设全过程，人民卫生出版社组建了全国食品药品职业教育教材建设指导委员会。在该指导委员会的直接指导下，经过广泛调研论证，人民卫生出版社启动了全国高等职业教育药品类专业第三轮规划教材的修订出版工作。

本套规划教材首版于 2009 年，于 2013 年修订出版了第二轮规划教材，其中部分教材入选了"十二五"职业教育国家规划教材。本轮规划教材主要依据教育部颁布的《普通高等学校高等职业教育（专科）专业目录（2015 年）》及 2017 年增补专业，调整充实了教材品种，涵盖了药品类相关专业的主要课程。全套教材为国家卫生健康委员会"十三五"规划教材，是"十三五"时期人卫社重点教材建设项目。本轮教材继续秉承"五个对接"的职教理念，结合国内药学类专业高等职业教育教学发展趋势，科学合理推进规划教材体系改革，同步进行了数字资源建设，着力打造本领域首套融合教材。

本套教材重点突出如下特点：

1. **适应发展需求，体现高职特色**　本套教材定位于高等职业教育药品类专业，教材的顶层设计既考虑行业创新驱动发展对技术技能型人才的需要，又充分考虑职业人才的全面发展和技术技能型人才的成长规律；既集合了我国职业教育快速发展的实践经验，又充分体现了现代高等职业教育的发展理念，突出高等职业教育特色。

2. **完善课程标准，兼顾接续培养**　本套教材根据各专业对应从业岗位的任职标准优化课程标准，避免重要知识点的遗漏和不必要的交叉重复，以保证教学内容的设计与职业标准精准对接，学校的人才培养与企业的岗位需求精准对接。同时，本套教材顺应接续培养的需要，适当考虑建立各课程的衔接体系，以保证高等职业教育对口招收中职学生的需要和高职学生对口升学至应用型本科专业学习的衔接。

3. **推进产学结合，实现一体化教学**　本套教材的内容编排以技能培养为目标，以技术应用为主线，使学生在逐步了解岗位工作实践，掌握工作技能的过程中获取相应的知识。为此，在编写队伍组建上，特别邀请了一大批具有丰富实践经验的行业专家参加编写工作，与从全国高职院校中遴选出的优秀师资共同合作，确保教材内容贴近一线工作岗位实际，促使一体化教学成为现实。

4. **注重素养教育，打造工匠精神**　在全国"劳动光荣、技能宝贵"的氛围逐渐形成，"工匠精神"在各行各业广为倡导的形势下,医药卫生行业的从业人员更要有崇高的道德和职业素养。教材更加强调要充分体现对学生职业素养的培养,在适当的环节,特别是案例中要体现出药品从业人员的行为准则和道德规范,以及精益求精的工作态度。

5. 培养创新意识,提高创业能力　为有效地开展大学生创新创业教育,促进学生全面发展和全面成才,本套教材特别注意将创新创业教育融入专业课程中,帮助学生培养创新思维,提高创新能力、实践能力和解决复杂问题的能力,引导学生独立思考、客观判断,以积极的、锲而不舍的精神寻求解决问题的方案。

6. 对接岗位实际,确保课证融通　按照课程标准与职业标准融通,课程评价方式与职业技能鉴定方式融通,学历教育管理与职业资格管理融通的现代职业教育发展趋势,本套教材中的专业课程,充分考虑学生考取相关职业资格证书的需要,其内容和实训项目的选取尽量涵盖相关的考试内容,使其成为一本既是学历教育的教科书,又是职业岗位证书的培训教材,实现"双证书"培养。

7. 营造真实场景,活化教学模式　本套教材在继承保持人卫版职业教育教材栏目式编写模式的基础上,进行了进一步系统优化。例如,增加了"导学情景",借助真实工作情景开启知识内容的学习;"复习导图"以思维导图的模式,为学生梳理本章的知识脉络,帮助学生构建知识框架。进而提高教材的可读性,体现教材的职业教育属性,做到学以致用。

8. 全面"纸数"融合,促进多媒体共享　为了适应新的教学模式的需要,本套教材同步建设以纸质教材内容为核心的多样化的数字教学资源,从广度、深度上拓展纸质教材内容。通过在纸质教材中增加二维码的方式"无缝隙"地链接视频、动画、图片、PPT、音频、文档等富媒体资源,丰富纸质教材的表现形式,补充拓展性的知识内容,为多元化的人才培养提供更多的信息知识支撑。

本套教材的编写过程中,全体编者以高度负责、严谨认真的态度为教材的编写工作付出了诸多心血,各参编院校对编写工作的顺利开展给予了大力支持,从而使本套教材得以高质量如期出版,在此对有关单位和各位专家表示诚挚的感谢!教材出版后,各位教师、学生在使用过程中,如发现问题请反馈给我们(renweiyaoxue@163. com),以便及时更正和修订完善。

人民卫生出版社

2018 年 3 月

全国高等职业教育药品类专业国家卫生健康委员会
"十三五"规划教材
教材目录

序号	教材名称	主编	适用专业
1	人体解剖生理学(第3版)	贺 伟　吴金英	药学类、药品制造类、食品药品管理类、食品工业类
2	基础化学(第3版)	傅春华　黄月君	药学类、药品制造类、食品药品管理类、食品工业类
3	无机化学(第3版)	牛秀明　林 珍	药学类、药品制造类、食品药品管理类、食品工业类
4	分析化学(第3版)	李维斌　陈哲洪	药学类、药品制造类、食品药品管理类、医学技术类、生物技术类
5	仪器分析	任玉红　闫冬良	药学类、药品制造类、食品药品管理类、食品工业类
6	有机化学(第3版)*	刘 斌　卫月琴	药学类、药品制造类、食品药品管理类、食品工业类
7	生物化学(第3版)	李清秀	药学类、药品制造类、食品药品管理类、食品工业类
8	微生物与免疫学*	凌庆枝　魏仲香	药学类、药品制造类、食品药品管理类、食品工业类
9	药事管理与法规(第3版)	万仁甫	药学类、药品经营与管理、中药学、药品生产技术、药品质量与安全、食品药品监督管理
10	公共关系基础(第3版)	秦东华　惠 春	药学类、药品制造类、食品药品管理类、食品工业类
11	医药数理统计(第3版)	侯丽英	药学、药物制剂技术、化学制药技术、中药制药技术、生物制药技术、药品经营与管理、药品服务与管理
12	药学英语	林速容　赵 旦	药学、药物制剂技术、化学制药技术、中药制药技术、生物制药技术、药品经营与管理、药品服务与管理
13	医药应用文写作(第3版)	张月亮	药学、药物制剂技术、化学制药技术、中药制药技术、生物制药技术、药品经营与管理、药品服务与管理

序号	教材名称	主编	适用专业
14	医药信息检索(第3版)	陈 燕 李现红	药学、药物制剂技术、化学制药技术、中药制药技术、生物制药技术、药品经营与管理、药品服务与管理
15	药理学(第3版)	罗跃娥 樊一桥	药学、药物制剂技术、化学制药技术、中药制药技术、生物制药技术、药品经营与管理、药品服务与管理
16	药物化学(第3版)	葛淑兰 张彦文	药学、药品经营与管理、药品服务与管理、药物制剂技术、化学制药技术
17	药剂学(第3版)*	李忠文	药学、药品经营与管理、药品服务与管理、药品质量与安全
18	药物分析(第3版)	孙 莹 刘 燕	药学、药品质量与安全、药品经营与管理、药品生产技术
19	天然药物学(第3版)	沈 力 张 辛	药学、药物制剂技术、化学制药技术、生物制药技术、药品经营与管理
20	天然药物化学(第3版)	吴剑峰	药学、药物制剂技术、化学制药技术、生物制药技术、中药制药技术
21	医院药学概要(第3版)	张明淑 于 倩	药学、药品经营与管理、药品服务与管理
22	中医药学概论(第3版)	周少林 吴立明	药学、药物制剂技术、化学制药技术、中药制药技术、生物制药技术、药品经营与管理、药品服务与管理
23	药品营销心理学(第3版)	丛 媛	药学、药品经营与管理
24	基础会计(第3版)	周凤莲	药品经营与管理、药品服务与管理
25	临床医学概要(第3版)*	曾 华	药学、药品经营与管理
26	药品市场营销学(第3版)*	张 丽	药学、药品经营与管理、中药学、药物制剂技术、化学制药技术、生物制药技术、中药制药技术、药品服务与管理
27	临床药物治疗学(第3版)*	曹 红	药学、药品经营与管理、药品服务与管理
28	医药企业管理	戴 宇 徐茂红	药品经营与管理、药学、药品服务与管理
29	药品储存与养护(第3版)	徐世义 宫淑秋	药品经营与管理、药学、中药学、药品生产技术
30	药品经营管理法律实务(第3版)*	李朝霞	药品经营与管理、药品服务与管理
31	医学基础(第3版)	孙志军 李宏伟	药学、药物制剂技术、生物制药技术、化学制药技术、中药制药技术
32	药学服务实务(第2版)	秦红兵 陈俊荣	药学、中药学、药品经营与管理、药品服务与管理

序号	教材名称	主编		适用专业
33	药品生产质量管理(第3版)*	李 洪		药物制剂技术、化学制药技术、中药制药技术、生物制药技术、药品生产技术
34	安全生产知识(第3版)	张之东		药物制剂技术、化学制药技术、中药制药技术、生物制药技术、药学
35	实用药物学基础(第3版)	丁 丰	张 庆	药学、药物制剂技术、生物制药技术、化学制药技术
36	药物制剂技术(第3版)*	张健泓		药学、药物制剂技术、化学制药技术、生物制药技术
	药物制剂综合实训教程	胡 英	张健泓	药学、药物制剂技术、药品生产技术
37	药物检测技术(第3版)	甄会贤		药品质量与安全、药物制剂技术、化学制药技术、药学
38	药物制剂设备(第3版)	王 泽		药品生产技术、药物制剂技术、制药设备应用技术、中药生产与加工
39	药物制剂辅料与包装材料(第3版)*	张亚红		药物制剂技术、化学制药技术、中药制药技术、生物制药技术、药学
40	化工制图(第3版)	孙安荣		化学制药技术、生物制药技术、中药制药技术、药物制剂技术、药品生产技术、食品加工技术、化工生物技术、制药设备应用技术、医疗设备应用技术
41	药物分离与纯化技术(第3版)	马 娟		化学制药技术、药学、生物制药技术
42	药品生物检定技术(第2版)	杨元娟		药学、生物制药技术、药物制剂技术、药品质量与安全、药品生物技术
43	生物药物检测技术(第2版)	兰作平		生物制药技术、药品质量与安全
44	生物制药设备(第3版)*	罗合春	贺 峰	生物制药技术
45	中医基本理论(第3版)*	叶玉枝		中药制药技术、中药学、中药生产与加工、中医养生保健、中医康复技术
46	实用中药(第3版)	马维平	徐智斌	中药制药技术、中药学、中药生产与加工
47	方剂与中成药(第3版)	李建民	马 波	中药制药技术、中药学、药品生产技术、药品经营与管理、药品服务与管理
48	中药鉴定技术(第3版)*	李炳生	易东阳	中药制药技术、药品经营与管理、中药学、中草药栽培技术、中药生产与加工、药品质量与安全、药学
49	药用植物识别技术	宋新丽	彭学著	中药制药技术、中药学、中草药栽培技术、中药生产与加工

序号	教材名称	主编	适用专业
50	中药药理学(第3版)	袁先雄	药学、中药学、药品生产技术、药品经营与管理、药品服务与管理
51	中药化学实用技术(第3版)*	杨 红　郭素华	中药制药技术、中药学、中草药栽培技术、中药生产与加工
52	中药炮制技术(第3版)	张中社　龙全江	中药制药技术、中药学、中药生产与加工
53	中药制药设备(第3版)	魏增余	中药制药技术、中药学、药品生产技术、制药设备应用技术
54	中药制剂技术(第3版)	汪小根　刘德军	中药制药技术、中药学、中药生产与加工、药品质量与安全
55	中药制剂检测技术(第3版)	田友清　张钦德	中药制药技术、中药学、药学、药品生产技术、药品质量与安全
56	药品生产技术	李丽娟	药品生产技术、化学制药技术、生物制药技术、药品质量与安全
57	中药生产与加工	庄义修　付绍智	药学、药品生产技术、药品质量与安全、中药学、中药生产与加工

说明：* 为"十二五"职业教育国家规划教材。全套教材均配有数字资源。

全国食品药品职业教育教材建设指导委员会
成员名单

莫国民　上海健康医学院

晨　阳　江苏医药职业学院

顾立众　江苏食品药品职业技术学院

葛　虹　广东食品药品职业学院

倪　峰　福建卫生职业技术学院

蒋长顺　安徽医学高等专科学校

徐一新　上海健康医学院

景维斌　江苏省徐州医药高等职业学校

黄丽萍　安徽中医药高等专科学校

潘志恒　天津现代职业技术学院

黄美娥　湖南食品药品职业学院

前　言

根据全国高等职业教育药品类专业国家卫生健康委员会"十三五"规划教材的编写原则与要求,在本书修订的过程中,侧重于以下几个方面:

1. 强化产教融合建设教材。在上一版教材使用状况调研基础上,本教材删去了第 2 版教材第十章"均匀设计"的内容,增加了医药领域应用较广的"χ^2 检验"内容。并在第一章增加了全概率、贝叶斯公式,第五章增加了极大似然估计法,第九章增加了多元回归分析简介,第十章增加了有交互作用的实验设计、实验结果的方差分析等更贴近医药工作岗位技能需要的内容。把第 2 版教材中八个实训项目增至十个,实践教学设计项目化,强调在实践中获得工作技能,更好地实现产教融合。

2. 纸数融合建设教材。在互联网+教育的大背景下,教材增加数字教学资源制作,包括教学课件 PPT、同步练习、实训操作视频等,利用现代科技手段,在时间和空间上拓展教师和学生教材使用范围,提高教材内容的传输速度与质量,丰富教材资源。

3. 对接岗位实际,体现职教特色。教材对于基础理论本着"实用为主,必需、够用为度"的原则,不花大篇幅进行理论推导证明,强调原理的理解和结论的应用。多运用医药学研究的案例引导教学,讲解知识点或实证,符合高等职业教育的需要。

4. 把立德树人、创新培养融入教材。教材在"知识链接""难点释疑"栏目中将相应知识点的由来、发展和学科前沿应用融入其中,培养学生刻苦钻研、锲而不舍的科学精神,以及结合岗位利用所学解决实际问题的创新能力。

5. 增强教材的可读性。教材中包含"导学情景""难点释疑""知识链接""课堂活动""点滴积累"等栏目,作为主体内容的补充,起到弱化难度、增强可读性的作用。教材的全部习题也进行了详解分析,为读者提供了极为有效的兼具基础性和技巧性的解题指导。

本书是团队合作的结晶,编者们反复磋商、数易其稿,最终由主编修改统稿完成。编写人员分工如下:闵建中(第一章)、侯丽英(第二章)、吴建勇(第三章、第六章)、张立红(第四章、附录)、秦秉杰(第五章)、李新林(第七章、实训操作视频)、李研(第八章)、叶海(第九章、实训项目)、吕兴汉(第十章)。

本书可作为高等职业教育药品类各专业《医药数理统计》教材,也可作为高等职业教育卫生类其他专业的参考教材。

本书在编写过程中得到了参编院校领导和教师的大力支持,在此表示诚挚的感谢!编者在编写过程中参考了大量文献,从中得到了智慧的雨露滋润,深受启发,碍于篇幅所限,未能一一详细列出,在此一并致谢!

由于编者水平有限,不足之处在所难免,恳请使用本书的师生和广大读者提出宝贵意见,使本书更加完善。

编者

2024 年 4 月

目　　录

第一章

事件与概率

ER-01章PPT

导学情景 ∨

情景描述：

生活中，人们生病去医院看病，有时需要做一些化验来辅助诊断，看到化验结果人们往往很关心有多大可能真正患了某种疾病，生病以后又关心有多大可能治愈。

学前导语：

类似于患病率、治愈率等问题，其结果均存在一定的随机性，为了科学地回答这些问题，清楚地认识这些现象背后的规律，我们需要学习医药数理统计知识，研究和揭示随机现象的规律性，并合理地利用这种规律来解决生产实践、科学实验和实际生活中的问题。

第一节　随机事件及其运算

一、随机事件

（一）随机现象和确定现象

随机现象是在一定的条件下，可能发生也可能不发生的现象。例如每次抛硬币国徽是否向上，明天是否下雨等等。确定现象是在一定条件下，必然发生或不发生的现象。譬如太阳每天从东方升起，在标准大气压下水加热到 100℃ 时沸腾等。

从亚里士多德时代开始，哲学家们就已经认识到随机性在生活中的作用。由于随机现象的结果事先不能预知，初看似乎毫无规律，直到 20 世纪初，人们才发现同一随机现象大量重复出现时，每种可能的结果出现的频率具有稳定性，表明随机现象也有其固有的规律性。随机现象在大量重复出现时所表现出的规律性称为随机现象的统计规律性。

（二）随机试验、样本空间和随机事件

1. 随机试验　为了对随机现象的统计规律性进行研究，就需要对随机现象进行重复观察，把对随机现象的观察称为随机试验，并简称为试验，记为 E。例如，观察某射手对固定目标进行射击的结果；抛一枚硬币三次，观察出现正面的次数；记录某市 120 急救电话一个昼夜接到的呼叫次数等均为随机试验。

随机试验具有下列特点：

（1）可重复性：试验可以在相同的条件下重复进行；

（2）可观察性：试验结果可观察，所有可能的结果是明确的，且不止一个；

（3）不确定性：每次试验会出现结果之一，但不能准确预知是哪一个结果。

2. 样本空间和随机事件 尽管一个随机试验将要出现的结果是不确定的，但其所有可能结果是明确的，把随机试验的每一种可能的结果称为一个样本点，记为 ω（或 e），样本点的全体称为样本空间，记为 Ω（或 S）。基本事件是指相对观察目的而言不可再分割的、最基本的事件，其他事件均可由基本事件复合而成。一般地，由基本事件复合而成的事件称为复合事件。通常把不发生的结果称为不可能事件，记为 $\varnothing$。一定发生的结果称为必然事件，记为 Ω。所有可能发生或不可能发生的事件称为随机事件，简称事件。可见事件是由样本空间部分元素组成的集合，通常用大写字母 A、B、C 等表示。

案例 1-1 写出下列随机试验的样本空间。

（1）抛一枚均匀的硬币，观察出现的结果；

（2）投掷一颗骰子，观察出现的点数；

（3）观察单位时间内到达某公交车站候车的人数；

（4）从一批灯泡中任取一只，以小时为单位，测试这只灯泡的寿命。

分析：（1）抛掷一枚硬币可能出现的结果只有两种：正面、反面。若令 ω_1 = 正面，ω_2 = 反面，则 ω_1、ω_2 为该随机试验的两个基本事件，$\Omega = \{\omega_1, \omega_2\}$ 为样本空间。

（2）投掷一颗骰子可能出现的点数为：1、2、3、4、5、6，若令 $\omega_i = i, i = 1,2,3,4,5,6$，则 ω_i 为随机试验的基本事件，样本空间 $\Omega = \{1,2,3,4,5,6\}$。

（3）令 ω_i = 单位时间内有 i 人到达车站候车，$i = 0,1,2,\cdots$，则样本空间 $\Omega = \{\omega_0, \omega_1, \omega_2, \cdots\} = \{0,1,2,\cdots\}$。

（4）令 t 表示灯泡的寿命，则大于等于零的任意一个实数都是该试验的一个样本点，$\Omega = \{t \mid t \geq 0\}$。

二、事件之间的关系与运算

由于事件是样本空间的一个子集，故事件之间的关系与运算可按集合之间的关系和运算来处理。

（一）事件之间的关系

1. 包含 $A \subset B$，读做"事件 B 包含 A"，表示事件 A 发生必然导致 B 也一定发生。

2. 相等 $A = B$，读做"事件 A 等于 B"或"A 与 B 等价"，表示 A 与 B 同时出现，或同时不出现。

3. 和 $A \cup B$ 或 $A+B$，读做"事件 A 与 B 的和或并"，表示事件 A 与 B 至少出现一个。类似地，称 $\bigcup_{k=1}^{n} A_k$ 为 n 个事件 $A_1, A_2, \cdots, A_n$ 的和事件；称 $\bigcup_{k=1}^{\infty} A_k$ 为可列个事件 $A_1, A_2, \cdots, A_n, \cdots$ 的和事件。

4. 差 $A-B$，读做"事件 A 与 B 的差"，表示事件 A 出现但事件 B 不出现。

5. 交 $A \cap B$ 或 AB，读做"事件 A 与 B 的交或积"，表示事件 A 与 B 同时出现。类似地，称 $\bigcap_{k=1}^{n} A_k$ 为 n 个事件 $A_1, A_2, \cdots, A_n$ 的积事件；称 $\bigcap_{k=1}^{\infty} A_k$ 为可列个事件 $A_1, A_2, \cdots, A_n, \cdots$ 的积事件。

6. 互不相容事件 若事件 A 与事件 B 不能同时发生，称这两个事件为互不相容或互斥，记作

$AB=\varnothing$。如果 n 个事件两两互不相容,则称这 n 个事件互不相容。

若一组事件 $A_1,A_2,\cdots,A_n$ 两两互不相容,且它们的和为必然事件,则称该事件组为互不相容完备事件组。

7. 对立事件,若 $\overline{A}=\{A\ 不出现\}$,满足 $A+\overline{A}=\Omega$ 和 $A\overline{A}=\varnothing$,称事件 A 和 $\overline{A}$ 互为对立事件。

(二)文氏图

事件之间的关系可以用文氏图来形象地表示,如图 1-1,图中的矩形表示必然事件 Ω。

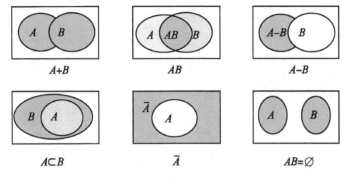

图 1-1 事件的关系

难点释疑

互不相容事件与对立事件的区别与联系

两者的积事件均为不可能事件,对立事件是互不相容事件,互不相容事件不一定是对立事件。完备事件组是由一系列互不相容事件组成的。

(三)事件的运算

设 A、B、C 为任意事件,则

交换律:$A\cap B=B\cap A,A\cup B=B\cup A$

结合律:$(A\cap B)\cap C=A\cap(B\cap C),(A\cup B)\cup C=A\cup(B\cup C)$

分配律:$A\cap(B\cup C)=(A\cap B)\cup(A\cap C),A\cup(B\cap C)=(A\cup B)\cap(B\cup C)$

德·摩根定律:$\overline{A\cap B}=\overline{A}\cup\overline{B},\overline{A\cup B}=\overline{A}\cap\overline{B}$

案例 1-2 设 A、B、C 是样本空间 Ω 中的三个随机事件,试用 A、B、C 的运算表达式表示下列随机事件。

(1)A 与 B 发生但 C 不发生;

(2)事件 A、B、C 中至少有一个发生;

(3)事件 A、B、C 中至少有两个发生;

(4)事件 A、B、C 中恰好有两个发生;

(5)事件 A、B、C 中不多于一个事件发生。

分析:根据事件间的关系,可得结果如下:

（1）$AB\bar{C}$；　　　　（2）$A\cup B\cup C$；　　　　（3）$AB\cup BC\cup AC$；

（4）$AB\bar{C}\cup A\bar{B}C\cup \bar{A}BC=AB\bar{C}+A\bar{B}C+\bar{A}BC$；

（5）$\bar{A}\bar{B}\bar{C}+A\bar{B}\bar{C}+\bar{A}B\bar{C}+\bar{A}\bar{B}C$ 或 $\overline{AB\cup BC\cup AC}$。

点滴积累 ╲

1．描述随机现象的一些术语：随机试验，样本点，样本空间，随机事件。

2．随机事件及其表示用集合的语言描述方便、简练、形象。

3．随机事件之间的关系类似于集合之间的关系，表示方法基本相同。

第二节　随机事件的概率

一、概率的统计定义

对于一个随机事件 A，在一次试验中是否会发生，事先不能确定。但在大量重复试验中，人们还是可以发现它是有内在规律的，即它出现的可能性大小是可以"度量"的。为此，本节首先引入频率，它描述了事件发生的频繁程度，进而引出表示事件在一次试验中发生的可能性大小的量——概率。

定义 1-1　在相同条件下进行 n 次试验，其中事件 A 发生的次数为 m，则称 $f_n(A)=\dfrac{m}{n}$ 为事件 A 发生的频率。易见，频率 $f_n(A)$ 具有下述基本性质：

1. $0\leqslant f_n(A)\leqslant 1$；

2. $f_n(\Omega)=1$；

3. 设 $A_1,A_2,\cdots,A_n$ 两两互不相容，则

$$f_n(A_1\cup A_2\cup\cdots\cup A_n)=f_n(A_1)+f_n(A_2)+\cdots+f_n(A_n)。$$

定义 1-2　在大量重复试验中，如果事件 A 出现的频率稳定地在某一常数 p 的附近，则称常数 p 为事件 A 的概率，记作 $P(A)=p$。这就是概率的统计定义。

频率的稳定值是概率的外在表现，并非概率的本质。据此确定某事件的概率是困难的，但当进行大量重复试验时，频率会接近稳定值。因此，在实际应用时，往往是用试验次数足够大的频率来估计概率的大小，且随着试验次数的增加，估计的精度会越来越高。

案例 1-3　检查某药厂一批产品的质量，从中分别抽取 10 件、20 件、50 件、100 件、150 件、200 件进行检查，检查结果及次品频率如下：

表 1-1　某药厂一批产品的抽检结果

抽取总件数 n	10	20	50	100	150	200
次品数 m	0	1	3	5	7	11
频率 m/n	0	0.050	0.060	0.050	0.047	0.053

分析: 由表 1-1 可见,在抽出的 n 件产品中,次品数 m 随着 n 的不同而不同,而次品频率 $\dfrac{m}{n}$ 在 0.05 附近有微小变化,所以 0.05 是次品频率的稳定值。

知识链接

圆周率的概率故事

圆周率 $\pi = 3.141\,592\,6\cdots$ 是一个无限不循环小数,我国数学家祖冲之第一次把它计算到小数点后七位,这个记录保持了 1000 多年! 后来有人不断把它算得更精确。1873 年,英国学者沈克斯(Shanks)公布了一个 π 的数值,它有小数点后 707 位之多! 但几十年后,曼彻斯特的弗格森(D.F.Ferguson)发现沈克斯的 π 值从第 528 位开始出现错误,他统计了 π 的 608 位小数,得到表 1-2。

表 1-2 π 中数字出现次数统计

数字	0	1	2	3	4	5	6	7	8	9
出现次数	60	62	67	68	64	56	62	44	58	67

你能想到弗格森发现错误的理由吗? 事实上,因为 π 是一个无限不循环小数,所以理论上每个数字出现的次数应近似相等,或出现的频率接近于 0.1,但统计表中 7 出现的频率过小。

二、古典概率

一个盒子中装有 10 个大小、形状完全相同的球,将球编号为 1~10 并把球搅匀,蒙上眼睛从中任取一球。因为抽取时这些球被抽到的可能性是完全平等的,所以没有理由认为这 10 个球中的某一个会比另一个更容易抽得,也就是说,这 10 个球中的任一个被抽取的可能性均为 $\dfrac{1}{10}$。这样一类随机试验是一类最简单的概率模型,它曾经是概率论发展初期主要的研究对象。

定义 1-3 具有下列两个特征的随机试验模型称为**古典概型**。

1. 随机试验只有有限个可能的结果;

2. 每一个结果发生的可能性大小相同。

定义 1-4 若随机试验为古典概型,且已知样本空间 Ω 中含有 n 个基本事件,事件 A 中含有 m 个基本事件,则事件 A 的概率

$$P(A) = \frac{m}{n} = \frac{A \text{ 中包含的基本事件数}}{\text{基本事件总数}} \qquad \text{式(1-1)}$$

称此概率为**古典概率**。式(1-1)把求古典概率的问题转化为对基本事件的计数问题。

由定义可知,古典概率有三个性质:

(1) $0 \leqslant P(A) \leqslant 1$;

(2) $P(\Omega) = 1, P(\varnothing) = 0$;

（3）设事件 $A_1,A_2,\cdots,A_n$ 两两互斥，则

$$P(A_1+A_2+\cdots+A_n)=P(A_1)+P(A_2)+\cdots+P(A_n)$$

案例1-4　从有9件正品、3件次品的箱子中抽取两次，每次取一件，按两种方式抽取：（1）不放回；（2）有放回，求事件 $A=\{$取得两件正品$\}$ 和事件 $B=\{$取得一件正品一件次品$\}$ 的概率。

分析：（1）从12件产品中不放回抽取两件，Ω 所含的基本事件数为 P_{12}^2，A 包含的基本事件数为 P_9^2，B 包含的基本事件数为 $2P_9^1\cdot P_3^1$，所以

$$P(A)=\frac{P_9^2}{P_{12}^2}=\frac{9\times8}{12\times11}=\frac{6}{11},\quad P(B)=\frac{2P_9^1P_3^1}{P_{12}^2}=\frac{2\times9\times3}{12\times11}=\frac{9}{22};$$

（2）从12件产品中有放回抽取两件，Ω 所含的基本事件数为 12^2，A 包含的基本事件数为 9^2，B 包含的基本事件数为 $9\times3+3\times9$，所以

$$P(A)=\frac{9^2}{12^2}=\left(\frac{3}{4}\right)^2,\quad P(B)=\frac{2\times9\times3}{12\times12}=\frac{3}{8}。$$

知识链接

基本计数原理

为了准确计算随机事件的基本事件数目，我们应该熟练掌握基本计数原理：

1. 加法原理　设完成一件事有 m 种方式，其中第一种方式有 n_1 种方法，第二种方式有 n_2 种方法，……，第 m 种方式有 n_m 种方法，无论通过哪种方法都可以完成这件事，则完成这件事的方法总数为 $n_1+n_2+\cdots+n_m$。

2. 乘法原理　设完成一件事有 m 个步骤，其中第一个步骤有 n_1 种方法，第二个步骤有 n_2 种方法，……，第 m 个步骤有 n_m 种方法，完成该件事必须通过每一步骤才算完成，则完成这件事的方法总数为 $n_1\times n_2\times\cdots\times n_m$。

第三节　概率的运算

一、加法公式

将复杂事件的概率分解成简单事件的概率来计算，这里我们讨论概率的加法公式。

1. 互不相容事件和的概率公式　设 A、B 为两个互不相容事件，其和的概率公式为

$$P(A+B)=P(A)+P(B)\qquad\qquad\text{式(1-2)}$$

若有限个事件 $A_1,A_2,\cdots,A_n$ 互不相容，则

$$P(A_1+A_2+\cdots+A_n)=P(A_1)+P(A_2)+\cdots+P(A_n)$$

2. 对立事件的概率公式　对于互相对立的两个事件 A 和 $\bar{A}$，则

$$P(A) = 1 - P(\overline{A}) \qquad\qquad 式(1\text{-}3)$$

3. 概率的加法公式 设 A、B 两个任意事件,则

$$P(A+B) = P(A) + P(B) - P(AB) \qquad\qquad 式(1\text{-}4)$$

称为和事件概率的加法公式。

若 A、B、C 为任意三个事件,则

$$P(A+B+C) = P(A) + P(B) + P(C) - P(AB) - P(BC) - P(AC) + P(ABC)$$

事实上加法公式可推广到有限个事件的情形。

案例 1-5 一盒试剂共有 20 支,放置一段时间后发现,其中有 6 支澄明度较差,有 5 支标记已不清楚,有 4 支澄明度和标记都不合要求。现从中随意取出 1 支,求这一支无任何上述问题的概率。

分析: 记 A 表示"澄明度较差",B 表示"标记不清",则

$$P(A) = \frac{6}{20} = 0.3, \quad P(B) = \frac{5}{20} = 0.25, \quad P(AB) = \frac{4}{20} = 0.2。$$

所求概率为 $P(\overline{A}\,\overline{B})$。因为 $\overline{A}\,\overline{B} = \overline{A+B}$,所以 $P(\overline{A}\,\overline{B}) = P(\overline{A+B}) = 1 - P(A+B)$,

而 $P(A+B) = P(A) + P(B) - P(AB) = 0.35$,

故 $P(\overline{A}\,\overline{B}) = 1 - P(A+B) = 1 - 0.35 = 0.65$。

二、条件概率与乘法公式

(一)条件概率

定义 1-5 设 A、B 是两个事件,且 $P(A) > 0$,则称

$$P(B \mid A) = \frac{P(AB)}{P(A)} \qquad\qquad 式(1\text{-}5)$$

为在事件 A 发生的条件下,事件 B 的**条件概率**。相应地,把 $P(B)$ 称为无条件概率。一般来说,$P(B \mid A) \neq P(B)$。

案例 1-6 表 1-3 是死亡者分属各年龄组的比例统计表,已知一个死亡者年龄超过 60 岁,试求其享年未超过 70 岁的概率。

表 1-3 死亡者年龄组统计表

年龄段	(0,10]	…	(60,70]	(70,80]	>80	合计
死亡概率(%)	3.23	…	18.21	27.28	33.58	100

分析: A 表示"死亡年龄超过 60 岁",B 表示"享年未超过 70 岁",所求概率为 $P(B \mid A)$。由表 1-3 知,

$$P(AB) = 18.21\%, \quad P(A) = 18.21\% + 27.28\% + 33.58\% = 79.07\%$$

所以

$$P(B \mid A) = \frac{P(AB)}{P(A)} = \frac{18.21\%}{79.07\%} = 23.03\%。$$

(二)乘法公式

由条件概率的定义,当 $P(A) > 0$ 时,可得

$$P(AB) = P(A)P(B \mid A) \qquad \qquad 式(1\text{-}6)$$

注意到 $AB=BA$ 及 A、B 的对称性,当 $P(B)>0$ 时,可得

$$P(AB) = P(B)P(A \mid B) \qquad \qquad 式(1\text{-}7)$$

式(1-6)和式(1-7)通常称为乘法公式,利用它们可计算两个事件同时发生的概率。推广到有限个事件积的概率等于一系列事件的概率之积,其中每个因子是它前面的一切事件都已发生的前提下的条件概率,即

$$P(A_1 A_2 \cdots A_n) = P(A_1)P(A_2 \mid A_1)P(A_3 \mid A_1 A_2) \cdots P(A_n \mid A_1 A_2 \cdots A_{n-1})。$$

案例 1-7 某种疾病能导致心肌受损害,若第一次患该病,则心肌受损害的概率为 0.3,第一次患病心肌未受损害而第二次再患该病时,心肌受损害的概率为 0.6,试求某人患病两次心肌未受损害的概率。

分析:设 A_1 表示"第一次患病心肌受损害",A_2 表示"第二次患病心肌受损害",由题设可知 $P(A_1) = 0.3$,$P(A_2 \mid \overline{A_1}) = 0.6$,所求概率为 $P(\overline{A_1}\overline{A_2})$。

$$P(\overline{A}_1) = 1 - P(A_1) = 0.7, \quad P(\overline{A}_2 \mid \overline{A}_1) = 1 - P(A_2 \mid \overline{A}_1) = 0.4,$$

所以 $P(\overline{A}_1 \overline{A}_2) = P(\overline{A}_1)P(\overline{A}_2 \mid \overline{A}_1) = 0.7 \times 0.4 = 0.28$。

难点释疑

乘法公式的使用说明

乘法公式与条件概率公式,实际上是一个公式,故求 $P(AB)$ 时,必须已知条件概率 $P(B \mid A)$ 或 $P(A \mid B)$,反之,要求 $P(B \mid A)$ 时,必须已知积事件 AB 的概率 $P(AB)$。在实际问题中,总是知其一而求其二的问题,但不要把求 $P(AB)$ 的问题误认为是求 $P(B \mid A)$ 的问题。应该记住,条件概率中作为条件的事件是已经发生的事件,而积事件中的诸事件则要求一起发生。

三、事件的独立性

定义 1-6 若两事件 A、B 满足

$$P(AB) = P(A)P(B) \qquad \qquad 式(1\text{-}8)$$

则称 A、B 相互独立。

说明:(1) 当 $P(A)>0$、$P(B)>0$ 时,A、B 相互独立与 A、B 互不相容不能同时成立,但 $\varnothing$ 与 Ω 既相互独立又互不相容。

(2) 若事件 A、B 相互独立,且 $P(A)>0$,则 $P(A \mid B) = P(A)$,反之亦然。

(3) 若事件 A、B 相互独立,则 A 与 $\overline{B}$、$\overline{A}$ 与 B 以及 $\overline{A}$ 与 $\overline{B}$ 都相互独立。

定义 1-7 设 A、B、C 为三个事件,若满足等式

$$P(AB) = P(A)P(B),$$
$$P(AC) = P(A)P(C),$$
$$P(BC) = P(B)P(C),$$
$$P(ABC) = P(A)P(B)P(C),$$

式(1-9)

则称事件 A、B、C 相互独立。对 n 个事件的独立性,可类似写出其定义。

定义 1-8 设 $A_1, A_2, \cdots, A_n$ 是 n 个事件,若其中任意两个事件之间均相互独立,则称 $A_1, A_2, \cdots,$ A_n 两两独立。

难点释疑

事件相互独立与两两独立的区别

1. 两个事件独立性的充要条件也可以作为事件独立性的定义,从本质上讲事件 A、B 的独立,就是事件 A 的发生概率不影响事件 B 的发生概率,所以判断事件独立与否,有时候不能仅仅凭经验。

2. 事件两两独立不能说明事件互相独立。

案例 1-8 已知某人群的妇女中,有 4% 得过乳腺癌,有 20% 是吸烟者,而又吸烟又患上乳腺癌的占 3%,问不吸烟但患上乳腺癌的占多少? 吸烟与患乳腺癌有关联否?

分析:记 A 表示"一名妇女有乳腺癌",B 表示"一名妇女是吸烟者",已知 $P(A) = 0.04$,$P(B) = 0.20$,$P(AB) = 0.03$,所以

$$P(A\bar{B}) = P(A) - P(AB) = 0.04 - 0.03 = 0.01,$$

故不吸烟但患上乳腺癌的占 1%。由 $P(AB) = 0.03 \neq 0.008 = P(A)P(B)$,则两者不是相互独立的,也就是两者有关系。

案例 1-9 根据下表 1-4 人群中色盲和耳聋的比例,考察色盲与耳聋两种病之间是否有联系。

表 1-4 人群中色盲和耳聋统计表

	聋(A)	非聋($\bar{A}$)	合计
色盲(B)	0.0004	0.0796	0.0800
非色盲($\bar{B}$)	0.0046	0.9154	0.9200
合计	0.0050	0.9950	1.0000

分析:从表中可知 $P(A) = 0.0050$,$P(B) = 0.0800$,$P(AB) = 0.0004$,因为

$$P(A)P(B) = 0.0050 \times 0.0800 = 0.0004 = P(AB),$$

所以耳聋与色盲是相互独立的两种病。

在实际问题中,事件的相互独立性往往根据实际问题的背景来判断,为计算事件发生的概率带来方便。

案例 1-10 某疾病有甲、乙两种治疗方法,两种治疗方法的有效率分别为 0.7 和 0.8。试求如果两种治疗方法同时进行有效率是多少?

分析:设 A 表示"甲方法有效", B 表示"乙方法有效", C 表示"治疗失效"。A 与 B 相互独立, 所以

$$P(C) = P(A+B) = P(A) + P(B) - P(AB)$$

$$= P(A) + P(B) - P(A)P(B)$$

$$= 0.7 + 0.8 - 0.7 \times 0.8 = 0.94。$$

点滴积累 ╲

计算条件概率有两种方法:

1. 在缩减的样本空间 A 中求事件 B 的概率, 就得到 $P(B|A)$;

2. 在样本空间 Ω 中, 先求事件 $P(AB)$ 和 $P(A)$, 再按定义计算 $P(B|A)$。

第四节　全概率公式与贝叶斯公式

现实生活中为了求比较复杂事件的概率,可以先把它分析为若干个互不相容的较简单事件的和,求出这些较简单事件的概率,再利用加法公式,即得所要求的复杂事件的概率,为此介绍下述全概率公式。

一、全概率公式

定理 1-1 设 $B_1, B_2, \cdots, B_n$ 是 n 个互不相容的事件,且有 $\bigcup_{i=1}^{n} B_i = \Omega$,对任何事件 A 有

$$P(A) = \sum_{i=1}^{n} P(B_i)P(A|B_i)$$ 式(1-10)

证明:因为 $\Omega = \bigcup_{i=1}^{n} B_i$,所以 $A = A\Omega = \bigcup_{i=1}^{n} AB_i$,由加法定理及乘法定理可知

$$P(A) = P(AB_1) + P(AB_2) + \cdots + P(AB_n)$$

$$= P(B_1)P(A|B_1) + P(B_2)P(A|B_2) + \cdots + P(B_n)P(A|B_n)$$

$$= \sum_{i=1}^{n} P(B_i)P(A|B_i)$$

一般地,能用全概率公式分析解决的问题有以下特点:

1. 该问题可以分为两步,第一步试验有若干个可能结果,在第一步试验结果的基础上,再进行第二次试验,又有若干个结果;

2. 如果要求与第二步试验结果有关的概率,则用全概率公式。

案例 1-11 某工厂有四条生产线生产同一种产品,该四条流水线的产量分别占总产量的 15%、20%、30%、35%,且这四条流水线的不合格品率为 5%、4%、3% 及 2%,现在从出厂的产品中任取一件,问恰好抽到不合格品的概率为多少?

分析:令 A = "任取一件,恰好抽到不合格品",B_i = "任取一件,恰好抽到第 i 条流水线的产品",$i = 1, 2, 3, 4$,于是由全概率公式可得

$$P(A)=\sum_{i=1}^{4}P(B_i)P(A\mid B_i)$$

$$=0.15\times0.05+0.20\times0.04+0.30\times0.03+0.35\times0.02$$

$$=0.0315_\circ$$

案例 1-12 根据以往的临床记录,某种诊断癌症的试验具有如下的效果:若以 A 表示"试验反应为阳性",以 C 表示事件"被诊断者患有癌症"。已知 $P(A\mid C)=0.95,P(\bar{A}\mid\bar{C})=0.96$。现对自然人群进行普查,设被试验的人患有癌症的概率为 0.004,即 $P(C)=0.004$。试求:(1) $P(A)$;(2) $P(C\mid A)$。

分析:(1) 已知 $P(A\mid C)=0.95,P(A\mid\bar{C})=1-P(\bar{A}\mid\bar{C})=1-0.96=0.04,P(\bar{C})=0.996$

根据全概率公式,有

$$P(A)=P(C)P(A\mid C)+P(\bar{C})P(A\mid\bar{C})$$

$$=0.004\times0.95+0.996\times0.04$$

$$=0.043\ 64_\circ$$

(2) 由条件概率公式得

$$P(C\mid A)=\frac{P(AC)}{P(A)}=\frac{P(C)P(A\mid C)}{P(A)}$$

$$=\frac{0.004\times0.95}{0.043\ 64}\approx0.0871_\circ$$

以上案例表明试验结果呈阳性,而被试验者确实患有癌症的可能性并不大,还需要进一步检查才能确诊。此例中 $P(C)$ 是由以往的数据分析得到的,叫做先验概率。而在得到信息(检验结果呈阳性),再重新加以修正的概率 $P(C\mid A)$ 叫做后验概率。一般地,关于后验概率的计算常使用下面的贝叶斯公式。

二、贝叶斯公式

定理 1-2 若 $B_1,B_2,\cdots,B_n$ 是一列互不相容的事件,且 $\bigcup_{i=1}^{n}B_i=\Omega,P(B_i)>0,i=1,2,\dots,n$,则对任一事件 $A,P(A)>0$ 有

$$P(B_i\mid A)=\frac{P(B_i)P(A\mid B_i)}{\sum_{i=1}^{n}P(B_i)P(A\mid B_i)}\qquad\text{式(1-11)}$$

称为贝叶斯公式。

案例 1-13 用甲胎蛋白法普查肝癌,令 C 表示"被检验者患肝癌",A 表示"甲胎蛋白法检查结果为阳性",由原有资料 $P(A\mid C)=0.95$、$P(\bar{A}\mid\bar{C})=0.90$,又已知某地居民的肝癌发病率 $P(C)=0.0004$,在普查中查出一批甲胎蛋白检查结果为阳性的人,求这批人中患有肝癌的概率 $P(C\mid A)$。

分析:由贝叶斯公式

$$P(C \mid A) = \frac{P(C)P(A \mid C)}{P(C)P(A \mid C) + P(\bar{C})P(A \mid \bar{C})}$$

$$= \frac{0.0004 \times 0.95}{0.0004 \times 0.95 + 0.9996 \times 0.1}$$

$$= 0.0038。$$

把 $P(C \mid A) = 0.0038$ 和已知的 $P(A \mid C) = 0.95$ 及 $P(\bar{A} \mid \bar{C}) = 0.90$ 对比发现,虽然检验法相当可靠,但在结果为阳性的人群中,其实真正患肝癌的人还是很少的,只占 0.38%。

点滴积累 √

    1. 全概率公式计算事件的先验概率,由因索果。

    2. 贝叶斯公式计算事件的后验概率,由果索因。

目标检测

一、单项选择题

1. 设 A、B 为两个事件,若 $A \supseteq B$,则下列结论中成立的是(　　)

A. A、B 互斥　　　　B. A、$\bar{B}$ 互斥　　　　C. $\bar{A}$、B 互斥　　　　D. $\bar{A}$、$\bar{B}$ 互斥

2. 设事件 A、B 满足 $P(A\bar{B}) = 0.2$,$P(A) = 0.6$,则 $P(AB)$ 等于(　　)

A. 0.12　　　　B. 0.4　　　　C. 0.6　　　　D. 0.8

3. 设随机事件 A、B 互不相容,$P(A) = 0.2$,$P(B) = 0.4$,则 $P(B \mid A)$ 等于(　　)

A. 0　　　　B. 0.2　　　　C. 0.4　　　　D. 1

4. 设事件 A、B 相互独立,且 $P(A) > 0$,$P(B) > 0$,则下列等式成立的是(　　)

A. $P(A \cup B) = P(A) + P(B)$　　　　　　B. $P(A \cup B) = 1 - P(\bar{A})P(\bar{B})$

C. $P(A \cup B) = P(A)P(B)$　　　　　　　D. $P(A \cup B) = 1$

5. 设 $P(A) = 0.8$,$P(B) = 0.7$,$P(A \mid B) = 0.8$,则下列结论正确的是(　　)

A. 事件 A、B 互相独立　　　　　　　　B. 事件 A、B 互斥

C. $A \subseteq B$　　　　　　　　　　　　　D. $P(A \cup B) = P(A) + P(B)$

二、问答题

1. 试述互不相容与对立的区别。

2. 如何区分事件的独立与对立?

三、实例分析

1. 假定男、女的出生率相等,现考察有两个孩子的家庭

(1) 求至少有一个女孩的概率;

(2) 求大孩子是女孩的概率;

(3) 已知两个孩子中至少有一个女孩,求大孩子是女孩的概率。

2. 一个人的血型为 O、A、B 或 AB 型的概率分别为 0.46、0.40、0.11、0.03,任意挑选一人,求所选者的血型是 O 型或 B 型的概率。

3. 某药厂有甲、乙两个水泵站供水,甲泵站因事故停工的概率为 0.015,乙泵站因事故停工的概率为 0.02,甲、乙两个水泵站互不影响,求该药厂全都停水的概率。

4. 已知男子中有 5% 是色盲患者,女子有 0.25% 色盲患者。在人群中随机地挑选一人,恰好是色盲患者,此人是男性的概率是多少?

5. 三人独立地去破译一份密码,已知各人能译出的概率分别为 $\frac{1}{5}$、$\frac{1}{3}$、$\frac{1}{4}$,问三人中至少有一人能将此密码译出的概率是多少?

6. 某传染病医院化验一批病人血清样品,抽检样品共 100 份,其中 A 病毒检测阳性 10 份,B 病毒检测阳性 30 份,A,B 两种病毒检测都是阳性 5 份,求这一批样品中抽检一份 A,B 病毒检测皆阴性的概率。

7. 对某种疾病进行研究,经调查得知 50 名男性患病 4 人,950 名女性患病 76 人,请问这种疾病患病率和性别有无关系?

8. 已知某医院对于糖尿病的治疗有 A,B 两种方案,已知方案 A 有效率 80%,方案 B 有效率 90%,经统计到医院治疗的患者中 80% 的人选择方案 A,其余选择方案 B,求该医院糖尿病治疗的有效率。

9. 某地成年人肥胖者、中等者、瘦小者各占 10%、82%、8%,又这三类人群患高血压的概率分别是 20%、10%、5%。

(1)求该地区成年人的高血压患病率。

(2)经询问某人患高血压,请推测此人的体型。

10. 某人因胃疼到医院就诊,医生经分析可能是由胃溃疡和胃癌早期引起。据资料统计胃溃疡的患者 20% 会有疼痛,而胃癌早期患者 90% 会有疼痛,而一般人患胃溃疡和胃癌的概率分别为 2%、0.04%。如不进一步检查,请你说明患者患胃癌的概率多大?

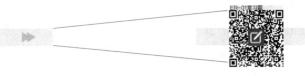

(闵建中)

第二章

随机变量分布及其数字特征

导学情景

情景描述：

　　若某地区正常成年男子红细胞数的均数为 $4.78×10^{12}/L$，标准差为 $0.38×10^{12}/L$，试问该地区某成年男子测得的红细胞数是否在正常参考范围内。

学前导语：

　　医学参考值范围通常指大多数正常人的解剖、生理、生化、免疫及组织代谢产物的含量等各种数据的波动范围，主要用于临床疾病诊断。本章将通过引入随机变量的概念，以动态的观点，将样本空间转化为数集，并进一步研究随机变量的概率分布与数字特征。借助微积分等数学工具全面、深刻地揭示现象的统计规律性，使随机现象的研究建立起更高、更完善的知识体系。上述情景中正常成年男子红细胞数近似服从正态分布，通过正态分布的 3σ 原则估计医学参考值范围从而做出判断。

第一节　离散型随机变量

一、随机变量

定义 2-1　设随机试验 E，其样本空间 $\Omega=\{e\}$，若对每一个 $e\in\Omega$ 有一个实数 $X(e)$ 与之对应，就得到了一个定义在 Ω 上的实值函数 $X=X(e)$，称 $X(e)$ 为随机变量。通常用大写字母 X,Y,Z 等表示，并且具有同随机事件类似的两个特征：

（1）随机变量根据随机试验结果的不同而取不同的值，事前不能预言，具有不确定性；

（2）随机变量取某个值或落在某个范围内的值都具有一定的概率。

案例 2-1　观察下列随机试验的结果与数值之间的关系。

（1）一位隐性遗传疾病的携带者有三个女儿，则女儿中为该疾病携带者的人数；

（2）一个肝硬化病人的 Hp 感染情况，可能出现阳性 Hp(+)，也可能出现阴性 Hp(-)；

（3）对于某种新药疗效的试验观察结果，可能为"无效""好转""显效""治愈"。

分析：上述（1）的随机试验结果可以直接用数量来表示，即样本空间为 $\Omega=\{0,1,2,3\}$，可以定义随机变量 X 为

$$X = X(e) = \begin{cases} 0, e = 0 \\ 1, e = 1 \\ 2, e = 2 \\ 3, e = 3 \end{cases}$$

(2)和(3)的结果虽然表面上与数值无关,表现为某种属性,但可以通过定义样本空间 $\Omega = \{e\}$ 上函数的方式给每种属性赋予一个数值,使该种属性与实数之间建立对应关系。所以(2)的样本空间 $\Omega = \{阳性,阴性\}$ 上定义随机变量 Y 为

$$Y = Y(e) = \begin{cases} 1, e = 阳性 \\ 0, e = 阴性 \end{cases}$$

(3)的样本空间 $\Omega = \{无效,好转,显效,治愈\}$ 上定义随机变量 Z 为

$$Z = Z(e) = \begin{cases} 0, e = 无效 \\ 1, e = 好转 \\ 2, e = 显效 \\ 3, e = 治愈 \end{cases}$$

由此可见,任何一个随机试验的结果都与数值存在着联系,并且由于随机试验出现的结果是随机的,使得其对应的数值也具有随机性。这种试验结果与实数之间的对应关系,实际上定义了一种实值函数,即随机变量。

▶ 课堂活动

随机地掷出一枚骰子,试用随机变量表示下列事件:
(1)出现的点数为奇数;(2)出现的点数不小于5。
本题说明在同一个样本空间上可以定义不同的随机变量。

按照随机变量的取值情况通常将其分为两种基本类型,即离散型随机变量和非离散型随机变量。而非离散型随机变量中最重要的也是实际工作中经常用到的是连续型随机变量。本章将重点介绍离散型和连续型两种随机变量。

二、离散型随机变量的概率分布

如果一个随机变量只能取有限个或无限可列个值,那么我们称这个随机变量为离散型随机变量。

案例 2-2　观察下列随机试验的结果,判断是否为离散型随机变量。
(1)50件产品中有8件次品,其余为正品,从中取出4件进行检验,则取到的次品数;
(2)某实验一次观测数据为5个,其中异常值的个数;
(3)某交通道口中午1小时内的汽车流量。
分析:如果用 X 表示(1)中"取到的次品数",则 X 可取 $0,1,2,3,4$;用 Y 表示(2)中"异常值的个数",则 Y 可取 $0,1,2,3,4,5$;(1)和(2)随机变量的取值为有限个。如果用 Z 来表示(3)中"某交通

道口中午 1 小时内的汽车流量",则 Z 的取值为 $0,1,2,\cdots$,所有的非负整数,注意该随机变量的取值不是有限个,而是可列无穷个,但这三个例子都属于离散型随机变量。

定义 2-2 设离散型随机变量 X 的所有可能取值为 $x_i(i=1,2,\cdots)$,事件 $\{X=x_i\}$ 的概率为 $p_i(i=1,2,\cdots)$,则称

$$P(X=x_i)=p_i \quad (i=1,2,\cdots) \qquad \text{式}(2\text{-}1)$$

为离散型随机变量 X 的概率分布或分布律。X 的概率分布也常用表 2-1 的方式来表达。

表 2-1 随机变量 X 的概率分布

X	x_1	x_2	$\cdots$	x_n	$\cdots$
P	p_1	p_2	$\cdots$	p_n	$\cdots$

由概率的性质知道,概率分布具有下列两个性质:

(1) $p_i \geqslant 0, i=1,2,\cdots$;

(2) $\sum\limits_{i=1}^{\infty} p_i = 1$。

反之,凡满足上述两个性质的数列 $\{p_i\}$,必为某一随机变量的概率分布。

案例 2-3 求 a 的值,使得 $P(X=k)=a\left(\dfrac{2}{3}\right)^k,k=1,2,\cdots$,为某个随机变量 X 的概率分布。

分析:由 $\sum\limits_{i=1}^{\infty} p_i = 1$ 和等比级数公式知

$$\sum_{k=1}^{+\infty} P(X=k) = \sum_{k=1}^{+\infty} a\left(\frac{2}{3}\right)^k = a\,\frac{2/3}{1-2/3} = 1,$$

所以 $a=1/2$。

案例 2-4 一位隐性遗传疾病的携带者有两个女儿,则每个女儿都有 $\dfrac{1}{2}$ 的可能性从母亲那里得到一个致病的 X 染色体而成为携带者(假设父亲正常),用 A、B 分别表示大女儿和小女儿是携带者,试求:(1) 女儿中携带者人数 X 的概率分布;(2) 至少有一个为携带者的概率。

分析:(1) 由题意可知 X 的可能取值为 $0,1,2$,相应的概率分布为

$$P(X=0)=P(\bar{A}\bar{B})=P(\bar{A})P(\bar{B})=\left(\frac{1}{2}\right)^2=0.25;$$

$$P(X=1)=P(\bar{A}B\cup A\bar{B})=P(\bar{A})P(B)+P(A)P(\bar{B})=0.5;$$

$$P(X=2)=P(AB)=P(A)P(B)=\left(\frac{1}{2}\right)^2=0.25。$$

概率分布为

X	0	1	2
P	0.25	0.5	0.25

(2) 至少有一个为携带者包括只有一个为携带者或两个均为携带者两种情况,即

$$P(X \geqslant 1)=P(X=1)+P(X=2)=0.75。$$

难点释疑

分布已知的离散型随机变量事件概率的求法

在已知概率分布的情况下，求离散型随机变量某个事件的概率。只要将欲求事件包含的随机变量取值点所对应的概率值都加起来即可。例如在案例 2-4 中事件 $\{X \geq 1\}$ 包含 $X=1$ 与 $X=2$ 两个取值，所以只要将相应的概率 $P(X=1)=0.5$ 和 $P(X=2)=0.25$ 相加，即为所求。同理，在掷一枚骰子的试验中，X 表示掷出的点数，则下列事件的概率为

$$P(1 < X \leq 4) = P(X=2) + P(X=3) + P(X=4) = \frac{1}{2}。$$

三、常用离散型随机变量的概率分布

(一) 两点分布

定义 2-3　如果随机变量 X 的概率分布为

X	0	1
P	$1-p$	p

其中 $0 < p < 1$，则称 X 服从两点分布，或称 0-1 分布。

两点分布虽然简单，但对于只有两个可能结果的随机试验，都可用两点分布来描述，比如对即将出生的婴儿性别的判断"男性"($X=1$)与"女性"($X=0$)；在临床研究中，给病人作某种血样化验，其结果可能为阳性($X=1$)，也可能为阴性($X=0$)。

(二) 二项分布

一般地，在同一条件下，单次试验只有两种可能结果：A 与 $\bar{A}$。它们的概率 $P(A)=p, 0 < p < 1$，$P(\bar{A}) = 1-p = q$。将试验独立地重复进行 n 次，称这种重复独立的试验系列为 n 重伯努利试验。

定义 2-4　在 n 重伯努利试验中，如果以随机变量 X 表示 n 次试验中事件 A 发生的次数，则 X 可能取值为 $0, 1, 2, \cdots, n$，可得到 X 的分布为

$$P(X=k) = C_n^k p^k (1-p)^{n-k}, \quad (k=0,1,2,\cdots,n) \qquad \text{式(2-2)}$$

称 X 服从参数为 n, p 的二项分布，记做 $X \sim B(n, p)$，这里 $0 < p < 1, p = P(A)$。当 $n=1$ 时，$X \sim B(1, p)$，即服从两点分布。

案例 2-5　据报道，有 10% 的人对某药有肠胃反应。为考察某厂的产品质量，现任选 5 人服用此药。试求：(1) k 个人有反应的概率($k=0,1,2,\cdots,5$)；(2) 不多于 2 个人有反应的概率；(3) 有人有反应的概率。

分析：(1) 这里是不放回抽取。但由于是大量人群，可以近似看作有放回抽取来处理。任选 5 人服药，每人服药后有反应的概率为 0.10。这是一个 $n=5, p=0.1$ 的伯努利试验。因此有反应的

人数 X 服从二项分布 $B(5,0.1)$。故有

$$P(X=k) = C_5^k \cdot (0.1)^k (0.9)^{5-k} \quad (k=0,1,2,\cdots,5),$$

计算结果如下表

X	0	1	2	3	4	5
P	0.590 49	0.328 05	0.072 90	0.008 10	0.000 45	0.000 01

(2) 不多于 2 人有反应的概率为

$$P(X \leqslant 2) = \sum_{k=0}^{2} P(X=k) = \sum_{k=0}^{2} C_5^k \cdot (0.1)^k (0.9)^{5-k} = 0.991\ 44;$$

(3) 有人有反应的概率为

$$P(X \geqslant 1) = \sum_{k=1}^{5} P(X=k) = \sum_{k=1}^{5} C_5^k \cdot (0.1)^k (0.9)^{5-k} = 0.409\ 51;$$

还可通过对立事件的概率来计算

$$P(X \geqslant 1) = 1 - P(X=0) = 0.409\ 51。$$

(三) 泊松分布

定义 2-5 若随机变量的概率函数为

$$P(X=k) = \frac{\lambda^k}{k!} e^{-\lambda}, \quad \lambda > 0, \quad k=0,1,2,\cdots. \qquad \text{式(2-3)}$$

则称 X 服从参数为 λ 的泊松分布,记为 $X \sim P(\lambda)$。

当 n 足够大而 p 相对较小时,二项分布 $B(n,p)$ 可用泊松分布 $P(\lambda)$ 来作近似计算,此时泊松分布的计算比二项分布简便得多,即

$$P_n(k) = C_n^k p^k (1-p)^{n-k} \approx \frac{\lambda^k}{k!} e^{-\lambda}$$

这里 λ 用 np 代替。在实际应用中,当 $n \geqslant 10, p \leqslant 0.1$ 时就可利用上式计算二项分布的概率。

案例 2-6 设每分钟通过某交叉路口的汽车流量 X 服从泊松分布,且已知在一分钟内无车辆通过与恰有一辆车通过的概率相同,求在一分钟内至少有两辆车通过的概率。

分析: 设 X 服从参数为 λ 的泊松分布,由题意知

$$P(X=0) = P(X=1),$$

即

$$\frac{\lambda^0}{0!} e^{-\lambda} = \frac{\lambda^1}{1!} e^{-\lambda}。$$

解得 $\lambda = 1$。因此,至少有两辆车通过的概率为

$$P(X \geqslant 2) = 1 - P(X=0) - P(X=1) = 1 - \frac{1^0}{0!} e^{-1} - \frac{1^1}{1!} e^{-1} = 1 - 2e^{-1}。$$

许多稀疏现象,如生三胞胎、某种少见病(如食管癌、胃癌)的发病例数、X-线照射下细胞发生某种变化或细菌死亡的数目等,都服从或近似服从泊松分布,所以泊松分布又称为稀疏现象律。

点滴积累

1. 离散型随机变量由它的概率分布唯一确定。

2. 求离散型随机变量概率分布的步骤：

（1）确定随机变量的所有可能取值；

（2）设法计算每个取值的相应概率，如利用古典概率；

（3）列出随机变量的概率分布。

第二节　连续型随机变量

一、连续型随机变量的概率分布

如果某类随机变量的可能取值充满一个区间或若干个区间的并，那么我们便称这类随机变量为连续型随机变量。例如某小学四年级某班 50 名女生的身高、100 名健康成年男子血清总胆固醇的测定结果、一批灯泡的使用寿命等等。由于它们可能的取值不能一一列出，因而不能用离散型随机变量的概率函数来描述它们的统计规律，于是我们引入概率密度函数来描述连续型随机变量的概率分布。

定义 2-6　对于随机变量 X，如果存在一个非负的可积函数 $f(x)$，$(-\infty <x<+\infty)$，使对任意 a，$b(a<b)$，都有

$$P(a < X \leqslant b) = \int_a^b f(x)\,\mathrm{d}x \qquad 式（2-4）$$

则称 $f(x)$ 为连续型随机变量 X 的概率密度函数，简称概率密度或密度函数。

概率密度函数具有以下性质：

（1）非负性：$f(x)\geqslant 0(-\infty <x<+\infty)$；

（2）归一性：$\int_{-\infty}^{+\infty} f(x)\,\mathrm{d}x = 1$；

这两个性质刻画了密度函数的特征，这就是说，如果某个实值函数具有这两条性质，那么它必定是某个连续型随机变量的密度函数。

（3）设 X 为连续型随机变量，则对任一指定实数 x_0，有

$$P(X=x_0)= 0, \quad x_0 \in \mathbf{R}$$

即连续型随机变量在 x_0 处的概率为零。

（4）设连续型随机变量 X，对任意 $a,b,(a<b)$，则

$$P(a < X \leqslant b) = P(a \leqslant X < b) = P(a \leqslant X \leqslant b) = P(a < X < b) = \int_a^b f(x)\,\mathrm{d}x。$$

（5）几何意义：随机变量 X 落在区间 $(a,b]$ 内的概率等于由密度函数 $y=f(x)$，$x=a$，$x=b$ 及 x 轴所围成的曲边梯形的面积，如图 2-1。

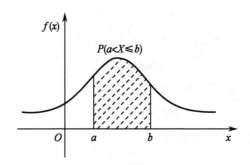

图 2-1　随机变量 X 落在区间 $(a,b]$ 内概率的几何意义

难点释疑

概率为零与不可能事件的关系

不可能事件的概率为零，但概率为零的事件不一定是不可能事件。即零概率事件也是有可能发生的。如 X 为被测试某地大学生的身高，由性质（3），$P(X=1.60)=0$，但事件 $X=1.60$ 是可能发生的。

案例 2-7　判断下列函数能否作为随机变量的概率密度。

$$(1)\ f_1(x)=\begin{cases}0 & x\leqslant 0\\[2mm]\dfrac{1}{1+x^2} & x>0\end{cases}\qquad\qquad (2)\ f_2(x)=\begin{cases}0 & x\leqslant a\\[2mm]\mathrm{e}^{-(x-a)} & x>a\end{cases}$$

分析：（1）显然 $f_1(x)\geqslant 0$，而

$$\int_{-\infty}^{+\infty}f_1(x)\,\mathrm{d}x=\int_{-\infty}^{0}0\,\mathrm{d}x+\int_{0}^{+\infty}\frac{1}{1+x^2}\,\mathrm{d}x=\arctan x\Big|_{0}^{+\infty}=\frac{\pi}{2}\neq 1,$$

所以 $f_1(x)$ 不能作为随机变量的概率密度。

（2）显然 $f_2(x)\geqslant 0$，而

$$\int_{-\infty}^{+\infty}f_2(x)\,\mathrm{d}x=\int_{-\infty}^{a}0\,\mathrm{d}x+\int_{a}^{+\infty}\mathrm{e}^{-(x-a)}\,\mathrm{d}x=-\,\mathrm{e}^{-(x-a)}\Big|_{a}^{+\infty}=1,$$

所以 $f_2(x)$ 可以作为随机变量的概率密度。

案例 2-8　设随机变量 X 的概率密度为 $f(x)=\begin{cases}ax^2, & 0\leqslant x\leqslant 1\\[2mm]0, & \text{其他}\end{cases}$，试求：（1）$a$ 值；（2）$P\left\{|x|\geqslant\dfrac{1}{3}\right\}$。

分析：（1）由性质（2）的归一性有 $\displaystyle\int_{-\infty}^{+\infty}f(x)\,\mathrm{d}x=1$，所以

$$\int_{-\infty}^{+\infty}f(x)\,\mathrm{d}x=\int_{0}^{1}ax^2\,\mathrm{d}x=\frac{ax^3}{3}\Big|_{0}^{1}$$

$$=\frac{a\times 1^3}{3}-\frac{a\times 0^3}{3}=\frac{a}{3}=1$$

于是得 $a=3$；

$$(2)\ P\left\{|x|\geqslant\frac{1}{3}\right\}=1-P\left\{|x|<\frac{1}{3}\right\}=1-\int_{-\frac{1}{3}}^{\frac{1}{3}}f(x)\,\mathrm{d}x$$

$$= 1 - \int_0^{\frac{1}{3}} 3x^2 \mathrm{d}x = 1 - x^3 \Big|_0^{\frac{1}{3}}$$

$$= 1 - \left[\left(\frac{1}{3} \right)^3 - 0 \right] = \frac{26}{27} \, 。$$

知识链接

定积分的几何意义、性质和计算

直观地讲，在区间 $[a, b]$ 上当 $f(x) \geqslant 0$ 时，定积分 $\int_a^b f(x)\mathrm{d}x$ 由曲线 $y = f(x)$，x 轴及两条直线 $x = a$，$x = b$ 所围成的曲边梯形面积表示。如图 2-2 所示。

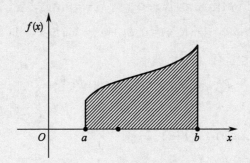

图 2-2　定积分的几何意义

$\int_a^b f(x)\mathrm{d}x$ 中 $f(x)$ 称为被积函数，x 为积分变量，a（b）称为积分下（上）限，且具有如下的性质：

（1）当 $a = b$ 时，$\int_a^b f(x)\mathrm{d}x = 0$；

（2）$\int_a^b f(x)\mathrm{d}x = -\int_b^a f(x)\mathrm{d}x$；

（3）四则运算性质：对于任意的常数 m，n

$$\int_a^b \left[mf(x) \pm ng(x) \right]\mathrm{d}x = m\int_a^b f(x)\mathrm{d}x \pm n\int_a^b g(x)\mathrm{d}x；$$

（4）积分区间的可加性：对于任意的常数 a，b，c，下式恒成立

$$\int_a^b f(x)\mathrm{d}x = \int_a^c f(x)\mathrm{d}x + \int_c^b f(x)\mathrm{d}x \, 。$$

1665 年，牛顿始创微积分，1673—1676 年，莱布尼茨也发表了微积分思想的论著，他们将微分和积分沟通起来，使定积分的运算变得简单，这就是著名的牛顿-莱布尼茨公式。

如果函数 $f(x)$ 在区间 $[a, b]$ 上连续，$F(x)$ 是 $f(x)$ 在 $[a, b]$ 上任一原函数，则

$$\int_a^b f(x)\mathrm{d}x = F(x) \Big|_a^b = F(b) - F(a) \, 。$$

牛顿-莱布尼茨公式将定积分计算分成两步，第一步先求 $f(x)$ 的一个原函数 $F(x)$，其中 $F'(x) = f(x)$；第二步再求 $F(x)$ 在 b、a 两点的函数值之差作为定积分的值。

二、随机变量的分布函数

前面我们用概率分布描述了离散型随机变量的统计规律性,用概率密度描述了连续型随机变量的统计规律性,为了更好地将两者统一在一起,我们引入另一个能描述所有随机变量的概率分布——分布函数。

定义 2-7 设 X 是一个随机变量,对任意实数 x,称函数

$$F(x) = P(X \leqslant x) \quad x \in \mathbf{R} \qquad \text{式(2-5)}$$

为随机变量 X 的分布函数。

分布函数 $F(x)$ 具有以下性质:

(1) $F(x)$ 是非负的单调不减函数,即若 $x_1 < x_2$,则 $F(x_1) \leqslant F(x_2)$;

(2) $0 \leqslant F(x) \leqslant 1$;且 $F(-\infty) = \lim\limits_{x \to -\infty} F(x) = 0$,$F(+\infty) = \lim\limits_{x \to +\infty} F(x) = 1$;

(3) 对于任意的实数 $x_1 < x_2$,有

$$P(x_1 < X \leqslant x_2) = P(X \leqslant x_2) - P(X \leqslant x_1)$$
$$= F(x_2) - F(x_1);$$

特别地,$P(X > x) = 1 - P(X \leqslant x) = 1 - F(x)$。

(一)离散型随机变量的分布函数

对于离散型随机变量,由于分布函数的定义域为 $\mathbf{R}$,所以任意的 $x \in \mathbf{R}$,只要将小于等于 x 的一切取值 x_i 的相应概率值 p_i 累加起来,就能够求得分布函数,即

$$F(x) = P(X \leqslant x) = \sum_{x_i \leqslant x} P(X = x_i) = \sum_{x_i \leqslant x} p_i \qquad \text{式(2-6)}$$

案例 2-9 已知某药检所送检的 10 件药品中有 2 件失效,若从送检的药品中先后抽检 3 件,试列出抽检出次品数的分布函数。

分析:设随机变量 X 表示"抽检出的次品数",由于送检的 10 件药品中有 2 件失效,所以 X 可取值 0、1、2,下面用古典概率的定义分别计算各个取值的概率:

$$P(X=0) = \frac{C_2^0 C_8^3}{C_{10}^3} = 0.4667;$$

$$P(X=1) = \frac{C_2^1 C_8^2}{C_{10}^3} = 0.4667;$$

$$P(X=2) = \frac{C_2^2 C_8^1}{C_{10}^3} = 0.0666。$$

所以,随机变量 X 的概率分布为

X	0	1	2
P	0.4667	0.4667	0.0666

当 $x < 0$ 时,$\{X \leqslant x\} = \varnothing$,所以 $F(x) = P(X \leqslant x) = 0$;

当 $0 \leqslant x < 1$ 时,$F(x) = P(X \leqslant x) = P(X=0) = 0.4667$;

当 $1 \leqslant x < 2$ 时,$F(x) = P(X \leqslant x) = P(X=0) + P(X=1) = 0.9334$;

当 $x \geqslant 2$ 时,$F(x) = P(X \leqslant x) = P(X=0) + P(X=1) + P(X=2) = 1$。

于是,X 的分布函数为

$$F(x) = \begin{cases} 0, & x < 0 \\ 0.4667, & 0 \leqslant x < 1 \\ 0.9334, & 1 \leqslant x < 2 \\ 1, & x \geqslant 2 \end{cases}$$

可见,$F(x)$ 为一个分段函数,若取 X 的取值为横轴,$F(x)$ 的值为纵轴,便得到 X 的分布函数图像,见图 2-3,呈递增的阶梯形,在分段点右连续。

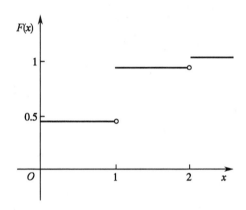

图 2-3 分布函数 $F(x)$ 的图像

(二) 连续型随机变量的分布函数

由分布函数的定义及连续型随机变量的特点,连续型随机变量 X 的分布函数为

$$F(x) = P(X \leqslant x) = \int_{-\infty}^{x} f(t)\,\mathrm{d}t \qquad\qquad 式(2\text{-}7)$$

其中 $f(x)$ 为 X 的密度函数。从几何上看,$F(x)$ 表示密度函数 $y = f(x)$ 与 x 轴在 $-\infty$ 和点 x 之间的图像面积,见图 2-4。

$F(x)$ 除了满足分布函数的一般性质外,由于微分与积分的逆运算关系,有

$$f(x) = F'(x)。$$

案例 2-10 设随机变量 X 的概率密度为 $f(x) = \begin{cases} 3x^2, & 0 \leqslant x \leqslant 1 \\ 0, & 其他 \end{cases}$,试求 X 的分布函数 $F(x)$。

分析:由式(2-7)有

当 $x < 0$ 时,$F(x) = \int_{-\infty}^{x} 0\mathrm{d}t = 0$;

当 $0 \leqslant x < 1$ 时,$F(x) = \int_{-\infty}^{0} 0\mathrm{d}t + \int_{0}^{x} 3t^2\mathrm{d}t = x^3$;

当 $x \geqslant 1$ 时,$F(x) = \int_{-\infty}^{0} 0\mathrm{d}t + \int_{0}^{1} 3t^2\mathrm{d}t + \int_{1}^{x} 0\mathrm{d}t = 1$。

所以随机变量 X 的分布函数为

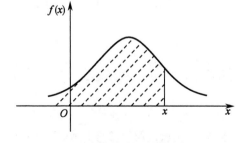

图 2-4 连续型随机变量分布
函数 $F(x)$ 的几何意义

$$F(x) = \begin{cases} 0, & x < 0 \\ x^3, & 0 \le x < 1 \\ 1, & x \ge 1 \end{cases}$$

案例 2-11 设随机变量 X 的分布函数 $F(x) = \begin{cases} 0, & x \le 0 \\ x^2, & 0 < x \le 1, \\ 1, & x > 1 \end{cases}$ 试求：（1）$P(0.2 < X < 0.6)$；

（2）X 的密度函数。

分析：由分布函数的性质有

（1）$P(0.2 < X < 0.6) = F(0.6) - F(0.2) = 0.6^2 - 0.2^2 = 0.32$；

（2）由于 $f(x) = F'(x)$，所以 X 的密度函数为

$$f(x) = \begin{cases} 2x, & 0 < x \le 1 \\ 0, & \text{其他} \end{cases}$$

▶ 课堂活动

试求概率密度为 $f(x) = \begin{cases} x, & 0 \le x < 1 \\ 2-x, & 1 \le x < 2 \text{ 的随机变量 } X \text{ 的分布函数。} \\ 0, & \text{其他} \end{cases}$

三、常用连续型随机变量的分布

（一）均匀分布

定义 2-8 若随机变量 X 的概率密度函数为

$$f(x) = \begin{cases} \dfrac{1}{b-a}, & a \le x \le b \\ 0, & \text{其他} \end{cases}$$

则称 X 在区间 $[a,b]$ 上服从均匀分布，记作 $X \sim U[a,b]$，$f(x)$ 的密度函数图像见图 2-5。

显然有

（1）$f(x) \ge 0$；

（2）$\displaystyle\int_{-\infty}^{+\infty} f(x)\mathrm{d}x = \int_a^b \dfrac{1}{b-a}\mathrm{d}x = 1$。

考虑 X 落在区间 $(c, c+l)$ 内的概率，其中 $a \le c < c+l \le b$，

$$P(c < X < c+l) = \int_c^{c+l} f(x)\mathrm{d}x = \int_c^{c+l} \dfrac{1}{b-a}\mathrm{d}x = \dfrac{l}{b-a},$$

这表明 X 落在 $[a,b]$ 内任意长度为 l 的子区间内的概率是相等的，为一个常数 $\dfrac{l}{b-a}$。或者说，X 落在 $[a,b]$ 内长度相等的子区间内的可能性是相等的，它只与子区间的长度有关，而与子区间在 $[a,b]$ 内的位置无关，所谓均匀指的正是这种等可能性。

当 X 在 $[a,b]$ 上服从均匀分布时，它的分布函数为

$$F(x) = \begin{cases} 0, & x < a \\ \dfrac{x-a}{b-a}, & a \leqslant x < b \\ 1, & x \geqslant b \end{cases}$$

其图像见图 2-6。

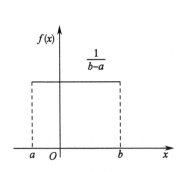

图 2-5　均匀分布的密度函数图像

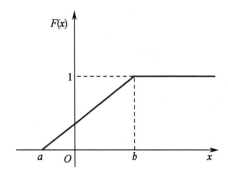

图 2-6　均匀分布的分布函数图像

案例 2-12　公共汽车站每隔十分钟有一辆汽车通过,乘客在任一时刻到达公共汽车站都是等可能的。求乘客候车不超过 3 分钟的概率。

分析:以前一辆汽车通过为起点 0,根据题意,$X \sim U[0,10]$,密度函数为

$$f(x) = \begin{cases} 1/10, & 0 \leqslant x \leqslant 10 \\ 0, & 其他 \end{cases}$$

为使乘客候车时间不超过 3 分钟,故所求概率为

$$P(7 \leqslant X \leqslant 10) = \int_7^{10} \frac{1}{10} \mathrm{d}x = 0.3,$$

即乘客候车时间不超过 3 分钟的概率为 0.3。

（二）正态分布

医药卫生领域有很多随机变量服从正态分布,如人体的身高、体重,测量同一指标的误差,某疾病的发病率等等。一般来说,如果一个量是由许多微小的独立随机因素影响的结果,且每个因素都不起到压倒其他因素的主导作用,那么就可以认为这个量近似地服从正态分布。从理论上看,正态分布具有很多良好的性质,许多概率分布可以用它来近似,还有一些常用的概率分布是由它直接导出的。因此正态分布是实践中应用最为广泛的分布之一,在概率统计中占有特别重要的地位。

1. 正态分布的定义

定义 2-9　若随机变量 X 的概率密度函数为

$$f(x) = \frac{1}{\sqrt{2\pi}\,\sigma} \mathrm{e}^{-\frac{(x-\mu)^2}{2\sigma^2}}, \quad (-\infty < x < +\infty) \qquad \text{式(2-8)}$$

其中 μ、$\sigma > 0$ 均为常数,则称 X 服从参数为 μ、σ^2 的正态分布,记作 $X \sim N(\mu, \sigma^2)$。$f(x)$ 显然满足 $f(x) \geqslant 0$,且 $\int_{-\infty}^{+\infty} f(x)\mathrm{d}x = 1$。正态分布的分布函数为

$$F(x) = \frac{1}{\sqrt{2\pi}\,\sigma} \int_{-\infty}^{x} \mathrm{e}^{-\frac{(t-\mu)^2}{2\sigma^2}} \mathrm{d}t, \quad (-\infty < x < +\infty) \qquad \text{式(2-9)}$$

2. 正态分布的图形与性质　正态分布的概率密度函数 $f(x)$ 与分布函数 $F(x)$ 的图像见图 2-7、图 2-8。

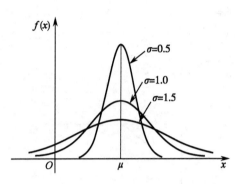

图 2-7　正态分布不同 σ 的密度函数图像　　　　图 2-8　正态分布的分布函数图像

观察正态分布的概率密度图像和分布函数图像,我们可以发现正态分布具有如下性质:

(1) 密度函数以 $x=\mu$ 为对称轴,当 $x=\mu$ 时,取得最大值 $f(\mu)=\dfrac{1}{\sqrt{2\pi}\,\sigma}$;

(2) 图像在 $x=\mu\pm\sigma$ 处有拐点,且以 x 轴为渐近线;

(3) μ 确定了图像的中心位置。当 σ 固定,改变 μ 的值,图像沿 x 轴平行移动而不改变形状,故 μ 又被称为位置参数;

(4) σ 确定了图像中峰的陡峭程度。当 μ 固定,改变 σ 的值,σ 越大,图像越平坦;σ 越小,图像越陡峭,故 σ 又被称为形状参数;

(5) 正态图像下的总面积等于 1,即

$$\int_{-\infty}^{+\infty}\frac{1}{\sqrt{2\pi}\,\sigma}\mathrm{e}^{-\frac{(x-\mu)^2}{2\sigma^2}}\mathrm{d}x=1。$$

3. 标准正态分布　对于正态分布 $N(\mu,\sigma^2)$,参数 $\mu=0$、$\sigma=1$ 时的正态分布称为标准正态分布,记作 $X\sim N(0,1)$。其概率密度函数用 $\varphi(x)$ 表示为

$$\varphi(x)=\frac{1}{\sqrt{2\pi}}\mathrm{e}^{-\frac{x^2}{2}},\quad(-\infty<x<+\infty)\qquad\qquad 式(2\text{-}10)$$

其概率分布函数用 $\Phi(x)$ 表示为

$$\Phi(x)=\frac{1}{\sqrt{2\pi}}\int_{-\infty}^{x}\mathrm{e}^{-\frac{t^2}{2}}\mathrm{d}t,\quad(-\infty<x<+\infty)\qquad\qquad 式(2\text{-}11)$$

图像见图 2-9、图 2-10。

从图 2-9 可见,$y=\varphi(x)$ 的图形关于 y 轴对称。由于标准正态分布的广泛应用,为了便于使用,人们编制了标准正态分布函数 $\Phi(x)$ 值表,见附表 3。对于非负的实数 x,可以由它直接查出相应的数值;而对于负实数 x,根据标准正态分布的对称性,有下列几个常用的公式:

(1) $\Phi(-x)=1-\Phi(x)$;

(2) $P(a<X\leqslant b)=\Phi(b)-\Phi(a)$;

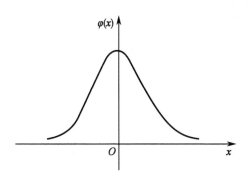

图2-9　标准正态分布的密度图像　　　图2-10　标准正态分布的分布函数图像

（3）$P(|x|\leqslant a)=2\Phi(a)-1$；

（4）$P(X>a)=1-\Phi(a)$。

案例2-13　设$X\sim N(0,1)$，查表求

（1）$P(0.3<X<1.5)$；　　　　　　　（2）$P(-0.52\leqslant X\leqslant 1.37)$；

（3）$P(|x|\leqslant 1)$；　　　　　　　　（4）$P(X\geqslant 2.14)$。

分析：根据标准正态分布的常用公式：

（1）$P(0.3<X<1.5)=\Phi(1.5)-\Phi(0.3)=0.9332-0.6179=0.3153$；

（2）$P(-0.52\leqslant X\leqslant 1.37)=\Phi(1.37)-\Phi(-0.52)$

$$=\Phi(1.37)+\Phi(0.52)-1$$

$$=0.9147+0.6985-1=0.6132$$；

（3）$P(|x|\leqslant 1)=2\Phi(1)-1=2\times 0.8413-1=0.6826$；

（4）$P(X\geqslant 2.14)=1-P(X<2.14)=1-\Phi(2.14)=0.0162$。

4. 正态分布的标准化　　正态分布是重要的分布，但是用密度积分去计算事件的精确概率或对所有的μ和σ都制表是不能想象的，所以只对标准正态分布制表，而其他的一般正态分布则通过标准化，借助标准正态分布，来实现概率计算和性质的研究，因此标准化是正态分布研究中的重要技术。

一般地，若$X\sim N(\mu,\sigma^2)$，则$Y=\dfrac{X-\mu}{\sigma}\sim N(0,1)$，即有如下结论：

$$F(x)=\Phi\left(\frac{x-\mu}{\sigma}\right) \qquad\qquad 式(2-12)$$

$$P(a<X\leqslant b)=F(b)-F(a)=\Phi\left(\frac{b-\mu}{\sigma}\right)-\Phi\left(\frac{a-\mu}{\sigma}\right) \qquad\qquad 式(2-13)$$

案例2-14　设$X\sim N(1,4)$，查表求

（1）$P(1.2<X\leqslant 3)$；　　　（2）$P(-3\leqslant X\leqslant 2)$；

（3）$P(X\geqslant 4)$；　　　　　　（4）$P(|x-1|\geqslant 1)$。

分析：由于$\mu=1,\sigma^2=4,\sigma=2$，查附表3可得

（1）$P(1.2<X\leqslant 3)=\Phi\left(\dfrac{3-1}{2}\right)-\Phi\left(\dfrac{1.2-1}{2}\right)=\Phi(1)-\Phi(0.1)$

$$=0.8413-0.5398=0.3015$$；

$$(2)\ P(-3 \leqslant X \leqslant 2) = \Phi\left(\frac{2-1}{2}\right) - \Phi\left(\frac{-3-1}{2}\right) = \Phi(0.5) - \Phi(-2)$$

$$= \Phi(0.5) + \Phi(2) - 1 = 0.6915 + 0.9772 - 1$$

$$= 0.6687;$$

$$(3)\ P(X \geqslant 4) = 1 - P(X < 4) = 1 - \Phi\left(\frac{4-1}{2}\right) = 1 - \Phi(1.5)$$

$$= 1 - 0.9332 = 0.0668;$$

$$(4)\ P(|x-1| \geqslant 1) = 1 - P(|x-1| < 1) = 1 - P\left(\left|\frac{x-1}{2}\right| < \frac{1}{2}\right)$$

$$= 1 - \left[2\Phi\left(\frac{1}{2}\right) - 1\right] = 2\left[1 - \Phi\left(\frac{1}{2}\right)\right]$$

$$= 2(1 - 0.6915) = 0.6170。$$

案例 2-15　对使用过甘草的许多中药处方进行分析,若已知每次的甘草用量 $X \sim N(8,4)$,现任抽一张含甘草的处方,求甘草的用量在 5~10g 范围内的概率。

分析:依题意

$$P(5 \leqslant X \leqslant 10) = \Phi\left(\frac{10-8}{2}\right) - \Phi\left(\frac{5-8}{2}\right) = \Phi(1) - \Phi(-1.5) = 0.7745。$$

此题可近似理解为 100 张处方中,大约有 77 张处方的甘草用量在 5~10g 范围内。

设 $X \sim N(\mu, \sigma^2)$,标准化、查表可计算下列概率值:

$$P(|X-\mu| \leqslant \sigma) = 2\Phi(1) - 1 = 0.6826;$$

$$P(|X-\mu| \leqslant 2\sigma) = 2\Phi(2) - 1 = 0.9545;$$

$$P(|X-\mu| \leqslant 3\sigma) = 2\Phi(3) - 1 = 0.9973。$$

如图 2-11 所示。这表明在一次试验中,X 落在 $(\mu-3\sigma, \mu+3\sigma)$ 内的概率相当大,或者说,在一般情形下,X 在一次试验中落在 $(\mu-3\sigma, \mu+3\sigma)$ 以外的概率可以忽略不计,正态分布在统计上的这一性质称为"3σ 原则",该原则在实际问题的统计推断中有着重要的应用。

5. 标准正态分布的临界值

定义 2-10　对于标准正态变量 $X \sim N(0,1)$ 和给定的 $\alpha(0 < \alpha < 1)$,称满足

$$P(X > u_\alpha) = \int_{u_\alpha}^{+\infty} \frac{1}{\sqrt{2\pi}} e^{-\frac{x^2}{2}} dx = \alpha$$

的点 u_α 为标准正态分布的上侧 α 临界值,见图 2-12。

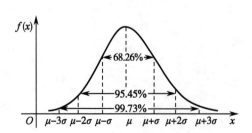

图 2-11　正态分布的 3σ 原则示意图

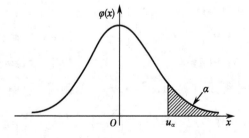

图 2-12　标准正态分布的上侧 α 临界值

对于给定的 α,由临界值定义公式得

$$P(X>u_\alpha)=1-P(X\leqslant u_\alpha)=1-\Phi(u_\alpha)=\alpha$$

从而　　　　　　　　　　　$\Phi(u_\alpha)=1-\alpha$　　　　　　　　　　　式(2-14)

查附表3,即可得到临界值 u_α。

例如,给定 $\alpha=0.05$,由式(2-14)得 $\Phi(u_{0.05})=1-0.05=0.95$。查附表3中概率为0.95的临界值,即得 $u_{0.05}=1.64$。也可查附表4,$u_{0.05}=u_{0.1/2}=1.64$。($\alpha=0.1$)

对于一般正态变量 $X\sim N(\mu,\sigma^2)$,若要求 $P(X>x_0)=\alpha$ 的临界值 $x_0(x_0>0)$,可先由 $\Phi(u_\alpha)=1-\alpha$ 查附表3得 u_α,再由 $\dfrac{x_0-\mu}{\sigma}=u_\alpha$,即可求得临界值 $x_0=\mu+u_\alpha\sigma$。

案例2-16 某省高考采用标准化计分方法,并认为考生成绩 X 近似服从正态分布 $N(500,100^2)$。如果该省的本科生录取率为42.8%,问该省的本科生录取分数线应该划定在多少分以上?

分析:设录取分数线应该划定在 x_0 分以上,则应有

$$P(X>x_0)=0.428,$$

因为 $X\sim N(\mu,\sigma^2)$,其中 $\mu=500$、$\sigma^2=100^2$,则

$$P(X>x_0)=1-P(X\leqslant x_0)=1-F(x_0)=1-\Phi\left(\frac{x_0-\mu}{\sigma}\right)=0.428,$$

从而有

$$\Phi\left(\frac{x_0-\mu}{\sigma}\right)=1-0.428=0.572,$$

查表得 $\dfrac{x_0-\mu}{\sigma}=0.18$,故

$$x_0=\mu+0.18\sigma=500+0.18\times100=518,$$

即该省的本科生录取分数线应该划定在518分以上。

6. 正态分布的应用举例

(1)制定医学参考值的范围:医学参考值是指绝大多数正常人群的解剖、生理、生化、免疫等各种指标数据的波动范围。由于个体存在差异,生物医学数据并不是常数,而是在一定范围内波动,故采用医学参考值范围作为判定正常还是异常的参考标准。

制定医学参考值的范围一般遵循下列步骤:

1)选择足够数量的正常人作为调查对象;

2)确定样本容量,一般 $n>100$;

3)根据专业知识确定取单侧或双侧正常值范围;

4)确定适当的百分界限,常取95%、99%的医学参考值范围;

5)选择适当的统计方法,如正态分布法、百分位数法。

其中步骤3),根据专业知识确定取单侧或双侧正常值范围,如血清总胆固醇、血液白细胞数无

论过低或过高均属异常,此时选双侧正常值范围(见图 2-13);血清转氨酶、体内有毒物质过高异常,此时选单侧上限(见图 2-14);肺活量过低异常,此时选单侧下限(见图 2-15)。

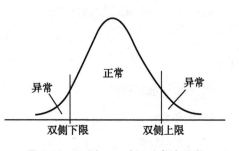

图 2-13　双侧——过低过高均异常

正态分布法适用于正态分布或近似正态分布的资料,百分位数法适合偏态分布的资料,这里我们只介绍正态近似法的制定方法,见表 2-2。

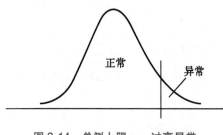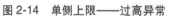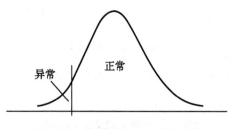

图 2-14　单侧上限——过高异常　　　　图 2-15　单侧下限——过低异常

表 2-2　正态分布法参考值范围的制定

%	双侧	单侧	
		下限	上限
95	$\bar{X}\pm1.96S$	$\bar{X}-1.64S$	$\bar{X}+1.64S$
99	$\bar{X}\pm2.58S$	$\bar{X}-2.33S$	$\bar{X}+2.33S$

注:$\bar{X}$,S 为样本均数与样本标准差,对于 n 个观测值 $X_1,X_2,\cdots,X_n$ 有

$$\bar{X}=\frac{1}{n}(X_1+X_2+\cdots+X_n) \tag{式(2-15)}$$

$$S=\sqrt{\frac{1}{n-1}\sum_{i=1}^{n}(X_i-\bar{X})^2}=\sqrt{\frac{1}{n-1}\left(\sum_{i=1}^{n}X_i^2-n\bar{X}^2\right)} \tag{式(2-16)}$$

案例 2-17　某地调查 120 名健康女性血红蛋白,其分布近似于正态分布,均数为 117.4g/L,标准差为 10.2g/L,试估计该地正常女性血红蛋白的 95% 医学参考值范围。

分析:由于正常人的血红蛋白过高过低均为异常,应制定双侧正常值范围

$$\bar{X}-1.96S=117.4-1.96\times10.2=97.41,$$

$$\bar{X}+1.96S=117.4+1.96\times10.2=137.39,$$

所以指标 95% 的医学参考值范围为 97.41~137.39g/L。

案例 2-18　某地调查 110 名正常成年男子第一秒肺通气量,得均数为 4.2L,标准差为 0.7L,试估计该地正常成年男子第一秒肺通气量的 95% 参考值范围。

分析:正常人的第一秒肺通气量近似正态分布,且只以过低为异常,要制定单侧下限。

$$\bar{X}-1.64S=4.2-1.64\times0.7=3.052,$$

所以该地正常成年男子第一秒肺通气量的 95% 参考值范围为:不低于 3.052L。

（2）质量控制：在制药企业，常常应用控制图来进行某些工艺步骤的中间关键参数的控制。根据 3σ 原则，控制图以时间为横轴，包括过程均值、控制上限（UCL）和控制下限（LCL），如图 2-16。

其中

$$UCL=过程均值+3\text{ 标准偏差}$$
$$LCL=过程均值-3\text{ 标准偏差}$$

式（2-17）

当观测值随机的在中线附近分布，并且所有的点都在控制限之内，称为过程受控（见图 2-17）。下列情况之一称为过程失控：

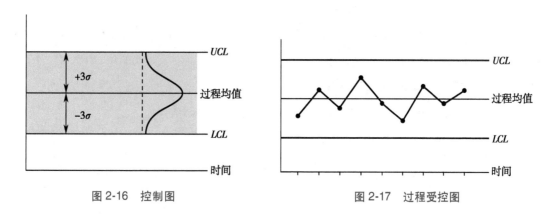

图 2-16　控制图　　　　　　　　　　　　图 2-17　过程受控图

情形 1：有 1 个以上点在控制限外（见图 2-18）；

情形 2：8 个以上点同向移动（见图 2-19）；

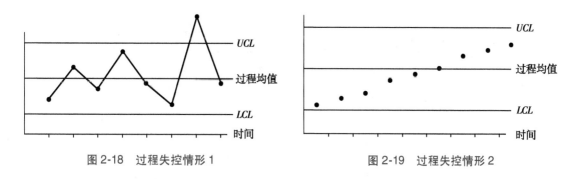

图 2-18　过程失控情形 1　　　　　　　　图 2-19　过程失控情形 2

情形 3：8 个以上点同时排列于中线某侧（见图 2-20）。

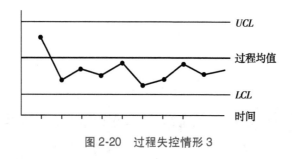

图 2-20　过程失控情形 3

案例 2-19　在压片工艺的片重控制中，每 15 分钟取 10 片药片进行抽检，测得片重（mg）分别为 3.90，3.80，4.00，4.05，4.10，4.00，4.02，3.95，4.02，3.98，均数为 3.982mg，标准偏差 0.0836mg，试计

算 UCL、LCL，并说明是过程受控还是过程失控？

分析：由式（2-17）

$$UCL = \text{过程均值} + 3 \text{ 标准偏差} = 4.2328,$$

$$LCL = \text{过程均值} - 3 \text{ 标准偏差} = 3.7312。$$

可见观测值随机的在中线附近分布，并且所有的点都在控制限之内，故过程受控。

（3）可疑值取舍：一组测定值中，常出现个别与其他数据相差很大的可疑值，如果确定知道此数据由实验差错引起，可以舍去，否则可根据一定统计学方法决定其取舍。常用的统计学方法有三倍标准差法、Q 检验法和 T 检验法。下面我们介绍其中较简单，不需要查表的三倍标准差法。三倍标准差法的原理也是 3σ 原则，即服从正态分布的随机变量，测量值落在 $(\mu - 3\sigma, \mu + 3\sigma)$ 内的概率为 99.73%，出现在此范围之外的概率仅为 0.27%，为小概率事件，因而在实际实验中，小概率事件若一旦出现，就认为该数据是不可靠的，应将其舍弃。

案例 2-20　某实验观测 20 次（其中漏记一次，用 M 表示），观测数据如下：

$$20, 20, 21, 20, 22, 20, 19, 24, 20, 22,$$

$$19, 21, 20, 28, 21, 20, 20, 22, M, 20$$

该组数据是否存在异常值？

分析：正常值为落在区间 $(\mu - 3\sigma, \mu + 3\sigma)$ 内的数值，现用样本均值 $\bar{X}$、样本标准差 S 来代替 μ、σ，由式（2-15）、（2-16）计算得

$$\bar{X} = \frac{\sum_{i=1}^{19} X_i}{19} = \frac{399}{19} = 21,$$

$$S = \sqrt{\frac{1}{n-1}\left(\sum_{i=1}^{n} X_i^2 - n\bar{X}^2\right)} = \sqrt{\frac{8457 - \frac{399^2}{19}}{18}} \approx 2.0817。$$

因而下限、上限分别为

$$\bar{X} - 3S = 14.7549, \quad \bar{X} + 3S = 27.2451。$$

从而正常值为落在区间 $(14.7549, 27.2451)$ 内的数据，可见实验观测值中的 28 大于上限 27.2451，在上限以外，所以 28 为异常值，应剔除。

点滴积累 ∨

1. 连续型随机变量的所有可能取值充满一个区间，用概率密度函数来描述，若 $P(a < X \leqslant b) = \int_a^b f(x)\mathrm{d}x$，则被积函数 $f(x)$ 为密度函数。

2. 分布函数将离散型随机变量和连续型随机变量的统计规律性有机地统一在一起，称函数 $F(x) = P(X \leqslant x)$，$x \in \mathbf{R}$，为随机变量 X 的分布函数。特别地，离散型随机变量分布 $F(x) = \sum_{x_i \leqslant x} p_i$，连续型随机变量分布 $F(x) = \int_{-\infty}^{x} f(t)\mathrm{d}t$。

3. 标准正态分布 $X \sim N(0,1)$，$P(a < X \leqslant b) = \Phi(b) - \Phi(a)$；

正态分布 $X \sim N(\mu, \sigma^2)$，$P(a < X \leq b) = \Phi\left(\dfrac{b-\mu}{\sigma}\right) - \Phi\left(\dfrac{a-\mu}{\sigma}\right)$。

4. 正态分布的应用重点在制定医学参考值的范围，质量控制和可疑值取舍三方面，它们的基本原理是正态分布的 3σ 原则。

第三节　随机变量的数字特征

随机变量的分布函数固然全面描述了这个随机变量的统计规律性，但在实际问题中，我们常常关心的只是随机变量的取值在某些方面的特征，而不是它的全貌，这类特征往往通过一个或几个实数来反映，在概率论中称它们为随机变量的数字特征。

一、数学期望及其性质

案例 2-21　计算以下 $N = 25$ 人的平均身高 $\bar{X}(\text{cm})$。

身高（x_i）	160	165	170	175	180
人数（n_i）	1	3	8	12	1

分析：平均身高

$$\bar{X} = \frac{160 \times 1 + 165 \times 3 + 170 \times 8 + 175 \times 12 + 180 \times 1}{1 + 3 + 8 + 12 + 1}$$

$$= 160 \times \frac{1}{25} + 165 \times \frac{3}{25} + 170 \times \frac{8}{25} + 175 \times \frac{12}{25} + 180 \times \frac{1}{25}$$

$$= \sum_{i=1}^{5} x_i \frac{n_i}{N} = \sum_{i=1}^{5} x_i f_i。$$

其中 $N = n_1 + n_2 + n_3 + n_4 + n_5$，$f_i = \dfrac{n_i}{N}$，为 x_i 值出现的频率。可见平均身高可以用每个数值 x_i 与其频率 f_i 的加权平均来表示，当观测值较大时，频率逐渐稳定在各自的概率附近，于是用概率代替频率，得到数学期望的定义。

（一）离散型随机变量的数学期望

定义 2-11　设离散型随机变量 X 的概率分布为 $P(X = x_i) = p_i, i = 1, 2, \cdots$，称 $\sum\limits_{i=1}^{\infty} x_i p_i$ 的值为随机变量 X 的数学期望（简称期望或均值），记作 $E(X)$，即

$$E(X) = \sum_{i=1}^{\infty} x_i p_i \qquad\qquad 式（2-18）$$

案例 2-22　某种按新配方试制的中成药在 500 名病人中进行临床试验，有一半人服用，另一半人未服。一周后，有 280 人痊愈，其中 240 人服了新药，试说明新药的疗效。

分析：设服用新药的病人是否痊愈情况用 X 表示，未服用新药的病人是否痊愈情况用 Y 表示，并

定义

$$X=\begin{cases}0, & 未痊愈\\1, & 痊愈\end{cases}; \qquad Y=\begin{cases}0, & 未痊愈\\1, & 痊愈\end{cases}。$$

则 X, Y 的概率分布分别如下

X	0	1
P	$\dfrac{10}{250}$	$\dfrac{240}{250}$

Y	0	1
P	$\dfrac{210}{250}$	$\dfrac{40}{250}$

由式(2-18)有

$$E(X) = 0 \times \frac{10}{250} + 1 \times \frac{240}{250} = \frac{24}{25};$$

$$E(Y) = 0 \times \frac{210}{250} + 1 \times \frac{40}{250} = \frac{4}{25}。$$

显然,$E(X) > E(Y)$,说明新药疗效显著。

(二) 连续型随机变量的数学期望

定义 2-12 设连续型随机变量 X 的密度函数为 $f(x)$,称 $\int_{-\infty}^{+\infty} xf(x)\,\mathrm{d}x$ 的值为随机变量 X 的数学期望(简称期望或均值),记作 $E(X)$,即

$$E(X) = \int_{-\infty}^{+\infty} xf(x)\,\mathrm{d}x \qquad 式(2-19)$$

案例 2-23 设随机变量 X 的密度函数如下,求 $E(X)$。

$$f(x)=\begin{cases}2-x, & 0 \leq x \leq 1\\0, & 其他\end{cases}$$

分析: 由式(2-19)

$$E(X) = \int_{-\infty}^{+\infty} xf(x)\,\mathrm{d}x = \int_{-\infty}^{0} 0\,\mathrm{d}x + \int_{0}^{1} x(2-x)\,\mathrm{d}x + \int_{1}^{+\infty} 0\,\mathrm{d}x$$

$$= \int_{0}^{1} x(2-x)\,\mathrm{d}x$$

$$= x^2 \Big|_{0}^{1} - \frac{x^3}{3}\Big|_{0}^{1} = \frac{2}{3}。$$

(三) 随机变量函数的数学期望

定义 2-13 设 X 是一个随机变量,$Y = g(X)$ 也是随机变量,且 $E(Y)$ 存在。

(1) 若 X 是离散型随机变量,其概率分布为 $P(X=x_i) = p_i, i = 1, 2, \cdots$,则随机变量函数 $g(X)$ 的期望为

$$E[g(X)] = \sum_{i=1}^{\infty} g(x_i)p_i \qquad 式(2-20)$$

(2) 若 X 是连续型随机变量,其密度函数为 $f(x)$,则随机变量函数 $g(X)$ 的期望为

$$E[g(X)] = \int_{-\infty}^{+\infty} g(x)f(x)\,\mathrm{d}x \qquad 式(2-21)$$

案例 2-24　设 X 的概率分布如下，试求：$E(X^2)$，$E(2X-3)$。

X	0	1
P	$\dfrac{10}{250}$	$\dfrac{240}{250}$

分析：对于离散型随机变量，由式（2-20）有

$$E(X^2) = 0^2 \times \frac{10}{250} + 1^2 \times \frac{240}{250} = \frac{24}{25};$$

$$E(2X-3) = (2 \times 0 - 3) \times \frac{10}{250} + (2 \times 1 - 3) \times \frac{240}{250} = -\frac{27}{25}。$$

案例 2-25　设 $X \sim U[a,b]$，试求：$E(X)$，$E(\sin X)$，$E(X^2)$ 及 $E[X-E(X)]^2$。

分析：由于 X 的密度函数为

$$f(x) = \begin{cases} \dfrac{1}{b-a}, & a \leqslant x \leqslant b \\ 0, & 其他 \end{cases}$$

$$E(X) = \int_a^b x \frac{1}{b-a} dx = \frac{1}{b-a} \frac{x^2}{2} \Big|_a^b = \frac{a+b}{2};$$

$$E(\sin X) = \int_a^b \frac{1}{b-a} \sin x dx = \frac{1}{b-a}(-\cos x) \Big|_a^b = \frac{\cos a - \cos b}{b-a};$$

$$E(X^2) = \int_a^b x^2 \frac{1}{b-a} dx = \frac{1}{b-a} \frac{x^3}{3} \Big|_a^b = \frac{a^2 + ab + b^2}{3};$$

$$E[X-E(X)]^2 = E\left(X - \frac{a+b}{2}\right)^2 = \int_a^b \left(x - \frac{a+b}{2}\right)^2 \frac{1}{b-a} dx = \frac{1}{12}(b-a)^2。$$

（四）数学期望的性质

性质 1　若 C 是常数，则 $E(C) = C$；

性质 2　若 C 是常数，则 $E(CX) = CE(X)$；

性质 3　$E(X \pm Y) = E(X) \pm E(Y)$；

性质 4　若 X，Y 相互独立，则 $E(XY) = E(X)E(Y)$。

案例 2-26　设一批圆形工件直径的测量值为随机变量 X，且 $E(X) = 2$，则这批工件周长的数学期望为多少？

分析：由周长 $C = \pi X$ 及性质 2，有

$$E(C) = E(\pi X) = \pi E(X) = 2\pi。$$

可见，灵活地应用数学期望的性质，能化简期望的运算。在运用中要注意，性质（3）和（4）可以推广到有限个随机变量 $X_1, X_2, \cdots, X_n$ 的情形；性质（3）的"和"，不要求 $X_1, X_2, \cdots, X_n$ 相互独立，而性质（4）的"积"，要求 $X_1, X_2, \cdots, X_n$ 相互独立。

二、方差及其性质

定义 2-14　设 X 是一个随机变量，称 $E[X-E(X)]^2$ 为 X 的方差，记作 $D(X)$，即

$$D(X) = E\left[X-E(X) \right]^2 \qquad\qquad 式(2\text{-}22)$$

称 $\sqrt{D(X)}$ 为 X 的标准差,记作 $\sigma(X) = \sqrt{D(X)}$。因为标准差与随机变量本身有相同的量纲,在医学统计、药物代谢动力学等领域被广泛地使用,但在理论推导中,使用方差较方便。

方差本质上是随机变量函数 $g(X) = \left[X-E(X) \right]^2$ 的期望,反应随机变量取值对其均值的偏离程度。若随机变量的取值集中于它的数学期望,则方差值较小;相反,若随机变量的取值相对于数学期望比较分散,则方差值较大。特别,当 X 为离散型随机变量,概率分布为 $P(X=x_i)=p_i, i=1,2,\cdots$ 时,则式(2-22)转化为

$$D(X) = \sum_{i=1}^{+\infty} \left[x_i - E(X) \right]^2 p_i; \qquad\qquad 式(2\text{-}23)$$

当 X 为连续型随机变量,概率密度为 $f(x)$ 时,则

$$D(X) = \int_{-\infty}^{+\infty} \left[x - E(X) \right]^2 f(x)\,\mathrm{d}x; \qquad\qquad 式(2\text{-}24)$$

$D(X)$ 一般可按式(2-23)、(2-24)计算,但实际计算时用得更多的是下列公式:

$$D(X) = E(X^2) - \left[E(X) \right]^2 \qquad\qquad 式(2\text{-}25)$$

方差具有以下性质:

性质1 若 C 是常数,则 $D(C)=0$;

性质2 若 C 是常数,则 $D(CX)=C^2 D(X)$;

性质3 若 X,Y 相互独立,则 $D(X+Y)=D(X)+D(Y)$。

案例2-27 甲乙两台制丸机生产同一种药丸的直径(mm)概率分布如下:

X	5	6	7	8	9
P	0.05	0.1	0.7	0.1	0.05

Y	4	5	6	7	8	9	10
P	0.05	0.1	0.2	0.3	0.2	0.1	0.05

试问哪台机器的性能更好?

分析:由于 $E(X)=E(Y)=7$,利用式(2-23)分别求方差为

$$D(X) = (5-7)^2 \times 0.05 + (6-7)^2 \times 0.1 + (7-7)^2 \times 0.7$$
$$+ (8-7)^2 \times 0.1 + (9-7)^2 \times 0.05 = 0.6;$$

$$D(Y) = (4-7)^2 \times 0.05 + (5-7)^2 \times 0.1 + (6-7)^2 \times 0.2 + (7-7)^2 \times 0.3$$
$$+ (8-7)^2 \times 0.2 + (9-7)^2 \times 0.1 + (10-7)^2 \times 0.05 = 2.1。$$

显然 $D(X) < D(Y)$,即甲机器生产的药丸直径比乙机器生产的波动性小,所以甲机器的生产性能更好。

案例2-28 设随机变量 X 具有以下概率密度,求 $D(X)$、$\sigma(X)$ 及 $D(3X+2)$。

$$f(x) = \begin{cases} x, & 0 \leqslant x \leqslant 1 \\ 2-x, & 1 < x \leqslant 2 \\ 0, & 其他 \end{cases}$$

分析:由连续型随机变量方差的计算公式有

$$E(X) = \int_{-\infty}^{+\infty} xf(x)\,dx = \int_0^1 x \cdot x\,dx + \int_1^2 x \cdot (2-x)\,dx$$

$$= \frac{x^3}{3}\bigg|_0^1 + \left(x^2 - \frac{x^3}{3}\right)\bigg|_1^2 = 1;$$

$$E(X^2) = \int_{-\infty}^{+\infty} x^2 f(x)\,dx = \int_0^1 x^2 \cdot x\,dx + \int_1^2 x^2 \cdot (2-x)\,dx$$

$$= \frac{x^4}{4}\bigg|_0^1 + \left(\frac{2x^3}{3} - \frac{x^4}{4}\right)\bigg|_1^2 = \frac{7}{6};$$

$$D(X) = E(X^2) - [E(X)]^2 = \frac{7}{6} - 1^2 = \frac{1}{6};$$

$$\sigma(X) = \sqrt{D(X)} = \frac{\sqrt{6}}{6};$$

$$D(3X + 2) = 3^2 D(X) = 9 \times \frac{1}{6} = \frac{3}{2}。$$

难点释疑

期望和方差的性质区别

（1）随机变量"和"的期望不需要独立的条件,而"积"的期望则需要。对于方差,随机变量"和"的方差也需要独立的条件。

（2）常数的期望等于常数本身,而常数的方差等于0。

（3）$E(CX) = CE(X)$,$D(CX) = C^2 D(X)$。

三、常用随机变量分布的期望与方差

1. 两点分布:若 X 服从参数为 p 的两点分布,则 $E(X) = p$,$D(X) = p(1-p)$。

2. 二项分布:若 $X \sim B(n,p)$,则 $E(X) = np$,$D(X) = np(1-p)$。

3. 泊松分布:若 $X \sim P(\lambda)$,则 $E(X) = \lambda$,$D(X) = \lambda$。

4. 均匀分布:若 $X \sim U[a,b]$,则 $E(X) = \dfrac{a+b}{2}$,$D(X) = \dfrac{(b-a)^2}{12}$。

可见均匀分布的期望为区间 $[a,b]$ 的中点 $\dfrac{a+b}{2}$。

5. 正态分布:若 $X \sim N(\mu,\sigma^2)$,则 $E(X) = \mu$,$D(X) = \sigma^2$。

可见正态分布的期望和方差分别为两个参数 μ 和 σ^2。

▶▶ **课堂活动**

1. 若随机变量 X 在区间 I 上服从均匀分布,且 $E(X) = 3$,$D(X) = \dfrac{4}{3}$,则区间 I 为何?

2. 若人的体重 $X \sim N(100,100)$,记 Y 为 10 个人的平均体重,则 $E(Y)$,$D(Y)$ 分别为多少?

点滴积累 ∨

1. 数学期望体现了随机变量取值的平均程度。离散型随机变量的期望 $E(X) = \sum_{i=1}^{\infty} x_i p_i$；连续型随机变量的期望为 $E(X) = \int_{-\infty}^{+\infty} x f(x)\,dx$。

2. 方差刻画了随机变量的取值与数学期望的偏离程度，常用计算公式为 $D(X) = E(X^2) - [E(X)]^2$。

目标检测

一、单项选择题

1. 任何一个连续型随机变量的概率密度函数 $f(x)$ 一定满足（　　）

A. $0 \leqslant f(x) \leqslant 1$ 　　　　　　　　　　B. $\lim_{x \to \infty} f(x) = 1$

C. $\int_{-\infty}^{+\infty} f(x)\,dx = 1$ 　　　　　　　D. 在定义域内单调非减

2. 正态曲线达到最大值时所对应的横坐标为（　　）

A. σ 　　　　　　B. μ 　　　　　　C. π 　　　　　　D. σ^2

3. 设 $X \sim N(\mu, \sigma^2)$，当 μ 恒定时，σ 越大（　　）

A. 曲线越陡峭 　　　　　　　　　B. 曲线越平坦

C. 曲线沿横轴向右移动 　　　　　D. 曲线沿横轴向左移动

4. 设随机变量 $X \sim N(0, 4)$，则 $P(X<1)$ 的值表示为（　　）

A. $\int_0^1 \frac{1}{\sqrt{2\pi}} e^{-\frac{x^2}{8}} dx$ 　B. $\int_0^1 \frac{1}{4} e^{-\frac{x}{4}} dx$ 　C. $\frac{1}{\sqrt{2\pi}} e^{-\frac{1}{2}}$ 　D. $\int_{-\infty}^1 \frac{1}{2\sqrt{2\pi}} e^{-\frac{x^2}{8}} dx$

5. 设随机变量 X 的概率密度函数 $f(x) = \frac{1}{2\sqrt{\pi}} e^{-\frac{(x+3)^2}{4}}$（$-\infty < x < +\infty$），若要将 X 转化为标准正态分布，需要进行的线性变化为（　　）

A. $\frac{X-3}{\sqrt{2}}$ 　　　　B. $\frac{X+3}{\sqrt{2}}$ 　　　　C. $\frac{X-3}{2}$ 　　　　D. $\frac{X+3}{2}$

6. 在区间 $[\mu-1.96\sigma, \mu+2.58\sigma]$ 上，x 轴与正态曲线所夹面积占曲线下总面积的（　　）

A. 90% 　　　　B. 95% 　　　　C. 97% 　　　　D. 99%

7. 设随机变量 X 与 Y，若 $E(X)=2$，$E(Y)=3$，则 $E(4X-2Y)$ 值为（　　）

A. 5 　　　　B. 6 　　　　C. 2 　　　　D. 1

8. 设随机变量 X 与 Y 相互独立，且 $D(X)=2$，$D(Y)=3$，则 $D(2X-3Y+2)$ 值为（　　）

A. 0 　　　　B. −5 　　　　C. 13 　　　　D. 35

9. 设 X 与 Y 为两个随机变量，则下列式子正确的是（　　）

A. $E(X+Y) = E(X)+E(Y)$ 　　　　B. $D(X+Y) = D(X)+D(Y)$

C. $E(XY) = E(X)E(Y)$ 　　　　　　D. $D(XY) = D(X)D(Y)$

10. 设随机变量 $X \sim U[-1,3]$, 则 $E(X),D(X)$ 分别为（　　）

　　A. 2,1　　　　　　　B. 1,8　　　　　　　C. $1,\dfrac{4}{3}$　　　　　　　D. $\dfrac{4}{3},1$

二、问答题

1. 同一样本空间上定义的随机变量是否是唯一的？请举例说明。

2. 已知正态分布的线性函数仍服从正态分布, 若 $X \sim N(\mu,\sigma^2)$, $Y=aX+b$, $(a \neq 0)$, 请写出 Y 所服从分布的参数。

3. 若 $f(x),g(x)$ 均为同一区间 (a,b) 上的概率密度函数, 对于任意的数 β, $(0<\beta<1)$, 则 $\beta f(x)+(1-\beta)g(x)$ 是否也是这个区间上的概率密度函数？

4. 设随机变量 $X \sim N(0,1)$, $Y \sim U[0,1]$, 且 X,Y 相互独立, 则 $E(2X+3Y)$, $D(3X-Y)$ 的值各为多少？

三、实例分析

1. 已知 4 件药品中有 2 件是次品, 检验员每次检验 1 件, 当这 2 件次品都被找到时即停止检验, 以 X 表示检验次数, 试求:（1）X 的概率分布;（2）检验次数在 2 次以上的概率;（3）分布函数。

2. 注射一种免疫苗可能有 0.1% 的人会出现不适反应, 有 10 个人接种。试求:

（1）有 1 人、2 人出现不适反应的概率;

（2）求至少一人产生反应的概率。

3. 根据历史统计资料, 某地新生儿染色体异常率为 1%, 问 100 名新生儿中有染色体异常的不少于 2 名的概率是多少？

4. 设随机变量 X 的密度函数为 $f(x)=\begin{cases} cx^4, & 0 \leq x \leq 1 \\ 0, & 其他 \end{cases}$, 试求:（1）$c$ 值;（2）分布函数;（3）$P\left(\dfrac{1}{2}<x<2\right)$。

5. 某公共汽车站从上午 7 时起, 每 15 分钟来一班车, 如果乘客到达此站的时间 X 是 7：00～7：30 之间的均匀随机变量, 试求乘客等候时间小于 5 分钟的概率。

6. 设 $X \sim N(0,1)$, 试求:

（1）$P(X \leq 1.5)$;　　　（2）$P(X>2)$;　　　（3）$P(X \leq -1.8)$;

（4）$P(-1<X \leq 3)$;　　　（5）$P(|X| \leq 2)$。

7. 某药厂生产的感冒药片直径 X（单位:mm）服从参数 $\mu=10,\sigma=0.3$ 的正态分布, 规定直径在 10±0.6 内为合格品, 试求感冒药片为合格品的概率。

8. 某城市成年男子的身高 $X \sim N(170,6^2)$（单位:cm）, 试问如何设计公共汽车车门的高度, 使男子与车门顶碰头的概率小于 0.01。

9. 某地调查正常成年男子 144 人的红细胞数 $X \sim N(\mu,\sigma^2)$, 均数 5.38×10^{12}/L, 标准差 0.44×10^{12}/L, 试估计该地成年男子红细胞数的 95% 医学参考值范围。

10. 对某厂生产的六味地黄丸(球状)的直径 X 作近似测量,其值服从区间 $[a,b]$ 上的均匀分布,试求六味地黄丸体积 Y 的数学期望。

11. 某医药公司有甲乙两种新药的投资方案,利润分别用 X,Y 表示,且 X,Y 的分布律分别如下:

X	3	5	7
P	0.2	0.6	0.2

Y	3	5	7
P	0.3	0.4	0.3

试问哪一个投资方案好一些。

12. 设随机变量 X 的概率密度如下

$$f(x)=\begin{cases} 1+x, & -1\leqslant x<0 \\ 1-x, & 0\leqslant x<1 \\ 0, & 其他 \end{cases},$$

求 $D(X)$、$\sigma(X)$ 及 $D(2X-5)$。

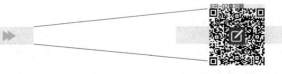
ER-02章习题

(侯丽英)

第三章

数据的描述统计

导学情景 ∨

情景描述:

现有10名乳腺癌患者化疗后血液尿素氮的含量（mmol/L）分别为3.43, 2.96, 4.43, 3.03, 4.53, 5.25, 5.64, 3.82, 4.28, 5.25, 从这些数据中我们能发现什么规律?

学前导语:

如何设计实验来获取数据?数据是如何进行分类的?它们的集中趋势和离散水平等统计特性该如何描述?能否用图表的形式直观地反映数据的分布情况?这些都是要学习的内容,本章学习的目的在于能够有效地组织、整理和表述统计数据的信息。

第一节　实验设计和数据类型

统计学是对研究对象的数据资料进行搜集、整理、分析和研究的学科。在英文中,"statistics"以单数名词出现时表示统计学,而以复数名词时则表示统计数据或资料,可见,统计学与统计数据是密不可分的。不同的数据类型有不同的统计分析方法,我们可根据研究目的和实验条件,选用适合的方法进行实(试)验研究。

一、常用的实验设计方法

实验设计是指研究者根据研究目的和条件,结合统计学要求,合理安排各种实验因素,严格控制实验误差,最大限度地获得可靠数据。实验性研究包括动物实验和临床试验。

实验设计是实(试)验研究前做出的具体实施计划,其目的在于找出实(试)验条件与实(试)验结果之间的关系,检验能够解决问题的假设,得出正确的统计推断。实验设计的好坏直接影响实验过程的难易程度和实验结论的正确性。目前常用的实验设计方法有:完全随机设计、配对设计、配伍设计等。

（一）完全随机设计

完全随机设计亦称单因素设计,它是将受试对象随机分配到各处理组中进行实验观察,然后再按组实施不同处理的设计。这种设计可以让每个实验对象都有机会接受任何一种处理,且不受实验人员主观倾向的影响。

它的优点是设计和统计分析简单易行,缺点是只分析一个因素,没考虑个体间的差异,非实验因素的影响会被归入实验误差,在实验条件、环境、实验动物差异较大时,不宜采用此种设计方法。该方法各组间样本量可相等,也可不相等。样本量相等时统计分析效率较高。

案例3-1　设有12只小白兔,试用随机数表将它们分配到A、B两组。

分析:(1)先将12只小白兔编号为1、2……12号。然后在随机数表(见附表)内任意确定一个起始点和方向连续取12个随机数字,并依次抄录于动物编号下。(2)本例从随机数表第6行第1列数字16起向右读取12个随机数字。(3)将随机数字从小到大顺序排列后得序号R,若遇相同随机数,按其出现的先后顺序,先出现的为小,并规定R=1~6者为A组,R=7~12者为B组。结果如表3-1所示。

表3-1　12个动物完全随机分组结果

动物编号	1	2	3	4	5	6	7	8	9	10	11	12
随机数字	16	22	77	94	39	49	54	43	54	82	17	37
序号(R)	1	3	10	12	5	7	8	6	9	11	2	4
处理组别	A	A	B	B	A	B	B	A	B	B	A	A

最后各组内动物编号为:

A组:1、2、5、8、11、12;

B组:3、4、6、7、9、10。

(二)配对设计

配对设计是将受试对象按某些特征或条件配成对子,然后分别把每对中的两个受试对象随机分配到实验组和对照组,再给予每对中的个体以不同处理,连续实验若干对,观察对子间的差别有无统计学意义。

其配对条件是指有可能影响实验效应的非主要因素,如动物实验常将种属、窝别、性别、年(月)龄或体重相近的动物配成对子;临床疗效实验常将病种、病型、族别、性别及年龄相差不大、生活习惯、工作环境等相似的患者配成对子。某些医学实验研究中的自身对照也可看作是配对设计,如某指标治疗前后的比较;同一实验对象不同部位、不同器官的比较;同一标本不同检测方法的比较等。

案例3-2　取20只小白鼠,按体重、窝别配成10对,试用随机数字表将其分配到甲组和乙组中去。

分析:(1)先将10对小白鼠编上配对号,各对再按体重编成1号动物和2号动物。(2)在随机排列表(见附表2)中任意确定一个起始点。例如,指定第3行第5列数字17起,向右查。(3)将随机数字抄录于"配对号"下。如规定:遇单数,第1号动物分入甲组,第2号动物分入乙组;遇双数,第1号动物分入乙组,第2号动物分入甲组。结果如表3-2所示。

表3-2　20个动物随机配对分组结果(采用随机排列表)

动物编号	1	2	3	4	5	6	7	8	9	10
随机数字	17	2	0	3	8	15	7	4	19	12
第1号动物组别	甲	乙	乙	甲	乙	甲	甲	乙	甲	乙
第2号动物组别	乙	甲	甲	乙	甲	乙	乙	甲	乙	甲

（三）配伍设计

配伍设计亦称随机区组设计,是配对设计的扩展,它是将几个条件相似的受试对象配成一个区组,再将每一区组的实验对象随机分配到各处理组或对照组的实验设计。根据局部控制的原则,如同种属、同窝别、同性别的动物,相同批号的试剂,体重相近的受试者等划为一个配伍组,然后在各区组内按随机原则分组,每组分别予以不同的处理。

配伍设计把条件一致的研究对象编入同一区组并分配于各对照组,使各对照组之间有较强的可比性。该方法能改善组间均衡性,既缩小了误差,又可分析出处理组间和配伍组间因素的影响,实验效率较高。配伍组内受试对象个数与处理水平数相等。

（四）析因设计

析因设计是一种多因素不同水平进行的交叉分组实验设计,通过不同因素不同水平的组合,对两个或多个处理组及其交互作用同时进行评价。例如,欲研究某中药复方治疗高胆固醇血症的效果,包括该中药复方中甲药和乙药对降低胆固醇的作用,以及甲药和乙药是否有交互作用。研究者可将高胆固醇患者完全随机地分配到四个处理组,用不同方法治疗。第一组用基础治疗（既不用甲药也不用乙药）,第二组在基础疗法的基础上加用甲药,第三组在基础疗法的基础上加用乙药,第四组在基础疗法的基础上加用甲药和乙药。然后比较不同组别患者胆固醇的降低量。这样不仅能推断处理因素（甲药、乙药）是否影响实验结果（胆固醇的降低量）,还可检验不同的处理水平之间是否有交互作用。

析因设计是多因素的交叉分组实验设计,其优点是可以在一个实验中安排多个处理因素,同时分析多个因素主效应和交互作用,并能够通过比较寻求不同因素和水平的最佳组合。其缺点是因素和水平较多的情况下,需要的实验组数和样本量都比较大,临床上不容易实现。析因设计可运用方差分析来进行实验结果分析。

（五）正交设计

正交设计是利用"正交表"进行科学研究与分析多因素多水平实验的实验设计。它是根据正交性从大量的实验点中挑选适量的具有代表性的点进行实验,这些有代表性的点具备"均匀分散,齐整可比"的特点。其主要优点是能在很多实验方案中挑选出代表性强的少数实验方案,并通过这些少数实验方案的实验结果来分析、推断出最优方案。

正交设计可用来找出各因素对指标的影响,并能指出主要因素及重要交互作用,还可以选出各因素中的一个最佳水平。正交设计可使用直观分析法和方差分析法进行统计分析。

（六）均匀设计

均匀设计是考虑如何将设计点在实验范围内均匀散布并能用较少的点获得最多信息的一种实验设计方法。均匀设计与正交设计相似,也是通过一套精心设计的表来进行实验设计的。均匀设计通过多因素多水平实验,可选出各因素中的一个最佳水平。均匀设计可使用多元线性回归进行统计分析。

▶ 课堂活动

现有 30 只小白鼠, 试将它们随机地分成 2 组。

知识链接

均匀设计实验方法

70 年代末,应航天部第三研究院要求,中科院应用数学所方开泰教授和王元教授于 1978 年共同提出了均匀设计实验方法。 该实验方法只考虑实验点在实验范围内的均匀散布,可用最少的实验取得尽可能充分的信息,能有效处理多因素、多水平的实验。 在飞航导弹火控系统方面取得不错的效果,目前已在航天、化工、制药、材料、汽车等领域得到广泛应用。

二、数据的类型

统计数据是统计分析的基础,不同的统计数据应采用不同的统计分析方法。而数据是对客观事物计量的结果。例如,对药品质量的计量可得到正品或次品的数据;对药物在实验对象中含量的计量可得到血液浓度数据等。

(一) 数据的类型

数据根据观察或实验结果是否能用数值表示大体上可分为两大类:定性数据和定量数据。

1. 定性数据　定性数据指观察或实验结果不可以用数值大小表示,只能用文字描述的数据资料,一般不带有度量衡单位。这类数据资料说明的是事物的品质特征,它的特点是每个观察结果或实验结果之间没有量的大小区别,表现为互不相容的类别或属性。根据观察结果是否有等级或顺序,定性数据又可进一步分为定类数据和定序数据两类。

(1) 定类数据是对事物按照其属性进行分类或分组的计量结果,其数据表现为文字型的无序类别,可以进行每一类别出现频数的计算,但不能进行排序和加、减、乘、除的数学运算。例如人的性别分为男、女两类;人体血型分为 O 型、A 型、B 型、AB 型四类等,这些均属于定类数据。定类数据用相对数(率、构成比)、众数作为其统计描述指标,可用 χ^2 检验等作为假设检验的分析方法。

(2) 定序数据是对事物之间等级或顺序差别的计算结果,其数据表现为有序类别,可以进行类别的频数计算和排序,但不能进行加、减、乘、除的数学运算。例如:某种药物的疗效可以分为无效、有效、显效、痊愈等;新药的等级分为 1 类、2 类、3 类、4 类、5 类等,均属于定序数据。定序数据用相对数(率、构成比)、众数、中位数等作为其统计描述指标,可用 χ^2 检验、秩和检验等作为假设检验的分析方法。

2. 定量数据　定量数据是观察或实验结果可以用数值大小表示的数据资料,一般带有度量衡单位,其特点是每个观察值或实验值之间有量的大小区别,可进行排序和频数计算,又可进行加、减、乘、除的数学运算。例如:百分制的考试成绩(分),人的体重(kg)、血压(kPa)、红细胞数(个/L)等,均为定量数据。定量数据的统计描述指标有均数、方差、变异系数等,统计分析方法可用 t 检验、方差分析、相关与回归分析等。

实际应用中绝大部分数据资料是定量数据,本书所介绍的统计方法也主要用于定量数据的分析处理。只有非参数方法可用于定性数据的研究。

（二）两类数据的转换

根据统计分析的需要,定性数据与定量数据之间有时需进行类型的转换。

1. 定量数据的定性化转换　例如作为定量数据的成年男子的血清胆固醇值,按是否小于6mmol/L划分成血脂正常和异常两类,就转换为定性数据。若将血红蛋白按含量(g/L)的多少分为五级:<60(重度贫血)、60~<90(中度贫血)、90~<120(轻度贫血)、120~160(血红蛋白正常)、>160(血红蛋白增高),这些定量数据就转换成了定性数据。

2. 定性数据的数量化转换　为了便于统计处理,我们有时需要对定性数据赋值进行数量化转换。例如对性别"男""女"可以分别取值为"1"和"0";把受教育程度"未上过学、小学、初中、高中、大专及以上"分别赋值为"1、2、3、4、5"。此时取值只是一种"数据代码"。

点滴积累

1. 常用的实验设计方法有完全随机设计、配对设计、配伍设计、析因设计、正交设计、均匀设计等。
2. 数据根据能否用数值表示大体可分为定性数据和定量数据,根据统计分析的需要,两者之间可以进行类型转换。

第二节　常用统计表和统计图

统计表和统计图是对统计资料进行统计描述的重要工具,它能使分组统计结果的对比关系和数据分布规律比用文字描述更加直观、清晰。比如在科研论文中为突出数据的说服力或需要把处理结果进行对比分析时,常使用统计图表。

一、统计表

统计表是将需要统计分析的事物或指标用表格的形式列出来。统计表可使资料条理化,便于对指标做进一步的分析和比较。

（一）统计表的编制原则和结构

1. 统计表的编制原则

(1)重点突出,简单明了:一张表一般只表达一个中心内容和一个主题,若内容过多,可分别制成多张表。

(2)主谓分明,层次清楚:统计表内所列项目称为标目,根据位置与作用,分为横标目和纵标目。一般将区分事物的标志或特征作为横标目,称做主语,将统计指标作为纵标目,称做谓语。标目的安排要层次清楚,符合逻辑,便于分析。

(3)数据表达规范、文字和线条尽量从简。

2. 统计表的结构　统计表的结构包括标题、标目(包括横标目和纵标目)、数据、线条等。如表3-3所示。

表3-3 复合氨基酸胶囊对肝硬化患者病情改善效果

分组	改善	未改善	合计	改善率(%)
实验组	23	2	25	92.0
对照组	11	6	17	64.7
合计	34	8	42	—

（1）标题：标题位于表格上方的中央，是统计表的总名称。标题要求简明扼要，能够清晰准确地说明表的中心内容，必要时可注明时间、地点。若资料中有多张表格，可用表序加以区别，表序一般写在标题的左边，如使用"表1""表2"等。

（2）标目：标目用以说明表内所列项目及数字含义，是统计表的主要部分。根据位置与作用，标目又分为横标目、纵标目和总标目。横标目位于表的左侧，说明各横行数字的含义。一般将区分事物的标志或特征作为横标目。纵标目位于表的右上方，说明各纵列数字的含义。一般将统计指标作为纵标目。纵、横标目的安排要恰当，排列顺序按时间先后或数字大小等有规律地排列，有单位的应注明单位。需要时可设合计栏，称为纵合计和横合计，分别位于表的下方和右侧。

（3）线条：应尽量精简，除顶线、底线、标目线、合计线、组合表中的分标目线（分标目线之间应有间断）外，其余线条均可省去。切忌在表的两侧加竖线和在表的左上角画斜线。

（4）数字：表内数字应准确无误，统一用阿拉伯数字书写，同一指标的小数位数要一致，位次要对齐。表内不应有空格，数字暂缺或不详，用"…"表示，无数字用"—"表示，若数字是"0"应填写"0"。

（5）备注：表格内不用文字说明，特殊情况需要说明时，用"※"标出，在表格下方用文字进行说明。

（二）统计表的种类

按区分事物标志或特征的多少，统计表可分为简单表和组合表。

1. **简单表** 只按一种标志或特征分组的统计表称为简单表。如表3-4，该表按身高分组，反映10名20岁男青年身高(X)与前臂长(Y)的对应情况。

表3-4 10名20岁男青年身高与前臂长的关系

身高（cm） X	前臂长（cm） Y	身高（cm） X	前臂长（cm） Y
170	45	188	50
173	42	178	47
160	44	183	46
155	41	180	49
173	47	165	43

2. **组合表** 按两种或两种以上的标志或特征分组的统计表称为组合表或复合表。如表3-5，复方猪胆胶囊治疗单纯型和哮喘型老年性气管炎近期疗效比较。

表 3-5　复方猪胆胶囊治疗老年性气管炎近期疗效比较

近期疗效	单纯型		哮喘型	
	例数	构成比(%)	例数	构成比(%)
临床治愈	60	27.15	23	12.64
显效	98	44.34	82	45.06
有效	51	23.08	66	36.26
无效	12	5.43	11	6.04
合计	221	100.00	182	100.00

（三）频数分布表

为了了解数据的分布范围、集中趋势以及分布的形态特征,可以通过编制频数分布表来实现,这是统计描述最基本的方法。

频数是指进行数据整理时,按不同的数据（类别）进行分组,落在各类别中的数据个数;频率则是指各类别的数据个数占数据总个数的比例值;将各个类别及其相应的频数（频率）用表格的形式表示就是频数（频率）分布表。表 3-5 可以看做是定性资料的频数分布表。

案例 3-3　某药厂观察了 110 只小白鼠口服一定剂量的红景天后,在缺氧环境中的生存时间（分钟）如下:

86	89	90	89	95	87	88	92	95	97
92	92	87	85	86	89	87	94	91	86
106	87	92	92	89	88	90	87	92	97
84	90	86	87	95	96	84	92	86	99
98	78	93	94	98	89	98	92	85	92
87	92	92	94	86	88	81	88	96	91
90	82	80	95	98	93	91	85	86	91
91	84	92	87	103	93	95	90	87	92
82	95	84	87	80	91	94	92	87	94
98	102	96	92	95	89	93	90	99	101
93	90	89	87	89	100	89	91	93	89

分析:编制频数分布表时,首先根据观察个体的数量大小分组,然后计算每组中观察值出现的次数,这样编制的频数表可以较完整地体现观察值的分布规律。具体编制步骤如下:

（1）计算全距:全距又称为极差,是数据中最大值与最小值之差,通常用 R 表示。本例的最大值与最小值分别为 106 和 78,故全距 $R = 106 - 78 = 28$。

（2）确定组数:组数不宜过多或过少,分组过少会导致信息损失增加,不易准确反映资料的分布特点,而分组过多又会导致某些组内无样本值。确定组数要依据数据的特征和样本容量来定,样本个数在 100 例以上,一般取 10 组左右,具体根据例数多少做相应调整。通常选择 8~15 组,最终以能够准确显示数据的分布规律为标准,组数通常用 k 表示。例如,本例取 $k = 10$ 为宜。

（3）确定组距：组距由组数和全距决定，通常用 i 表示，$i=\dfrac{R}{k}$。组距的选择应符合专业习惯，可结合实际情况适当调整，变量值变动均匀，组距可相等，反之，变量值变动不均匀，数据中有特大或特小的数值，则组距可不相等。例如，本例中数据变动较均匀，可采用相等组距，$i=\dfrac{R}{k}=\dfrac{28}{10}=2.8\approx3$。

（4）确定组限：即每一个组段的上限和下限，制作频数（频率）分布表必须包括资料的全部数据，要保证每一个数据归属某一组，且只能归属一个组，不能兼属。为此通常每组只包含上限而不包含下限，前一组的上限亦为后一组的下限。

（5）计算组中值和各组频数：组中值是每组上限值和下限值的均数，通常作为每组数据的代表值。各组频数是计算各组段内观察值的个数。本例见表 3-6 中的第 2 列和第 3 列。

（6）计算各组段频率：即各组段频数与总观察值个数之比，一般用百分数表示。本例见表 3-6 中的第 4 列。

（7）计算累计频数和累计频率：累计频数是由上至下将频数累加，累计频率是由上至下将频率累加。本例见表 3-6 中的第 5 列和第 6 列。

表 3-6 110 例小白鼠口服红景天缺氧环境中生存时间频数（频率）分布表

组段 （1）	组中值 （2）	频数 （3）	频率（%） （4）	累计频数 （5）	累计频率（%） （6）
76~	77.5	1	0.91	1	0.91
79~	80.5	4	3.64	5	4.55
82~	83.5	7	6.36	12	10.91
85~	86.5	22	20.00	34	30.91
88~	89.5	26	23.64	60	54.55
91~	92.5	26	23.64	86	78.19
94~	95.5	12	10.90	98	89.09
97~	98.5	8	7.27	106	96.36
100~	101.5	3	2.73	109	99.09
103~106	104.5	1	0.91	110	100
合计	—	110	100.00		

从表 3-6 可以看出，较多的观察值集中在中间三个组段，而两端组段分布的观察值较少。

二、统计图

统计图是把研究对象的特征、内部构成、相互关系、频数分布等情况以图示的形式表达出来，直观地反映出事物间的数量关系，使数据对比更加形象、直观、易于理解。统计图常利用点的位置、曲线的变化、线条的长短和面积大小的变化等来表述统计资料和指标，其缺点是不能精确显示统计指标数据的大小，故常与统计表一起使用。

（一）统计图的绘制原则及结构

1.统计图的绘制原则

（1）根据资料的性质和分析目的选择适当的图形。

（2）一个统计图通常只表达一个中心内容和主题。

（3）绘制图形要准确、美观,不同的事物用不同的线条或颜色表示,给人以清晰的印象。

2.统计图的结构

（1）标题:标题位置位于图形的下方中央,要求简明扼要地说明图的中心内容,必要时注明时间、地点。文中如有多张图形,应在标题前面注明图号。

（2）图域:除圆形构成图外,一般用直角坐标系第一象限的位置表示图域,或用长方形框架表示。图域的长、宽之比一般为 5:7。

（3）标目:分为纵标目和横标目,分别说明纵轴和横轴刻度的意义,一般有度量衡单位。

（4）刻度:即纵轴和横轴上的坐标。横轴刻度由左向右,纵轴刻度自下而上,数值由小到大。要根据统计指标数值的大小适当选择纵轴的起点和刻度的间隔。

（5）图例:复式图形应使用不同的线条或颜色加以区分,并用图例加以说明。图例的位置一般位于图形的右上方或横轴的下方。

（二）统计图的种类

数理统计中统计图的种类很多,这里只介绍几种常用的统计图:直方图、线图、散点图和箱式图。

1.直方图　直方图是以垂直条段代表频数分布的一种图形,条段的高度代表各组的频数,由纵轴标度;各组的组限由横轴标度,条段的宽度表示组距。它常用于定量资料特征或规律的描绘。

如根据频数表 3-6 制成频数分布直方图 3-1。从图中可以看出,110 例小白鼠口服红景天缺氧环境中生存时间大多集中于中央部分,显示出集中趋势。从中央部分到两侧的频数逐渐减少,显示出离散趋势。频数表数据绘成直方图后更加直观了。

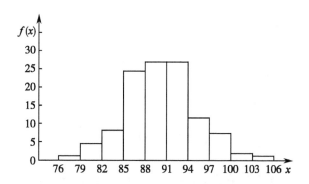

图 3-1　110 例小白鼠口服红景天缺氧环境中生存时间频数(频率)分布直方图

绘制直方图的频数表资料一般为等距分组,对于不等距资料应先将不等距的各组频数折算为等距频数,然后再作图。

2.线图　线图是用线段的升降来表示指标(变量)随时间或条件而变化的趋势。适用于连续性

资料。绘制线图时应注意:

(1)用横轴表示时间或组段,纵轴表示统计指标。纵、横坐标均为算术尺度。

(2)纵、横轴的刻度均可以不从"0"开始。

(3)坐标点的位置要恰当,横坐标一般应落在组段的中间。用线段连接相邻各点,不应将折线描成光滑曲线。

(4)图中只有一条线条的称为单式线图,有两条或以上线条的称为复式线图。复式线图应绘图例,同一图内线条不宜过多。

如图3-2是案例3-3的频数分布折线图。在直方图的基础上,把直方图各组的顶部中点(即组中值与频数的对应点)用直线连接起来形成的统计线图,为保证图形的封闭性,折线向左右两边各延伸一组,并取频数为零。

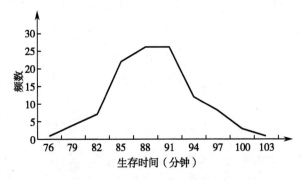

图3-2 110例小白鼠口服红景天缺氧环境中生存时间频数(频率)分布折线图

3. 散点图 散点图是用点的密集程度和变化趋势表示两指标之间的相互关系。横轴与纵轴分别代表一种统计指标,横坐标表示自变量值,纵坐标表示因变量值。纵轴和横轴的起点,不一定从"0"开始。如根据表3-4绘制成的散点图3-3。

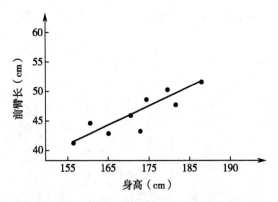

图3-3 20岁男青年身高与前臂长的关系散点图

4. 箱式图 箱式图用于比较两组或多组资料的集中趋势和离散趋势,主要适用于描述偏态分布的资料。箱式图的中间横线表示中位数,箱体的长度表示四分位数间距,两端分别是 P_{75} 和 P_{25}。最外面两端连线有两种表示方法:一种是表示最大值和最小值;另一种是去除离群值后的最大值和最小值,对离群值另作标记。显然,箱体越长表示数据离散程度越大;中间横线若在箱体中心位置,表示数据分布对称,中间横线偏离箱体正中心越远,表示数据分布越偏离中位数。箱式图的纵轴起点也不一定从"0"开始。

如图 3-4 所示,以箱子的上端表示 P_{25},以下端表示 P_{75},中间横线表示 P_{50},箱子上下两手柄分别表示最大值和最小值。

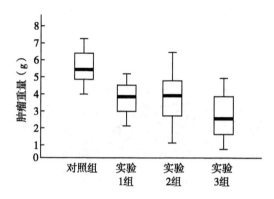

图 3-4 抑制肿瘤药物不同剂量组与对照组用药后小白鼠肿瘤重量的比较

▶ **课堂活动**

1. 请同学们分别测量班级内男生、女生的身高与臂长的数据,编制散点图。

2. 统计本班学生期末考试成绩,制作统计表、直方图和折线图。

点滴积累 ∨

1. 统计表和统计图是对统计资料进行直观描述的重要工具。

2. 频数分布表的整理步骤:计算全距、确定组数、组距、组限、计算组中值和各组频数、频率、累积频数及累积频率。

3. 研究资料的频数分布类型是选择合适的统计指标进行统计描述的关键。

第三节 描述数据特征的统计指标

统计数据资料收集以后,往往还需要对数据进行分析、整理,对其分布特征和规律进行刻画,这里我们介绍描述数据分布集中趋势和离散程度的常用统计指标。

一、数据分布集中趋势的统计指标

描述数据分布集中趋势的统计指标主要有平均数、众数和中位数。

1. 算术平均数 设 n 个数据观察值为 $x_1, x_2, \cdots, x_n$,则算术平均数 $\bar{x}$ 公式为

$$\bar{x} = \frac{x_1 + x_2 + \cdots + x_n}{n} = \frac{\sum\limits_{i=1}^{n} x_i}{n} \qquad \text{式(3-1)}$$

当观察值较多时,可对数据分组归纳成频数表,使用加权法求算数平均数

$$\bar{x} \approx \frac{f_1 x_1 + f_2 x_2 + \cdots + f_k x_k}{f_1 + f_2 + \cdots + f_k} = \frac{\sum_{i=1}^{k} f_i x_i}{\sum_{i=1}^{k} f_i} = \frac{\sum_{i=1}^{k} f_i x_i}{n} \qquad \text{式}(3\text{-}2)$$

其中 k 为组段数，$x_1, x_2, \cdots, x_k$ 为各组段的组中值，$f_1, f_2, \cdots, f_k$ 为各组段中观察值的频数，$\sum_{i=1}^{k} f_i = n$。加权法计算所得结果是直接法计算所得平均数的近似。

案例 3-4 从某单位职工体检资料中获得 101 名正常成年女性的血清总胆固醇(mmol/L)测量结果的频数表(表 3-7)，试求其平均数。

表 3-7 某单位 101 名正常成年女性的血清胆固醇频数计算表

组段 （1）	频数 f_i （2）	组中值 x_i （3）	$f_i x_i$ （4）=（2）×（3）	$f_i x_i^2$ （5）=（2）×（3）^{2}
2.30~	1	2.45	2.45	6.00
2.60~	3	2.75	8.25	22.69
2.90~	6	3.05	18.30	55.82
3.20~	8	3.35	26.80	89.78
3.50~	18	3.65	65.70	239.81
3.80~	19	3.95	75.05	296.45
4.10~	17	4.25	72.25	307.06
4.40~	12	4.55	54.60	248.43
4.70~	9	4.85	43.65	211.70
5.00~	5	5.15	25.75	132.61
5.30~	2	5.45	10.90	59.41
5.60~5.90	1	5.75	5.75	33.06
合计	101	—	409.45	1702.82

分析：见表的(2)~(4)列，将 $\sum f_i$、$\sum f_i x_i$ 代入公式得

$$\bar{x} = \frac{\sum_{i=1}^{k} f_i x_i}{n} = \frac{409.45}{101} = 4.05 (\text{mmol/L})。$$

加权法计算所得结果是直接法计算所得平均数的近似。当各组数据在组中分布均匀时，以组中值代表各组的实际观察值进行计算所得结果是较为准确的，且计算量小。

2. 中位数 中位数是将观察值从小到大排列后位置居于中间的那个数值，用 M_e 表示。中位数是一个位置指标，可将一组数据分为两部分，其中一半的数据比它小，另一半的数据比它大。中位数可用于定序数据和数值数据，但不能用于定类数据。

（1）当例数较少时，先将观察值从小到大排列，再按以下公式求中位数

$$M_e = \begin{cases} x_{\frac{n+1}{2}}, & \text{当 } n \text{ 为奇数时} \\ \frac{1}{2}\left(x_{\left(\frac{n}{2}\right)} + x_{\left(\frac{n}{2}+1\right)}\right), & \text{当 } n \text{ 为偶数时} \end{cases} \qquad \text{式}(3\text{-}3)$$

案例 3-5　10 名食物中毒患者潜伏期分别为 1,2,2,3,4,6,7,15,24,35 小时,求其中位数。

分析:本例中,n 为偶数,按上述公式

$$M_e = \frac{x_{\left(\frac{10}{2}\right)} + x_{\left(\frac{10}{2}+1\right)}}{2} = \frac{x_5 + x_6}{2} = \frac{4+6}{2} = 5 (\text{小时})。$$

(2) 当例数较多时,可先将资料分组编制成频数表,求取累计频数和累计频率,确定中位数即累计频率 50% 所在组段。

案例 3-6　研究者测得某市 308 名 6 岁以下儿童的尿铅值见频数表 3-8,判断中位数所在的组。

表 3-8　308 名 6 岁以下儿童的尿铅值中位数计算表

尿铅值(mmol/L) (1)	频数（f_i） (2)	累计频数 $\sum f_i$ (3)	累计频率% (4)＝(3)/n
0~	27	27	8.77
25~	54	81	26.30
50~	95	176	57.14
75~	55	231	75.00
100~	39	270	87.66
125~	21	291	94.48
150~	12	303	98.38
175~	5	308	100.00
合计	308	—	—

分析:由表 3-8 知,累积频数超过 308/2＝154(或累积频率超过 0.5)的最低组为 50~组,即中位数所在组。进一步可由公式 $M = L + \frac{i}{f_m}\left(\frac{n}{2} - \sum f_L\right)$ 直接计算中位数,其中,L、i、f_m 分别为中位数所在组段的下限、组距、频数,$\sum f_L$ 为中位数所在组段的前一组段的累计频数,n 为总例数。

由表 3-8 可见,M 在第三组段内,$n=308$,$L=50$,$i=25$,$f_m=95$,$\sum f_L=81$,代入公式得

$$M_e = L + \frac{i}{f_m}\left(\frac{n}{2} - \sum f_L\right) = 50 + \frac{25}{95}\left(\frac{308}{2} - 81\right) = 69.21 (\text{mmol/L}),$$

308 名 6 岁以下儿童的平均尿铅值为 69.21mmol/L。

中位数是典型的位置平均数,其特点是不受极端值的影响,适用于描述任何分布,尤其是当数据分布为偏态分布资料(如某些传染病或食物中毒的潜伏期)以及分布的一端或两端无确切数据的资料(如血铅、发汞值)时,中位数作为集中趋势的描述其效果比平均数更切合实际。例如,在描述平均收入差别较大的人群时就适宜采用中位数。

3. 众数　众数是数据中出现次数最多的观察值,用 M_0 表示。主要用于测试定性数据的集中趋势,有时观察值可能有多个众数或没有众数。

例如,案例 3-3 中 110 例小白鼠口服红景天缺氧环境中生存时间观察值 92 出现的次数为 15 次,为最大频数,故为众数。

对于等距分组的频数分布,一般只求众数所在组,即频数最大的组。例如表3-8中,频数最大的组为50~组,故众数所在的组为50~组。

众数的特点是易理解,不受数据极端值的影响。但它具有不唯一性,故当数据集中趋势不明显或有两个以上分布中心时不宜使用。

知识链接

平均数的应用

平均数反映了全部观察值的平均数量水平,是误差最小的总体数据的代表值,因而应用甚广。但平均数适用于对称分布或近似对称分布资料,特别是正态分布资料。但是当数据分布的偏斜程度较大时,平均数易受极端值的影响,此时宜考虑使用几何均数、中位数、众数等。另外为消除少数特别大或特别小数值的影响,有时也可采用截尾均数。如在某些评奖评级的平均分计算中,往往先去掉一些最高分和最低分,再求平均分。

二、数据分布离散趋势的统计指标

离散趋势指标用以描述观察值偏离中心值的程度,常见的有极差、方差、标准差、变异系数等,其中最重要的是方差和标准差。

案例3-7 试分析下面三组同龄男孩身高(cm)的平均水平和离散趋势。

第1组:90　95　100　105　110

第2组:96　98　100　102　104

第3组:96　99　100　101　104

分析:经计算发现三组数据的均数都等于100,但各组身高值的离散程度不同,第3组身高值较集中,第1组较分散。

1. 极差 极差又称全距,是一组数据的最大值与最小值之差,用 R 表示。极差大,说明离散程度大;极差小,说明离散程度小。

$$R=最大值-最小值$$

在案例3-7中,$R_1=20$,$R_2=8$,$R_3=8$,说明第1组离散度比第2、3两组大。极差计算简单,容易理解,可用于除末端无确切值之外的任何分布类型的资料,比如用于说明传染病、食物中毒等的最短、最长潜伏期等。由于计算极差时仅用到了最大值和最小值,而没有利用观察值中的全部信息,所以极差只能说明两端值的差别,而不能反映组内其他数据的变异程度。在案例3-7中,虽然 $R_2=R_3$,但两组观察值离散程度却不一样,并且随着观察例数的增多,抽到较小或较大数值的可能性越来越大,极差也会随之而变化。因此当两组样本含量相差悬殊时,不宜选用极差作比较。因为样本例数较大的一组,同时遇到较大和较小观察值的可能性也较大,因而极差也可能较大。

2. 方差和标准差 方差是各数据观测值与均数间离差的平方和的平均,其平方根就是标准差。

它们是反映定量数据离散程度最重要的指标,方差或标准差越大说明其离散程度越大。

设观测数据为$x_1, x_2, \cdots, x_n$,则方差的计算公式为

$$S^2 = \frac{1}{n-1} \sum_{i=1}^{n} (x_i - \bar{x})^2 \qquad 式(3-4)$$

标准差的计算公式为

$$S = \sqrt{S^2} = \sqrt{\frac{1}{n-1} \sum_{i=1}^{n} (x_i - \bar{x})^2} \qquad 式(3-5)$$

标准差的简化公式还可以写成

$$S = \sqrt{\frac{\sum_{i=1}^{n} x_i^2 - \frac{1}{n} \left(\sum_{i=1}^{n} x_i \right)^2}{n-1}} \qquad 式(3-6)$$

利用这个公式可以直接由原始数据求标准差,而不用先求平均数。

案例3-8　试计算案例3-7中三组数据的标准差,并比较其离散程度。

分析:第1组:$n=5$, $\sum_{i=1}^{n} x_i = 90+95+100+105+110 = 500$,

$$\sum_{i=1}^{n} x_i^2 = 90^2+95^2+100^2+105^2+110^2 = 50\,250,$$

代入公式(3-6),得

$$S_1 = \sqrt{\frac{50\,250 - \frac{500^2}{5}}{5-1}} = 7.91(\text{cm})。$$

同理得$S_2 = 3.16\text{cm}$, $S_3 = 2.92\text{cm}$。可见,第3组离散程度最小,第1组离散程度最大。

另外,当相同观察值较多或已将资料分组整理成频数表资料时,可用以下公式计算标准差:

$$S = \sqrt{\frac{\sum_{i=1}^{k} f_i x_i^2 - \frac{1}{n} \left(\sum_{i=1}^{k} f_i x_i \right)^2}{n-1}} \qquad 式(3-7)$$

这里,原始数据被分为k组,各组的组中值$\left(\dfrac{本组下限+本组上限}{2} \right)$为$x_1, x_2, \cdots, x_k$,各组观察值的频数分别为$f_1, f_2, \cdots, f_k$,其中$\sum_{i=1}^{k} f_i = n$。

案例3-9　用加权法计算案例3-4中101名正常成年女性的血清胆固醇(mmol/L)标准差。

分析:由表3-7得知,$\sum_{i=1}^{k} f_i = 101$, $\sum_{i=1}^{k} f_i x_i = 409.45$, $\sum_{i=1}^{k} f_i x_i^2 = 1702.82$,代入公式(3-7)得

$$S = \sqrt{\frac{1702.82 - \frac{409.45^2}{101}}{101-1}} = 0.6602(\text{mmol/L})。$$

3. 标准误　标准误也是描述数据离散程度的统计量,其计算公式为

$$S_{\bar{x}} = \frac{S}{\sqrt{n}} \qquad 式(3-8)$$

其中S是标准差,上例的标准误为

$$S_{\bar{x}} = \frac{S}{\sqrt{n}} = \frac{0.6602}{\sqrt{101}} = 0.065\ 694(\text{mmol/L})。$$

4. 变异系数 前面介绍的方差、标准差和极差等都反映了数据分布离散程度的绝对水平,而变异系数则是描述数据离散程度的相对指标,是标准差与均数之比,常用百分比表示,简记为CV,计算公式为:

$$CV = \frac{S}{|\bar{x}|} \times 100\% \qquad\qquad 式(3-9)$$

案例 3-10 某城区 120 名 5 岁女孩身高均数为 110.15cm,标准差为 5.86cm;体重均数为 17.71kg,标准差为 1.44kg,试比较身高与体重的变异程度。

分析:身高: $CV = \dfrac{5.86}{110.15} \times 100\% = 5.32\%$;

体重: $CV = \dfrac{1.44}{17.71} \times 100\% = 8.13\%$。

说明该市城区 5 岁女孩体重的变异程度大于身高的变异程度。

极差和标准差都有单位,其单位与观察值的单位相同。而变异系数是无量纲的相对变异性指标,其大小反映了数据偏离其均数的相对偏差。变异系数多用于比较均数相差悬殊或计量单位不同的两组(或多组)资料的变异程度。

点滴积累

1. 描述数据集中趋势的统计指标主要包括平均数、中位数和众数等。
2. 描述数据离散趋势的统计指标主要包括极差、方差、标准差、标准误和变异系数等。

目标检测

一、单项选择题

1. 某医学资料数据大的一端没有确定数值,描述其集中趋势适用的统计指标是(　　)

　　A. 中位数　　　　　　　　　　　B. 算术平均数

　　C. 几何均数　　　　　　　　　　D. 百分位数

2. 变异系数主要用于(　　)

　　A. 衡量正态分布的变异程度　　　B. 比较不同计量指标的变异程度

　　C. 衡量测量的准确度　　　　　　D. 衡量样本抽样误差的大小

3. 对于近似正态分布的资料,描述其变异程度常选用的指标是(　　)

　　A. 变异系数　　　　　　　　　　B. 极差

　　C. 标准差　　　　　　　　　　　D. 四分位数间距

4. 各观察值均加同一常数 c 后(　　)

　　A. 均数不变,标准差改变　　　　B. 均数改变,标准差不变

　　C. 两者均不变　　　　　　　　　D. 两者均改变

5. 关于标准差,以下哪项是错误的(　　)

　　A. 反映样本观察值的离散程度　　　　　B. 度量了数据偏离样本均数的大小

　　C. 反映了平均数代表性的好坏　　　　　D. 不会小于样本平均数

二、问答题

1. 统计数据通常可分为几类? 各有什么特点?

2. 统计图、统计表分别由哪几部分构成?

3. 反映数据分布集中趋势和离散趋势的统计指标有哪几种?

三、实例分析

1. 请将 10 例实验对象随机分配到甲、乙两组。

2. 设有小白鼠 15 只,试用随机排列表将它们分成 3 组。

3. 某市农村刚满周岁的女童体重均数为 8.42kg,标准差为 0.98kg;身高均数为 72.4cm,标准差为 3.0cm。试计算该村周岁女童体重与身高的变异系数。

4. 某高校随机抽取 40 名男大学生,测得其身高数据如下(单位:cm):

176	169	175	180	184	167	167	164	167	170
174	168	177	170	168	177	170	172	173	160
171	173	168	176	158	161	172	172	172	179
163	176	178	181	166	178	176	171	172	157

求:(1)平均数、方差、标准差、众数;

　　(2)绘制直方图。

5. 测得 10 名接触某种病毒的工人的白细胞数(10^9/L)如下:

7.1	6.5	7.4	6.35	6.8	7.25	6.6	7.8	6.0	5.95

试计算其均数、方差、标准差及标准误。

6. 抽查某中药企业生产的某种药丸 50 粒,其中某有效成分的含量(单位:mg)如下:

134	138	144	132	133	135	137	136	130	130
133	146	137	129	131	136	136	138	137	140
143	139	135	138	141	132	136	129	137	138
139	139	144	137	137	134	145	135	137	141
136	135	138	143	137	128	138	140	142	137

试做出样本频数分布表、频数分布直方图、频数分布折线图。

ER-03章习题

（吴建勇）

第四章

抽样分布

导学情景

情景描述：

某中药厂要了解生产药品的质量，需要掌握药丸的崩解时间和药片的溶解速度，那么该药厂应如何获得药品质量相关指标的分布函数及数字特征？

学前导语：

如果我们把整批药品全部进行检验，就可以得到其分布函数以及有关的数字特征，但这一检验是破坏性的，故无实际意义。有些指标的获得虽然不是破坏性的，如蜜丸的丸重、质量等，但获取这些指标的工作量大，要耗费人力物力，所以难以实现。 可行的办法是通过抽样检查，对部分产品进行试验分析，进而推断出整批产品的情况，即应用数理统计的原理，从局部推断总体的规律性。统计推断就是运用样本信息来估计和推断总体的数量特征，这是统计研究的基本问题，包括抽样分布、参数估计和假设检验等内容。本章将学习数理统计的基本理论以及抽样分布的相关知识，为进一步学习统计推断的基本方法奠定理论基础。

第一节 数理统计基本概念

一、总体与样本

（一）总体

定义 4-1 在数理统计中，把研究对象的全体称为总体，总体中的每个研究对象称为个体。

总体和样本是数理统计中最基本的两个概念，例如，我们要考察某药品企业生产的某批针剂的质量，则该批针剂的全体就是一个总体，其中的每一支针剂都是这个总体的一个个体。

在实际问题中，我们不能笼统地研究所关心的对象，只考察它的某一项数值指标，而是要对总体的一个或者若干个数值指标进行研究。例如，考察针剂质量，我们要了解它的有效期、药物含量等。

总体可分为有限总体和无限总体两类。如果总体所包含的观察单位是有限的，则称该总体为有限总体；如果总体所包含的观察单位是无限的，且没有明确的时间与空间范围，则称为无限总体。例如，用某种中药治疗高血压病人，那么高血压病人究竟有多少，显然没有确切的数字，这样的观察单位就是没有明确时间与空间范围的无限总体。

（二）样本

为了研究总体,需要从总体中抽出若干个个体进行分析,这就有了样本的概念。

定义 4-2 在一个总体 X 中抽取 n 个个体 $X_1,X_2,\cdots,X_n$,这 n 个个体称为总体 X 的一个容量为 n 的样本,样本中所含个体的数目 n 称为样本含量。

根据样本容量 n 的大小,我们可以将统计问题划分为大样本问题和小样本问题,实际应用中大样本、小样本并没有严格的界定标准,视统计量和统计问题的要求而定。通常当 $n>30$ 时,称为大样本,否则称为小样本。

由于 $X_1,X_2,\cdots,X_n$ 是从总体 X 中随机抽取出来的,可以看成是 n 个随机变量,但在一次抽取之后,它们都是具体的数值,称为一组样本值,记为 $x_1,x_2,\cdots,x_n$。若两次抽样中,每次各抽取 n 个样本,得到的两个样本值是不同的,因此为了方便起见,在不致混淆的情况下,我们赋予 x_1, $x_2,\cdots,x_n$ 双重意义:视不同场合,有时指一组样本值,有时泛指任意一次抽样结果,即理解为 n 个随机变量。

显然,研究样本要比研究总体容易得多,从总体中抽取样本的过程就称为抽样。抽样的目的是利用样本的观测结果来推断总体的统计规律,因而要求抽取的样本能够很好地反映总体的数字特征,因此样本应满足以下条件:

（1）代表性:样本 $X_1,X_2,\cdots,X_n$ 与总体 X 同分布;

（2）独立性:样本 $X_1,X_2,\cdots,X_n$ 相互独立。

具备上述两个条件的样本称为简单随机样本,简称样本。而取得样本的抽样方法称为简单随机抽样。

本书讨论的抽样均指简单随机抽样,是按照随机性的原则,保证总体中每个个体被抽中的机会是均等的,而且是每抽取一个个体后总体分布不变的一种抽样方法。由此方法得到的样本都是简单随机样本。

在实际工作中,抽样时要尽量遵循两个原则:一是随机性原则,为了保证样本具有一定的代表性,总体中的每一个单位都有同等被抽中的机会。例如,在药厂检查药品质量时,如果有意识地选优,那就违反了随机性原则,所得指标就不能正确反映总体的质量情况。二是独立性原则,即抽取一个个体后,总体成分不变,例如,某药厂从一小批药丸中抽样检查合格品,要求有放回地抽样,可满足独立性原则。但对于有限总体,无放回地抽样则不满足独立性原则;而对于无限总体,由于抽取的样品放回与否不改变总体成分,可看作不影响抽样的独立性。一般在实际应用中,即使总体个数 N 有限,只要被抽取的个体数 n 较小,比如不超过总体的5%,便可以看作近似满足独立性原则,故可采取无放回抽样。

简单随机抽样,具体实施方法有抽签法和随机数法,抽签法一般是先将调查总体的全部基本单位进行编号,然后通过抽签随机抽取部分基本单位组成样本。例如,要将50只医学实验用小白鼠分成两组,可以先将每只小白鼠编上号码(1~50),然后做50个签,混合均匀后,再通过抽签的方法随机将小白鼠分为两组。随机数法也是先将调查总体的全部基本单位进行编号,然后通过查随机数字表或通过计算机产生一系列随机数字,依据查得的随机数字进行随机分组。例如,要考查药学专业

100 名学生某门课程的教学质量,希望抽取 10 名学生参加该课程考试,作为考评参考,为使抽取的 10 名学生具备代表性,采取随机数法抽样,方法是:先将 100 名学生进行编号(0~99),然后查附表 1 随机数表,从任意一个随机数字开始,横向(或纵向)依次独取 10 个随机数字(比如从第二行第三列 27 开始),依次数字为:27、59、46、13、79、93、37、55、39、77,每个都是两位数,有相同者跳过,最后按查得的数字抽取相应编号的学生即可。

上述两种方法优点是简单直观,均值和标准误计算简便。缺点是当总体较大时,编号繁杂,且样本分散,不易组织调查。

知识链接

随机抽样方法

常用的随机抽样方法除简单随机抽样外,还有系统抽样、分层抽样和整群抽样。这些方法是按照概率原则来抽取样本,因此统称为概率抽样。它们各有优缺点,可单独使用,也可几种方法联合使用,在实际应用中,大规模的抽样调查常采用多阶段抽样的方法,即将整个抽样过程分成几个阶段进行,各阶段采用不同的抽样方法。

二、统计量

(一)统计量的概念

数理统计的主要任务是以样本的信息去推断总体的特性。但在抽取样本后,一般不直接利用样本对总体进行估计推断,而是先要对样本进行处理,即针对不同问题,构造某种样本的函数来进行统计处理,这种样本的函数在统计学中称为统计量。

定义 4-3 设 $X_1, X_2, \cdots, X_n$ 为总体 X 的一个样本,$g(X_1, X_2, \cdots, X_n)$ 为一个样本函数,如果 g 中不含任何未知参数,则称 g 为一个统计量。

例如,若 $X_1, X_2, \cdots, X_n$ 是来自总体 $X \sim N(\mu, \sigma^2)$,且 μ 已知,σ^2 未知,则 $\sum_{i=1}^{n} (X_i - \mu)^2$ 是统计量,而 $\sum_{i=1}^{n} (X_i - \mu)^2 / \sigma^2$ 就不是统计量。

统计量是对总体 X 的分布函数或数字特征进行估计与推断的最重要的一个基本概念,统计量是一个随机变量,它随样本的不同而不同,是一个不包含任何未知参数的样本函数,统计量一方面表示样本本身的分布状况和特征,另一方面也是总体参数的估计量。求出统计量 $g(X_1, X_2, \cdots, X_n)$ 的分布函数是数理统计的基本问题之一。

(二)几个常用的统计量

样本的数字特征是指用来描述样本分布的一些特征数值。在统计学中常用的统计量有:平均数、中位数、众数、方差、标准差、变异系数与标准误等,当用它们来描述总体的特征时,称为总体参数;当用它们来描述样本的特征时,称为样本统计量。下面介绍几个常用的样本统计量。

1. 样本均值

$$\bar{X} = \frac{1}{n} \sum_{i=1}^{n} X_i \qquad\qquad 式(4-1)$$

样本均数 $\bar{X}$ 刻画了样本的平均水平(集中趋势),可用于估计总体 X 的均值 μ。

2. 样本方差

$$S^2 = \frac{1}{n-1} \sum_{i=1}^{n} (X_i - \bar{X})^2 = \frac{1}{n-1} \left(\sum_{i=1}^{n} X_i^2 - n\bar{X}^2 \right) = \frac{1}{n-1} \left[\sum_{i=1}^{n} X_i^2 - \frac{\left(\sum_{i=1}^{n} X_i \right)^2}{n} \right] \qquad 式(4-2)$$

3. 样本标准差

$$S = \sqrt{\frac{1}{n-1} \sum_{i=1}^{n} (X_i - \bar{X})^2} \qquad\qquad 式(4-3)$$

样本方差 S^2 和样本标准差 S 刻画了样本的离散(变异)程度,并可用于估计总体 X 的方差 σ^2 和标准差 σ。

点滴积累 ∨

1. 总体、个体、样本及统计量等概念,是数理统计中最基本的概念。

2. 常用的简单随机抽样方法包括:抽签法和随机数法。

3. 样本的均值、方差、标准差等统计量,可用来描述样本的数字特征,进一步推断总体的数字特征。

第二节 抽样分布

在研究许多数理统计问题时,需要知道样本的数字特征及概率分布,统计量的分布称为抽样分布,是指统计量作为随机变量所服从的概率分布,抽样分布是统计推断的理论基础。在大多数情形下,统计量服从正态分布或近似正态分布,所以正态分布是最常用的抽样分布,此外,χ^2 分布、t 分布和 F 分布等抽样分布也在数理统计中占有极为重要的地位。

一、样本均值的分布

正态分布在数理统计中占据着十分重要的位置,在实际应用中,许多量是概率分布或者是正态分布,或者接近于正态分布。因为正态分布有许多优良性质,便于进行较深入的理论研究,我们下面重点来讨论正态总体下,样本均值 $\bar{X}$ 的抽样分布。

设从总体 X 中抽取容量为 n 的样本 $X_1, X_2, \cdots, X_n$,则样本均值是 $\bar{X} = \frac{1}{n} \sum_{i=1}^{n} X_i$。

定理 4-1 设总体 X 服从正态分布 $N(\mu, \sigma^2)$,则样本均值 $\bar{X}$ 服从正态分布 $N\left(\mu, \frac{\sigma^2}{n}\right)$,即

$$\bar{X} \sim N\left(\mu, \frac{\sigma^2}{n}\right) \qquad\qquad 式(4-4)$$

证明:因为随机变量 $X_1,X_2,\cdots,X_n$ 相互独立,并且总体 $\overline{X}\sim N(\mu,\sigma^2)$,所以它们的线性组合 $\sum\limits_{i=1}^{n}X_i\sim$ $N(n\mu,n\sigma^2)$,即 $\overline{X}=\dfrac{1}{n}\sum\limits_{i=1}^{n}X_i$ 服从正态分布 $N\left(\mu,\dfrac{\sigma^2}{n}\right)$。

案例 4-1 某药品企业需检测某批片剂的质量,重复测量一直径为 a 的片剂,假设每次测量的结果相互独立,且服从正态分布 $N(a,0.2^2)$,若以 $\overline{X}_n$ 表示 n 次测量结果的算术平均值,则为使 $P\{\,|\,\overline{X}_n-a\,|<0.1\}\geqslant0.95,n$ 的最小值应取多少?

分析: 由定理 4-1 可知: $\overline{X}_n\sim N\left(a,\dfrac{0.2^2}{n}\right)$,

$$P\{\,|\,\overline{X}_n-a\,|<0.1\}=P\left\{\left|\dfrac{\overline{X}_n-a}{0.2/\sqrt{n}}\right|<\dfrac{0.1}{0.2/\sqrt{n}}\right\}=2\Phi(0.5\sqrt{n})-1\geqslant0.95。$$

即 $\Phi(0.5\sqrt{n})\geqslant0.975$,查附表 3 可得: $0.5\sqrt{n}\geqslant1.96,n\geqslant15.37$,故 n 的最小值应取 16。

利用定理 4-1 这一基本的抽样分布定理,可以得出一些常用统计量的分布,下面的结果以后经常要用到。

定理 4-2 设总体 X 服从正态分布 $N(\mu,\sigma^2)$,则统计量 $u=\dfrac{\overline{X}-\mu}{\sigma/\sqrt{n}}$ 服从标准正态分布 $N(0,1)$,即

$$u=\dfrac{\overline{X}-\mu}{\sigma/\sqrt{n}}\sim N(0,1) \qquad\qquad 式(4\text{-}5)$$

定理 4-1 的结论标准化,即可得到定理 4-2。

案例 4-2 从总体 $X\sim N(52,6.3^2)$ 中随机抽取一容量为 36 的样本,求样本均值 $\overline{X}$ 落在 50.8 到 53.8 之间的概率。

分析: 由定理 4-2 可知: $u=\dfrac{\overline{X}-\mu}{\sigma/\sqrt{n}}\sim N(0,1)$,

$$P\{50.8<\overline{X}<53.8\}=P\{-1.2<\overline{X}-52<1.8\}$$

$$=P\left\{\dfrac{-1.2}{6.3/\sqrt{36}}<\dfrac{\overline{X}-52}{6.3/\sqrt{36}}<\dfrac{1.8}{6.3/\sqrt{36}}\right\}$$

$$=\Phi(1.714)-[1-\Phi(1.143)]=0.829。$$

二、χ^2 分布

定义 4-4 设随机变量 $X_1,X_2,\cdots,X_n$ 相互独立,且均服从标准正态分布 $N(0,1)$,则随机变量

$$\chi^2=\sum_{i=1}^{n}X_i^2 \qquad\qquad 式(4\text{-}6)$$

所服从的分布称为 χ^2 分布,记作 $\chi^2\sim\chi^2(n)$,其中 n 称为自由度。

χ^2 分布的概率密度函数为

$$f(x)=\begin{cases}\dfrac{1}{2^{\frac{n}{2}}\Gamma\left(\dfrac{n}{2}\right)}x^{\frac{n}{2}-1}\mathrm{e}^{-\frac{x}{2}}, & x>0\\[4mm]0, & x\leqslant0\end{cases} \qquad\qquad 式(4\text{-}7)$$

其中 $\Gamma(s)$ 为 Γ 函数,定义为

$$\Gamma(s) = \int_0^{+\infty} x^{s-1} e^{-x} dx \quad (s > 0)$$

图 4-1 描绘了密度函数的图形。从图中可以看出,χ^2 分布是不对称的偏态分布,且只在第一象限取值,其形状依赖于自由度 n 的大小,随着 n 的逐渐增大,曲线逐渐趋于对称,当自由度 $n \to \infty$ 时,χ^2 分布趋向正态分布。

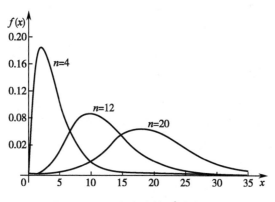

图 4-1　不同自由度的 χ^2 分布曲线

χ^2 分布具有可加性,如果两个独立的随机变量 X_1 和 X_2 分别服从自由度 n_1 和 n_2 的 χ^2 分布,那么它们的和 $(X_1 + X_2)$ 服从自由度为 $(n_1 + n_2)$ 的 χ^2 分布。即若随机变量 χ_1^2 和 χ_2^2 相互独立,且

$$\chi_1^2 \sim \chi^2(n_1), \quad \chi_2^2 \sim \chi^2(n_2),$$

则

$$\chi_1^2 + \chi_2^2 \sim \chi^2(n_1 + n_2)。$$

这个性质可以推广到多个独立的 χ^2 变量的和或差的情形。

χ^2 分布的临界值:对于不同自由度 n 及不同的数 α($0 < \alpha < 1$),如果其满足

$$P\{\chi^2 > \chi_\alpha^2(n)\} = \int_{\chi_\alpha^2(n)}^{+\infty} f(x) dx = \alpha,$$

则定义 $\chi_\alpha^2(n)$ 是自由度为 n 的 χ^2 分布上侧 α 临界值,如图 4-2 所示。

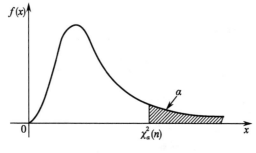

图 4-2　χ^2 分布的上侧 α 临界值

当自由度 n 确定后,χ^2 分布曲线下右侧尾部面积为 α 时,横轴上相应的 χ^2 值记为 $\chi_\alpha^2(n)$,χ^2 值与 α 值的对应关系见附表 5(χ^2 分布的临界值表)。χ^2 值愈大,α 值愈小;反之,χ^2 值愈小,α 值愈大。

自由度的理解

在统计学中，用自由度来表示统计量中独立变量的个数，记为 df，计算公式 $df=n-r$，其中 n 表示统计量中变量的个数，r 是这些变量之间存在的约束条件的个数，例如：统计量 $\chi^2=\sum\limits_{i=1}^{n}X_i^2$ 中有 n 个无约束条件的独立变量，故 χ^2 分布的自由度 $df=n$；又如，样本方差 $S^2=\dfrac{1}{n-1}\sum\limits_{i=1}^{n}(X_i-\overline{X})^2$ 中有 n 个变量 $(X_i-\overline{X})$，满足一个约束条件 $\sum\limits_{i=1}^{n}(X_i-\overline{X})=X_1+X_2+\cdots+X_n-n\overline{X}=0$，故 S^2 的自由度为 $df=n-1$。

案例 4-3　已知 $\alpha=0.05$，$n=15$ 时，求（1）$\chi_\alpha^2(n)$；（2）$\chi_{\frac{\alpha}{2}}^2(n)$；（3）$\chi_{1-\frac{\alpha}{2}}^2(n)$。

分析： 查附表 5 得

（1）$\chi_\alpha^2(n)=\chi_{0.05}^2(15)=24.996$；

（2）$\chi_{\frac{\alpha}{2}}^2(n)=\chi_{\frac{0.05}{2}}^2(15)=\chi_{0.025}^2(15)=27.488$；

（3）$\chi_{1-\frac{\alpha}{2}}^2(n)=\chi_{1-\frac{0.05}{2}}^2(15)=\chi_{0.975}^2(15)=6.262$。

案例 4-4　已知 $U\sim\chi^2(10)$，求满足 $P\{U>\lambda_1\}=0.05$ 及 $P\{U\leq\lambda_2\}=0.025$ 的 λ_1 和 λ_2。

分析： $\lambda_1=\chi_{0.05}^2(10)$，查附表 5 得：$\lambda_1=18.307$；

$\because P\{U\leq\lambda_2\}=1-P\{U>\lambda_2\}=0.025$，

$\therefore P\{U>\lambda_2\}=0.975$，查附表 5 得：$\lambda_2=\chi_{0.975}^2(10)=3.247$。

定理 4-3　设总体 X 服从正态分布 $N(\mu,\sigma^2)$，则统计量 $\chi^2=\dfrac{1}{\sigma^2}\sum\limits_{i=1}^{n}(X_i-\mu)^2$ 服从自由度为 n 的 χ^2 分布，即

$$\chi^2=\frac{1}{\sigma^2}\sum_{i=1}^{n}(X_i-\mu)^2\sim\chi^2(n) \tag{式(4-8)}$$

证明： 注意到 $X_i\sim N(\mu,\sigma^2)$，则

$$\frac{X_i-\mu}{\sigma}\sim N(0,1),\quad i=1,2,\cdots,n$$

又由于上述统计量相互独立，并按照 χ^2 分布的定义可得结果。

案例 4-5　设 $X_1,X_2,\cdots,X_6$ 为来自正态总体 $N(0,2^2)$ 的一个样本，试求 $P\left\{\sum\limits_{i=1}^{6}X_i^2>6.54\right\}$。

分析： 由定理 4-3 可知：$\dfrac{1}{\sigma^2}\sum\limits_{i=1}^{n}(X_i-\mu)^2\sim\chi^2(n)$，

$$\frac{1}{2^2}\sum_{i=1}^{6}(X_i-0)^2\sim\chi^2(6),\quad \text{即}\sum_{i=1}^{6}\frac{X_i^2}{2^2}\sim\chi^2(6)；$$

$$P\left\{\sum_{i=1}^{6}X_i^2>6.54\right\}=P\left\{\sum_{i=1}^{6}\frac{X_i^2}{2^2}>\frac{6.54}{2^2}\right\}=P\{\chi^2(6)>1.635\}。$$

查 χ^2 分布的临界值表得：$\chi_{0.95}^2(6)=1.635$，所以，$P\left\{\sum\limits_{i=1}^{6}X_i^2>6.54\right\}=0.95$。

定理 4-4 设总体 X 服从正态分布 $N(\mu,\sigma^2)$,则

(1) 样本均值 $\bar{X}$ 与样本方差 S^2 相互独立;

(2) 统计量 $\chi^2=\dfrac{(n-1)S^2}{\sigma^2}$ 服从自由度为 $(n-1)$ 的 χ^2 分布,即

$$\chi^2=\frac{(n-1)S^2}{\sigma^2}\sim\chi^2(n-1)\qquad\qquad 式(4\text{-}9)$$

证: $\dfrac{(n-1)S^2}{\sigma^2}=\sum_{i=1}^{n}\left(\dfrac{X_i-\bar{X}}{\sigma}\right)^2=\sum_{i=1}^{n}\left(\dfrac{X_i-\mu+\mu-\bar{X}}{\sigma}\right)^2$

$\qquad\qquad\quad=\sum_{i=1}^{n}\left(\dfrac{X_i-\mu}{\sigma}\right)^2-n\left(\dfrac{\bar{X}-\mu}{\sigma}\right)^2$

$\qquad\qquad\quad=\sum_{i=1}^{n}\left(\dfrac{X_i-\mu}{\sigma}\right)^2-\left(\dfrac{\bar{X}-\mu}{\sigma/\sqrt{n}}\right)^2。$

在此式中

$$\frac{X_i-\mu}{\sigma}\sim N(0,1)$$

$$\frac{\bar{X}-\mu}{\sigma/\sqrt{n}}\sim N(0,1)$$

从而可得

$$\sum_{i=1}^{n}\left(\frac{X_i-\mu}{\sigma}\right)^2\sim\chi^2(n),\quad\left(\frac{\bar{X}-\mu}{\sigma/\sqrt{n}}\right)^2\sim\chi^2(1),$$

再由 χ^2 分布的可加性,即得

$$\frac{(n-1)S^2}{\sigma^2}\sim\chi^2(n-1)。$$

这个结论表明: $(n-1)S^2/\sigma^2$ 是一个服从 χ^2 分布的随机变量,自由度为 $n-1$ 。

案例 4-6 设从总体 $N(\mu,\sigma^2)$ 中抽取一容量为 16 的样本,其中 μ,σ^2 均未知,求 $P\left\{\dfrac{S^2}{\sigma^2}>1.83\right\}$ 。

分析: 由定理 4-4 可知: $\dfrac{(n-1)S^2}{\sigma^2}\sim\chi^2(n-1)$,

$$\frac{(16-1)S^2}{\sigma^2}\sim\chi^2(16-1),\quad 即\frac{15S^2}{\sigma^2}\sim\chi^2(15)。$$

$$P\left\{\frac{S^2}{\sigma^2}>1.83\right\}=P\left\{\frac{15S^2}{\sigma^2}>1.83\times15\right\}=P\{\chi^2(15)>27.45\}。$$

反查 χ^2 分布的临界值表得: $\chi^2_{0.025}(15)=27.488$,所以, $P\left\{\dfrac{S^2}{\sigma^2}>1.83\right\}=0.025$ 。

三、t 分布

设 X 是一个连续型随机变量,当 $X\sim N(\mu,\sigma^2)$ 时, $\dfrac{\bar{X}-\mu}{\sigma/\sqrt{n}}\sim N(0,1)$,但是当 σ 未知时, $\dfrac{\bar{X}-\mu}{S/\sqrt{n}}$ 就不服从标准正态分布了。事实上,在小样本研究中, σ 未知的情形是常见的,这无疑给小样本资料的统计分析带来了极大的困难,为此我们引进了 t 分布。

定义 4-5 设随机变量 X 与 Y 相互独立 X 服从 $N(0,1)$,Y 服从自由度为 n 的 χ^2 分布,则随机变量

$$t = \frac{X}{\sqrt{Y/n}} \qquad 式(4\text{-}10)$$

所服从的分布称为 *t* 分布,记作 $t \sim t(n)$,n 为自由度。

t 分布的概率密度为

$$f(x) = \frac{\Gamma\left(\dfrac{n+1}{2}\right)}{\sqrt{n\pi}\,\Gamma\left(\dfrac{n}{2}\right)}\left(1 + \frac{x^2}{n}\right)^{-\frac{n+1}{2}} \qquad (-\infty < x < +\infty) \qquad 式(4\text{-}11)$$

t 分布函数曲线如图4-3所示,是关于 Y 轴对称的"钟形"曲线,均值为0,形状类似于标准正态分布,*t* 分布的图形随着自由度 n 的变化而变化,当 n 较小时,其图形差异明显,利用 Γ 函数的性质可以证明,当自由度 $n \to \infty$ 时,*t* 分布的极限分布为标准正态分布。因此对大样本的情形,*t* 分布可用标准正态分布近似表示。*t* 分布曲线不是一条曲线,而是一簇曲线。*t* 分布是小样本总体均数的区间估计及假设检验的理论基础。

t 分布上侧 α 临界值:对于不同的自由度 n 及不同的数 $\alpha(0<\alpha<1)$,如果其满足

$$P\{t > t_\alpha(n)\} = \int_{t_\alpha(n)}^{+\infty} f(x)\,\mathrm{d}x = \alpha$$

则定义 $t_\alpha(n)$ 是自由度为 n 的 *t* 分布上侧 α 临界值,如图4-4所示。

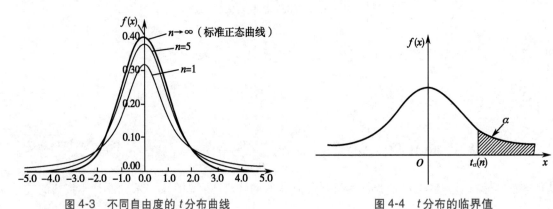

图 4-3 不同自由度的 *t* 分布曲线　　　　　　图 4-4 *t* 分布的临界值

为了方便计算,附表 6 中编制了 t 分布的临界值表,对于自由度 $n \leqslant 30$ 和较小的 α 值,表中列出了相应的 $t_\alpha(n)$ 值,对于较大的 α 值,可由 t 分布关于 Y 轴的对称性得:$t_{1-\alpha}(n) = -t_\alpha(n)$。

当 $n > 30$ 时,$t_\alpha(n)$ 可用标准正态分布 $N(0,1)$ 的临界值 u_α 来近似:$t_\alpha(n) \approx u_\alpha$,例如,$t_{0.05}(50) \approx u_{0.05} = 1.64$。

案例 4-7 (1) 当 $\alpha = 0.05$,自由度 $n = 6$ 时,求 $t_\alpha(n)$ 和 $t_{\frac{\alpha}{2}}(n)$;

(2) 当 $\alpha = 0.95$,自由度 $n = 10$ 时,求 $t_\alpha(n)$。

分析:(1) 由附表 6 第 1 行 $\alpha = 0.05$ 与第 1 列 $n = 6$ 交叉点得 $t_{0.05}(6) = 1.9432$;

当 $\alpha = 0.05$,自由度 $n = 6$ 时,$t_{\frac{0.05}{2}}(6) = t_{0.025}(6) = 2.4469$。

(2) $t_{0.95}(10) = t_{1-0.05}(10) = -t_{0.05}(10) = -1.812$。

定理 4-5 设总体 X 服从正态分布 $N(\mu, \sigma^2)$,则统计量 $t = \dfrac{\bar{X} - \mu}{S/\sqrt{n}}$ 服从自由度为 $n-1$ 的 t 分布,即

$$t = \frac{\bar{X} - \mu}{S/\sqrt{n}} \sim t(n-1) \qquad\qquad 式(4\text{-}12)$$

证明:由定理 4-2 可知,统计量

$$u = \frac{\bar{X} - \mu}{\sigma/\sqrt{n}} \sim N(0,1),$$

又由定理 4-4 知,统计量

$$\chi^2 = \frac{(n-1)S^2}{\sigma^2} \sim \chi^2(n-1),$$

因为 $\bar{X}$ 与 S^2 相互独立,所以 u 与 χ^2 也相互独立,于是根据 t 分布的定义得结论

$$\frac{\dfrac{\bar{X} - \mu}{\sigma/\sqrt{n}}}{\sqrt{\dfrac{(n-1)S^2}{\sigma^2} \cdot \dfrac{1}{n-1}}} = \frac{(\bar{X} - \mu)\sqrt{n}}{S} = \frac{\bar{X} - \mu}{S/\sqrt{n}} \sim t(n-1)。$$

注意:比较定理 4-2 和定理 4-5 可见,当用样本标准差 S 来代替统计量 $u = \dfrac{\bar{X} - \mu}{\sigma/\sqrt{n}}$ 中的总体标准差 σ 时,所得的统计量 $t = \dfrac{\bar{X} - \mu}{S/\sqrt{n}}$ 将不服从 $N(0,1)$,而是服从 $t(n-1)$。

案例 4-8 设 $X_1, X_2, \cdots, X_9$ 为来自正态总体 $N(2, \sigma^2)$ 的一个样本,S 为样本标准差。试求

(1) $\dfrac{\bar{X} - 2}{S/3}$ 服从什么分布;(2) 求满足 $P\left\{\dfrac{\bar{X} - 2}{S/3} > \lambda\right\} = 0.05$ 的 λ 值。

分析:(1) 由定理 4-5 可知 $\dfrac{\bar{X} - \mu}{S/\sqrt{n}} \sim t(n-1)$,所以,$\dfrac{\bar{X} - 2}{S/3} \sim t(8)$;

(2) $P\left\{\dfrac{\bar{X} - 2}{S/3} > \lambda\right\} = P\{t(8) > \lambda\} = 0.05$,

查 t 分布的临界值表得:$t_{0.05}(8) = 1.8595$,所以,$\lambda = 1.8595$。

定理 4-6 设总体 X 服从正态分布 $N(\mu_1, \sigma^2)$,总体 Y 服从正态分布 $N(\mu_2, \sigma^2)$,则统计量

$$t = \frac{(\overline{X} - \overline{Y}) - (\mu_1 - \mu_2)}{S_c \sqrt{\frac{1}{n_1} + \frac{1}{n_2}}} \sim t(n_1 + n_2 - 2) \qquad \text{式}(4\text{-}13)$$

其中，$S_c = \sqrt{\frac{(n_1 - 1)S_1^2 + (n_2 - 1)S_2^2}{n_1 + n_2 - 2}}$，且称 S_c^2 为两个样本的联合方差。

（证明略）

四、F 分布

F 分布是一种连续型分布，它不仅是方差分析的基础，而且与正态分布、χ^2 分布、t 分布都有着密切的联系。

> **知识链接**
>
> F 分布的由来
>
> 在方差分析中，最初人们是通过研究组间方差与组内方差之比入手的，R.A.Fisher（1890—1962 年）于 1924 年发现方差之比有一个分布，并以 $Z = \log_e^{\sqrt{F}}$ 的形式来制表，1934 年 George W. Snedecor 以 Fisher 姓的第 1 个字母 F 来称这个比值，故后来有一些统计工作者称 F 分布为 "Snedecor's F distribution"。

定义 4-6 设随机变量 X 与 Y 相互独立，分别服从自由度为 n_1 与 n_2 的 χ^2 分布，则随机变量

$$F = \frac{X/n_1}{Y/n_2} \qquad \text{式}(4\text{-}14)$$

所服从的分布称为 F 分布，记作 $F \sim F(n_1, n_2)$，其中 n_1 称为第一自由度，n_2 称为第二自由度。

F 分布的概率密度为

$$f(x) = \begin{cases} \dfrac{\Gamma\left(\dfrac{n_1 + n_2}{2}\right)}{\Gamma\left(\dfrac{n_1}{2}\right)\Gamma\left(\dfrac{n_2}{2}\right)}\left(\dfrac{n_1}{n_2}\right)^{\frac{n_1}{2}} x^{\frac{n_1}{2} - 1}\left(1 + \dfrac{n_1}{n_2}x\right)^{-\frac{n_1 + n_2}{2}}, & x \geqslant 0 \\[3mm] 0, & x < 0 \end{cases} \qquad \text{式}(4\text{-}15)$$

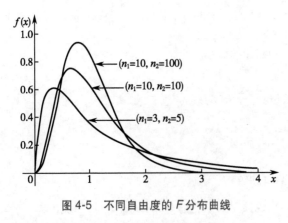

图 4-5　不同自由度的 F 分布曲线

F 分布的图形如图 4-5 所示，呈不对称的山状曲线，峰向左偏斜，随着 n_1 与 n_2 的同时增大，其均数趋近于 1，且 $f(x)$ 的曲线趋向于对称。注意，F 分布总是不对称的正偏态分布，而且不以正态分布为其极限分布。

F 分布的上侧 α 临界值：对于不同的自由度 (n_1, n_2) 及不同的数 $\alpha(0 < \alpha < 1)$，如果其满足

$$P[F > F_\alpha(n_1, n_2)] = \int_{F_\alpha(n_1, n_2)}^{+\infty} f(x)\,\mathrm{d}x = \alpha$$

则定义 $F_\alpha(n_1,n_2)$ 是自由度为 (n_1,n_2) 的 F 分布的上侧 α 临界值,如图 4-6 所示。

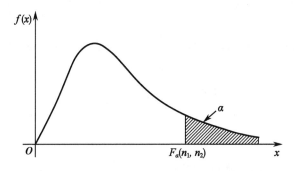

图 4-6 F 分布的上侧 α 临界值

利用附表 7 中的 F 分布临界值表,我们可以得到对于常用的 $\alpha=0.10,0.05,0.01,\cdots$ 和不同自由度 (n_1,n_2) 相应的 $F_\alpha(n_1,n_2)$ 值。例如, $n_1=10,n_2=15$ 时 $F_{0.10}(10,15)=2.06,F_{0.05}(10,15)=2.54$。

F 分布的一个重要性质:

$$F_{1-\alpha}(n_1,n_2)=\frac{1}{F_\alpha(n_2,n_1)}$$ 式(4-16)

例如, $F_{0.95}(15,10)=\dfrac{1}{F_{0.05}(10,15)}=\dfrac{1}{2.54}=0.39$。

定理 4-7 设总体 X 服从正态分布 $N(\mu_1,\sigma_1^2)$,总体 Y 服从正态分布 $N(\mu_2,\sigma_2^2)$,则统计量 $F=\dfrac{S_1^2/\sigma_1^2}{S_2^2/\sigma_2^2}$ 服从自由度为 (n_1-1,n_2-1) 的 F 分布,即

$$F=\frac{S_1^2/\sigma_1^2}{S_2^2/\sigma_2^2}\sim F(n_1-1,n_2-1)$$ 式(4-17)

证明: 由定理 4-4 知:

$$\chi_1^2=\frac{(n_1-1)S_1^2}{\sigma_1^2}\sim\chi^2(n_1-1);$$

$$\chi_2^2=\frac{(n_2-1)S_2^2}{\sigma_2^2}\sim\chi^2(n_2-1)。$$

因为 S_1^2 与 S_2^2 相互独立,所以 χ_1^2 与 χ_2^2 独立,结合 F 分布的定义得结论;若 $\sigma_1^2=\sigma_2^2$,则有 $\dfrac{S_1^2}{S_2^2}\sim F(n_1-1,n_2-1)$。

以上结果将在后面的假设检验、方差分析和回归分析中多次用到。

案例 4-9 设 $X_1,X_2,\cdots,X_5$ 和 $Y_1,Y_2,\cdots,X_9$ 是分别来自正态总体 $X\sim N(\mu_1,\sigma^2)$ 及 $Y\sim N(\mu_2,\sigma^2)$ 的两个相互独立的样本,而 S_1^2 和 S_2^2 分别为两个样本的方差。

(1)问: $\dfrac{S_1^2}{S_2^2}$ 服从什么分布? (2)若 $P\left\{\dfrac{S_1^2}{S_2^2}>\lambda\right\}=0.90$,试求 λ。

分析:(1)由定理 4-7 可知,若 $\sigma_1^2=\sigma_2^2$,

则有 $\dfrac{S_1^2}{S_2^2} \sim F(n_1-1, n_2-1)$，所以，$\dfrac{S_1^2}{S_2^2} \sim F(4,8)$；

（2）由于 $P\left\{\dfrac{S_1^2}{S_2^2} > \lambda\right\} = P\{F(4,8) > \lambda\} = 0.90$，查 F 分布的临界值表得：

$$\lambda = F_{0.90}(4,8) = \dfrac{1}{F_{0.10}(8,4)} = \dfrac{1}{3.95} = 0.2532。$$

点滴积累 ᐯ

1. χ^2 分布是不对称偏态分布，当自由度 $n \to \infty$ 时，χ^2 分布趋向正态分布，并且 χ^2 分布具有可加性。

2. t 分布曲线与标准正态分布曲线类似，当 $n \to +\infty$ 时，t 分布极限分布就是标准正态分布。

3. F 分布是一种连续型分布，呈不对称山状正偏态分布，且不以正态分布为其极限分布。

4. 应用临界值的概念，查表计算各种抽样分布曲线下的面积。

5. 正态总体在数理统计中占有特别重要的地位，其应用普遍，几个常用统计量及其所服从的分布列如下表所示：

常用统计量及其服从的分布列表

单个正态总体	两个正态总体
$\bar{X} \sim N\left(\mu, \dfrac{\sigma^2}{n}\right)$	$u = \dfrac{(\bar{X}-\bar{Y}) - (\mu_1-\mu_2)}{\sqrt{\dfrac{\sigma_1^2}{n_1} + \dfrac{\sigma_2^2}{n_2}}} \sim N(0,1)$
$u = \dfrac{\bar{X}-\mu}{\sigma/\sqrt{n}} \sim N(0,1)$	
$t = \dfrac{\bar{X}-\mu}{S/\sqrt{n}} \sim t(n-1)$	$u = \dfrac{(\bar{X}-\bar{Y}) - (\mu_1-\mu_2)}{\sigma\sqrt{\dfrac{1}{n_1} + \dfrac{1}{n_2}}} \sim N(0,1)$
$\chi^2 = \dfrac{1}{\sigma^2} \sum\limits_{i=1}^{n} (X_i-\mu)^2 \sim \chi^2(n)$	$t = \dfrac{(\bar{X}-\bar{Y}) - (\mu_1-\mu_2)}{S_c\sqrt{\dfrac{1}{n_1} + \dfrac{1}{n_2}}} \sim t(n_1+n_2-2)$
$\chi^2 = \dfrac{(n-1)S^2}{\sigma^2} \sim \chi^2(n-1)$	$F = \dfrac{S_1^2/\sigma_1^2}{S_2^2/\sigma_2^2} \sim F(n_1-1, n_2-1)$

目标检测

一、单项选择题

1. 总体是由以下哪些组成的（　　）

A. 部分个体   B. 同质个体的所有观察值

C. 全部个体   D. 相同的观察指标

2. 抽样的目的是( )

　　A. 研究典型案例　　　　　　　　　　B. 研究总体统计量

　　C. 研究样本统计量　　　　　　　　　D. 由样本统计量推断总体的统计规律

3. 具有代表性的样本是指( )

　　A. 研究者随意抽取的总体中的任意个体　　B. 研究者从总体中精心挑选的典型个体

　　C. 研究者最方便获取的部分个体　　　　　D. 研究者依照随机原则从总体中抽取的个体

4. 关于 t 分布下列说法错误的是( )

　　A. 当自由度 $n\to\infty$ 时,$t\to u$　　　　B. t 分布是一簇曲线

　　C. 自由度相同时,$|t|$ 越大,P 越大　　　D. t 分布是以 0 为中心、左右对称的单峰曲线

5. χ^2 分布趋向正态分布的条件是 χ^2 分布的自由度( )

　　A. 大　　　　　　B. $n\to\infty$　　　　C. 小　　　　　　D. $n=1$

6. χ^2 分布的形状( )

　　A. 与自由度有关　　B. 同 t 分布　　　C. 为对称分布　　　D. 同正态分布

7. χ^2 值的取值范围是( )

　　A. $-\infty<\chi^2<+\infty$　　B. $\chi^2\leq 1$　　　C. $0\leq\chi^2<+\infty$　　　D. $\chi^2\geq 1$

8. 设 $X_1,X_2,\cdots,X_6$ 为来自总体 $X\sim N(\mu,\sigma^2)$ 的一个样本,其中 μ 已知,σ^2 未知,那么下列随机变量中哪一个不是统计量( )

　　A. $T=\min(X_1,X_2,\cdots,X_6)$　　　　B. $T=\dfrac{1}{5}(X_1+X_2+\cdots+X_6)$

　　C. $T=X_1+X_2-2\mu$　　　　　　　　D. $T=\dfrac{1}{\sigma^2}(X_1^2+X_2^2+\cdots+X_5^2)$

9. 设 $X_1,X_2,\cdots,X_9$ 为来自总体 $X\sim N(\mu,\sigma^2)$ 的一个样本,则下列各式成立的是( )

　　A. $\dfrac{\bar{X}-\mu}{S}\sqrt{9}\sim t(8)$　　　　　B. $\dfrac{\bar{X}-\mu}{S}\sqrt{9}\sim t(9)$

　　C. $\dfrac{\bar{X}-\mu}{\sigma}\sqrt{9}\sim t(8)$　　　　　D. $\dfrac{\bar{X}-\mu}{\sigma}\sqrt{9}\sim t(9)$

10. 设 $X_1,X_2,\cdots,X_n$ 为来自总体 $X\sim N(1,2^2)$ 的样本,则( )

　　A. $\dfrac{\bar{X}-1}{2}\sim N(0,1)$　　　　　B. $\dfrac{\bar{X}-1}{4}\sim N(0,1)$

　　C. $\dfrac{\bar{X}-1}{2/\sqrt{n}}\sim N(0,1)$　　　　D. $\dfrac{\bar{X}-1}{\sqrt{2}}\sim N(0,1)$

二、问答题

1. 简述正态分布与 t 分布有何不同。

2. 查 χ^2 分布临界值表计算下列各值:

$\chi^2_{0.99}(7),\chi^2_{0.90}(10),\chi^2_{0.05}(12),\chi^2_{0.01}(40)$

3. 查 t 分布临界值表计算下列各值：

$t_{0.05}(9),t_{0.10}(10),t_{0.01}(18),t_{\frac{0.05}{2}}(6)$

4. 查 F 分布临界值表计算下列各值：

$F_{0.05}(10,9),F_{0.01}(5,6),F_{0.95}(8,3),F_{0.90}(28,2)$

5. 查表求下列各式中 λ 的值：

（1）$P\{\chi^2(24)>\lambda\}=0.10$；

（2）$P\{\chi^2(40)<\lambda\}=0.95$；

（3）$P\{t(6)>\lambda\}=0.05$；

（4）$P\{|t(4)|<\lambda\}=0.99$；

（5）$P\{F(10,10)>\lambda\}=0.05$。

三、实例分析

1. 测得 10 名感染某种病毒的患者的白细胞数（10^9/L）如下：

$$6.80,7.40,6.35,6.50,7.10,7.80,7.25,5.95,6.60,6.00$$

试求其样本均数、方差和标准差。

2. 设已知总体 $X\sim N(0,0.3^2)$，$X_1,X_2,\cdots,X_{10}$ 是从总体 X 随机抽取的一个样本，求 $P\{\sum\limits_{i=1}^{10}X_i^2>1.44\}$。

3. 在正态总体 $N(1,4)$ 中抽取容量为 16 的样本，求样本均数 $\bar{X}$ 落在区间 $(0,2)$ 的概率。

4. 从正态总体 $N(3.8,6^2)$ 中抽取容量为 n 的样本，如果要求其样本均值 $\bar{X}$ 介于 1.8 到 5.8 之间的概率不小于 0.95，问：样本容量 n 至少应取多少？

5. 已知随机变量 $X\sim F(n_1,n_2)$，试证：$\dfrac{1}{X}\sim F(n_2,n_1)$。

（张立红）

第五章

参数估计

导学情景

情景描述：

　　在实际问题中，往往对所研究的随机变量不太了解，又难以全面考察总体。比如，要测定某药厂生产的某药品的特定化学成分的平均含量，不宜采用逐个测定的方法，那么用什么方法确定总体的分布以及分布的均值、方差等数字特征呢？

学前导语：

　　解决此问题的常用方法就是根据样本来估计所需要的信息。运用样本资料构造统计量，对总体的未知参数来估计的方法称为参数估计。参数估计可分为点估计和区间估计两种。

第一节　参数的点估计

　　点估计也称定值估计，它是以抽样得到的样本指标作为总体指标的估计量，并以样本指标的实际值直接作为总体未知参数的估计值的一种推断方法。

　　定义 5-1　设总体 X 的分布函数已知，其中含有未知参数 θ，点估计的问题就是利用样本 $(X_1, X_2, \cdots, X_n)$，构造一个统计量 $\hat{\theta} = \theta(X_1, X_2, \cdots, X_n)$ 来估计 θ，我们称 $\hat{\theta} = \theta(X_1, X_2, \cdots, X_n)$ 为 θ 的点估计量。

　　将样本的观测值 $(x_1, x_2, \cdots, x_n)$ 代入 $\hat{\theta} = \theta(X_1, X_2, \cdots, X_n)$ 后，便得到一个具体数值 $\hat{\theta}(x_1, x_2, \cdots, x_n)$，这个数值称为 θ 的点估计值。

　　点估计的方法很多，本节主要介绍矩估计法和极大似然估计法。

一、矩估计法

　　矩估计法是一种进行估计的简单方法，是基于"替换"思想的一种方法，基本思路就是用样本矩去替换总体矩。

知识链接

矩 估 计 法

　　矩估计法是由英国统计学家 Pearson（皮尔逊）于 1894 年提出的，也是最古老的一种估计法之一。对于随机变量来说，矩是其最广泛、最常用的数字特征，主要有中心矩和原点矩。由辛钦大数定律知，简单随机样本的原点矩依概率收敛到相应的总体原点矩，这就启发我们想到用样本矩替换总体矩，进而找出未知参数的估计，基于这种思想求估计量的方法称为矩估计法。

设总体 $X \sim F(X; \theta_1, \theta_2, \cdots, \theta_l)$，其中 $\theta_1, \theta_2, \cdots, \theta_l$ 为待估参数，

1. 设总体 X 的 K 阶矩 $\mu_k = E(X^k), 1 \leqslant k \leqslant l$ 均存在

2. 设来自总体 X 样本的 K 阶矩 $A_k = \dfrac{1}{n} \sum\limits_{i=1}^{n} X_i^k, 1 \leqslant k \leqslant l$

3. 令总体的 K 阶矩分别与样本的 K 阶矩相等，即

$$\begin{cases} \mu_1(\theta_1, \theta_2, \cdots, \theta_l) = A_1 \\ \mu_2(\theta_1, \theta_2, \cdots, \theta_l) = A_2 \\ \qquad\qquad\qquad \vdots \\ \mu_k(\theta_1, \theta_2, \cdots, \theta_l) = A_k \end{cases}$$

这是含有待估参数 $\theta_1, \theta_2, \cdots, \theta_l$ 的联立方程组，其解 $\hat{\theta}_i(X_1, X_2, \cdots, X_n), i = 1, 2, \cdots, l$，可作为的待估参数 $\theta_1, \theta_2, \cdots, \theta_l$ 矩估计量，其观察值为待估参数的矩估计值。

案例 5-1　设样本 $X_1, X_2, \cdots, X_n$ 取自均匀分布总体，即

$$f(x, \theta) = \begin{cases} \dfrac{1}{\theta} & 0 < x < \theta \\ 0 & \text{其他} \end{cases}$$

试求 θ 的矩估计量。

分析：总体只有一个未知参数，只需建立一个一阶矩的方程式，因为

$$\mu_1 = E(X) = \int_{-\infty}^{+\infty} x f(x, \theta) \mathrm{d}x = \frac{1}{\theta} \int_0^{\theta} x \mathrm{d}x = \frac{\theta}{2},$$

$$A_1 = \frac{1}{n} \sum_{i=1}^{n} X_i = \bar{X}。$$

由矩估计法，$\mu_1 = A_1$，即 $\dfrac{\theta}{2} = \bar{X}$，可以解得的 θ 矩估计量为 $\hat{\theta} = 2\bar{X}$。

案例 5-2　设总体 X 的分布密度为

$$f(x, \lambda) = \begin{cases} \lambda e^{-\lambda x} & x > 0 \\ 0 & x \leqslant 0 \end{cases}$$

现从总体中随机抽取 10 个个体 $X_1, X_2, \cdots, X_{10}$，经过测试得到样本的观测值如下：1050, 1100, 1080, 1120, 1200, 1250, 1040, 1130, 1300, 1200。试用矩估计法估计参数 λ。

分析：因为 $\mu_1 = E(X) = \int_{-\infty}^{+\infty} x f(x, \lambda) \mathrm{d}x = \int_0^{+\infty} \lambda x e^{-\lambda x} \mathrm{d}x = \dfrac{1}{\lambda}$，

$$A_1 = \frac{1}{n} \sum_{i=1}^{n} X_i = \bar{X},$$

由矩估计法 $\dfrac{1}{\hat{\lambda}} = \bar{X}$，解得 $\hat{\lambda} = \dfrac{1}{\bar{X}}$，由于 $\bar{x} = \dfrac{1}{10} \sum\limits_{i=1}^{10} x_i = 1147$，则有 λ 的估计值为 $\hat{\lambda} = \dfrac{1}{1147}$。

案例 5-3　设 $X_1, X_2, \cdots, X_n$ 是从正态总体 $N(\mu, \sigma^2)$ 中抽取的样本，试估计 μ 和 σ^2。

分析：由于 $\mu_1 = E(X) = \mu, D(X) = \sigma^2$；

$$\mu_2 = E(X^2) = D(X) + E^2(X) = \sigma^2 + \mu^2 \text{。}$$

建立方程组,有

$$\begin{cases} A_1 = \bar{X} = \mu \\ A_2 = \dfrac{1}{n}\sum_{i=1}^{n} x_i^2 = \mu^2 + \sigma^2 \text{,} \end{cases}$$

解以上方程组得 μ 和 σ^2 的矩估计量为

$$\begin{cases} \hat{\mu} = \bar{X} \\ \hat{\sigma}^2 = \dfrac{1}{n}\sum_{i=1}^{n} X_i^2 - \hat{\mu}^2 = \dfrac{1}{n}\sum_{i=1}^{n} X_i^2 - \bar{X}^2 = \dfrac{\sum_{i=1}^{n}(X_i - \bar{X})^2}{n} = S_n^2 \text{。} \end{cases}$$

注:不管总体是什么分布,只要其均值 μ 和方差 σ^2 存在,都有 $\hat{\mu} = \bar{X}$ 和 $\hat{\sigma}^2 = S_n^2$,本结论可作为定理使用。

矩估计法的优点是原理简单、计算方便,并不需要事先知道总体是什么分布。缺点是:

1. 当总体类型已知时,没有充分利用分布提供的信息。

2. 矩估计量不具有唯一性,有时候还会得到不合理的解。其主要原因在于建立矩估计法方程时,总体矩用相应样本矩代替带有一定的随意性。

3. 它不能提供误差情况如何,误差有多大等这类信息,无法知道估计的可靠性,因此在研究中使用的不多。

二、极大似然估计法

在总体分布类型已知的情况下,极大似然估计法也是求总体未知参数点估计的一种重要方法。

知识链接

极大似然估计法

极大似然估计法最早是 CF. Gauss(高斯)提出的,后来 R. A. Fisher(费舍尔)在 1912 年的一篇文章中重新提出,并证明了这个方法的一些性质。极大似然估计这一名称也是由费舍尔给出的,这是目前仍得到广泛应用的一种求参数估计的方法。

极大似然估计是基于极大似然原理提出的,为了说明这一原理,我们先看一个例子。

例如,设甲箱中有 3 个白球和 1 个黑球,乙箱中有 1 个白球和 3 个黑球,现随机取出一箱,再从该箱中任取一球,结果发现取出的是黑球,试问此球最可能来自哪一箱?

假设 p 为取出黑球的概率,则从甲箱中任取一球是黑球的概率是 $p_甲 = \dfrac{1}{4}$,而从乙箱中任取一球是黑球的概率是 $p_乙 = \dfrac{3}{4}$。由于 $p_乙 > p_甲$,则说明黑球来自乙箱中的可能性更大。因此我们会判断该球可能来自乙箱。

这种思考问题的方法称为极大似然思想,也就是说在概率大的事件一次观测中更容易发生。极大似然估计法是要选取这样的 $\hat{\theta}$,当它作为估计值时,使观测结果出现的可能性最大,即概率最大。

在极大似然估计法中,关键的问题是求似然函数。下面分别就离散型总体与连续型总体介绍似然函数的求法。

定义 5-2　似然函数。

1. 离散型总体　设 X 为离散型总体,其分布律为 $P\{X=x\}=p(x;\theta)$,θ 为待估参数,对来自总体 X 的样本 $(X_1,X_2,\cdots,X_n)$,若 $(x_1,x_2,\cdots,x_n)$ 为其观测值,样本的联合分布率为

$$L(\theta) = \prod_{i=1}^{n} p(x_i;\theta) = p(x_1,\theta) \cdot p(x_2,\theta)\cdots p(x_n,\theta)$$

称 $L(\theta)$ 为样本的似然函数。

2. 连续型总体　设 X 为连续型总体,其概率密度为 $f(x;\theta)$,其中 θ 为待估参数,对来自总体 X 的样本 $(X_1,X_2,\cdots,X_n)$,若 $(x_1,x_2,\cdots,x_n)$ 为其观测值,样本的联合概率密度为

$$L(\theta) = \prod_{i=1}^{n} f(x_i;\theta) = f(x_1,\theta) \cdot f(x_2,\theta)\cdots f(x_n,\theta)$$

称 $L(\theta)$ 为样本的似然函数。

定义 5-3　设总体的分布类型已知,但含有未知参数 θ,设有 $\hat{\theta}=\hat{\theta}(x_1,x_2,\cdots,x_n)$ 使得 $L(\hat{\theta})=\max L(\theta)$,则称 $\hat{\theta}=\hat{\theta}(x_1,x_2,\cdots,x_n)$ 为 θ 的极大似然估计值,称 $\hat{\theta}=\hat{\theta}(X_1,X_2,\cdots,X_n)$ 为 θ 的极大似然估计量。

可见,确定极大似然估计量的问题可归结为微分学中求最值的问题。因此,求极大似然估计常用如下方法:

1. 构造极大似然函数 $L(\theta)$;

$L(\theta) = \prod_{i=1}^{n} p(x_i;\theta)$ (离散型),$L(\theta) = \prod_{i=1}^{n} f(x_i;\theta)$ (连续型)。

2. 为计算方便,我们常对似然函数取对数,

$$\ln L(\theta) = \sum_{i=1}^{n} \ln p(x_i,\theta)（离散型）;$$

$$\ln L(\theta) = \sum_{i=1}^{n} \ln f(x_i,\theta)（连续型）。$$

这时,由于 $\ln L(\theta)$ 是 θ 的单调函数,因而 $\ln L(\theta)$ 与 $L(\theta)$ 有相同的极大值点。

3. 令 $\dfrac{\mathrm{d}\ln L(\theta)}{\mathrm{d}\theta}=0$,建立似然方程。

4. 解似然方程,得 θ 的极大似然估计值 $\hat{\theta}$。

上述方法在使用过程中,要注意如下两点:

1. 结论可推广到多个待估参数上

$$\frac{\partial \ln L}{\partial \theta_i}=0, \quad i=1,2,\cdots,k \quad （对数似然方程组）。$$

2.若似然方程(组)无解,或似然方程不可导,则此法无效,改用其他方法求估计值。

案例 5-4　设总体 X 的分布律如下

X	0	1	2	3
P	θ^2	$2\theta(1-\theta)$	θ^2	$1-2\theta$

其中 θ 是未知参数且 $0<\theta<\dfrac{1}{2}$,现从总体中抽取一样本,样本值为 3,1,3,0,3,1,2,3,据此样本值求参数 θ 的极大似然估计值。

分析:对该样本值,θ 的极大似然函数为

$$L(\theta)=\prod_{i=1}^{n}P(x_i;\theta)=P(X=0)\left[P(X=1)\right]^2P(X=2)\left[P(X=3)\right]^4$$
$$=4\theta^6(1-\theta)^2(1-2\theta)^4,$$

则 $\ln L(\theta)=\ln 4+6\ln\theta+2\ln(1-\theta)+4\ln(1-2\theta)$。

令 $\dfrac{\mathrm{d}\ln L(\theta)}{\mathrm{d}\theta}=0$,解得 $\theta_1=\dfrac{7+\sqrt{13}}{12},\theta_2=\dfrac{7-\sqrt{13}}{12}$,由题设 $0<\theta<\dfrac{1}{2}$,故舍去 θ_1,取 θ_2 作为 θ 的极大似然估计值,所以 $\hat{\theta}=\dfrac{7-\sqrt{13}}{12}$。

案例 5-5　设总体 X 服从参数为 λ 的泊松分布,$X_1,X_2,\cdots,X_n$ 为来自总体 X 的一个样本,求参数 λ 的极大似然估计量。

分析:设 $x_1,x_2,\cdots,x_n$ 是相应于样本 $X_1,X_2,\cdots,X_n$ 的样本值,总体 X 的分布律为

$$P(X=x)=\frac{\lambda^x}{x!}\mathrm{e}^{-\lambda},\quad(x=0,1,2,\cdots),$$

得似然函数

$$L(\lambda)=\prod_{i=1}^{n}\frac{\lambda^{x_i}}{x_i!}\mathrm{e}^{-\lambda}=\frac{\lambda^{x_1}}{x_1!}\frac{\lambda^{x_2}}{x_2!}\cdots\frac{\lambda^{x_n}}{x_n!}\mathrm{e}^{-n\lambda}。$$

取对数得 $\ln L(\lambda)=-n\lambda+\ln\lambda\sum_{i=1}^{n}x_i-\sum_{i=1}^{n}\ln x_i!$,令 $\dfrac{\mathrm{d}\ln L(\lambda)}{\mathrm{d}\lambda}=-n+\dfrac{\sum\limits_{i=1}^{n}x_i}{\lambda}=0$,解得 λ 的极大似然估计值为 $\hat{\lambda}=\dfrac{1}{n}\sum_{i=1}^{n}x_i=\bar{x}$,则 λ 的极大似然估计量为样本均值,即 $\hat{\lambda}=\dfrac{1}{n}\sum_{i=1}^{n}X_i=\bar{X}$。

案例 5-6　设总体 $X\sim N(\mu,\sigma^2)$,其中 μ 和 σ^2 为未知参数,$X_1,X_2,\cdots,X_n$ 为来自总体 X 的一个样本,求 μ 和 σ^2 的极大似然估计量。

分析:似然函数为

$$L(\mu,\sigma^2)=\prod p(x_i;\mu,\sigma^2)=\prod_{i=1}^{n}\frac{1}{\sqrt{2\pi}\sigma}\mathrm{e}^{\frac{(x_i-\mu)^2}{2\sigma^2}}=(2\pi\sigma^2)^{-\frac{n}{2}}\mathrm{e}^{-\frac{1}{2\sigma^2}\sum\limits_{i=1}^{n}(x_i-\mu)^2},$$

取对数,得 $\ln L(\mu,\sigma^2)=-\dfrac{n}{2}\ln(2\pi)-\dfrac{n}{2}\ln\sigma^2-\dfrac{1}{2\sigma^2}\sum_{i=1}^{n}(x_i-\mu)^2$,分别对 μ,σ^2 求一阶偏导,并令之

等于 0，得方程组为

$$\begin{cases} \dfrac{\partial \ln L(\mu,\sigma^2)}{\partial \mu} = \dfrac{1}{\sigma^2}\sum_{i=1}^{n}(x_i-\mu)=0 \\ \dfrac{\partial \ln L(\mu,\sigma^2)}{\partial \sigma^2} = \dfrac{1}{2\sigma^4}\sum_{i=1}^{n}(x_i-\mu)^2 - \dfrac{n}{2\sigma^2}=0 \end{cases}$$

解得 μ 和 σ^2 的极大似然估计值为

$$\hat{\mu}=\frac{1}{n}\sum_{i=1}^{n}x_i=\bar{x}, \quad \hat{\sigma}^2=\frac{1}{n}\sum_{i=1}^{n}(x_i-\bar{x})^2=S_n^2。$$

上面我们介绍了两种求估计量的方法：矩估计法和极大似然估计法，从矩估计法公式中我们得到，对正态总体 $N(\mu,\sigma^2)$，未知参数 μ 矩估计为 $\bar{X}$，σ^2 的矩估计为 S_n^2。而由上例，μ 和 σ^2 的极大似然估计也分别是为 $\bar{X}$ 和 S_n^2。一般地，在相当多的情况下，矩估计与极大似然估计是一致的，但也有许多情形，矩估计法和极大似然估计法给出的估计是不同的。谁优谁劣，我们可以用估计量的优劣标准进行评价。除此之外，亦可以根据问题的实际意义进行判定。

点滴积累

1. 点估计就是用样本的估计量的某个取值直接作为总体参数的估计值。最简单的点估计就是用样本均值直接作为总体均值的估计，用样本的方差直接作为总体方差的估计。
2. 点估计法的缺陷：无法给出估计值接近总体参数程度的信息。
3. 极大似然估计，是一种概率论在统计学的应用。讲的是已知某个参数能使这个样本出现的概率最大，我们当然不会再去选择其他小概率的样本，所以干脆就把这个参数作为估计的真实值。

第二节　估计量的评选标准

从上一节中已经看到，对同一个参数，用不同的估计方法得到的估计量可能不同，有时，用同一种方法得到的估计量也不唯一，这时就存在采用哪个统计量为好的问题，也就是该用怎样的标准来评价估计量的问题。下面介绍几个常用的标准。

一、无偏性

估计量 $\hat{\theta}(X_1,X_2,\cdots,X_n)$ 是一个随机变量，对一次具体的观察和实验结果，估计值可能与参数值的真值有一定的偏离。但一个好的估计量偏离真值不应该总是过大或过小，在多次实验中所得估计量的平均值应与参数的真值相吻合，这正是无偏性的要求。

定义 5-4　设统计量 $\hat{\theta}(X_1,X_2,\cdots,X_n)$ 是总体中未知参数 θ 的估计量，若 $E(\hat{\theta})=\theta$，则称 $\hat{\theta}$ 为 θ 得无偏估计量。

案例 5-7　设 X_1,X_2,X_3 为取自总体的样本，下列都是总体均值 μ 的估计量，哪个是无偏估计量？

(1) $\hat{\mu}_1 = \dfrac{1}{3}(X_1+X_2+X_3)$

(2) $\hat{\mu}_2 = 0.3X_1+0.3X_2+0.3X_3$

(3) $\hat{\mu}_3 = 0.5X_1+0.5X_3$

分析:由期望的运算性质有,

(1) $E(\hat{\mu}_1) = \dfrac{1}{3}E(X_1+X_2+X_3) = \mu$

(2) $E(\hat{\mu}_2) = E(0.3X_1+0.3X_2+0.3X_3) = 0.9\mu$

(3) $E(\hat{\mu}_3) = E(0.5X_{12}+0.5X_3) = \mu$

因此 $\hat{\mu}_1,\hat{\mu}_3$ 为总体均值 μ 无偏估计量。

案例 5-8　$X_1,X_2,\cdots,X_n$ 为取自总体的样本,总体的期望 μ 和方差 σ^2 都存在,证明:样本均值 $\bar{X}$ 是 μ 的无偏估计量,修正样本方差 S^2 是 σ^2 的无偏估计量。

分析:设总体 X 的均值 $E(X)=\mu$,方差 $D(X)=\sigma^2$,$X_1,X_2,\cdots,X_n$ 为来自总体 X 的样本,因为 $X_i(i=1,2,\cdots,n)$ 与 X 同分布,所以

$$E(X_i)=\mu, \quad D(X_i)=\sigma^2, \quad E(X_i^2)=D(X_i)+E^2(X_i)。$$

故

$$E(\bar{X})=E\left[\frac{\sum\limits_{i=1}^{n}X_i}{n}\right]=\frac{1}{n}\sum_{i=1}^{n}E(X_i)=\frac{1}{n}nE(X)=E(X)=\mu$$

$$E(S^2)=E\left[\frac{1}{n-1}\sum_{i=1}^{n}(X_i-\bar{X})^2\right]=\frac{1}{n-1}E\left[\sum_{i=1}^{n}(X_i-\bar{X})^2\right]$$

$$=\frac{1}{n-1}E\left[\sum_{i=1}^{n}X_i^2-n(\bar{X})^2\right]=\frac{1}{n-1}\left[\sum_{i=1}^{n}E(X_i^2)-nE(\bar{X}^2)\right]$$

$$=\frac{1}{n-1}\left[n[D(X)+E^2(X)]-n[D(\bar{X})+E^2(\bar{X})]\right]。$$

因为 $E(\bar{X})=E(X)=\mu,D(\bar{X})=D(X)/n$,所以

$$E(S^2)=\frac{1}{n-1}[n(\sigma^2+\mu^2)-n(\sigma^2/n+\mu^2)]=\frac{1}{n-1}(n\sigma^2-\sigma^2)=\sigma^2。$$

可见,简单随机样本的均值 $\bar{X}$ 和修正样本方差 S^2 分别是总体的均值 μ 和方差 σ^2 的无偏估计量。

以无偏性来评价估计量当然是一个很好的准则,但仅此还是不够的。首先,因为一个参数可能不存在无偏估计;其次,一个参数可能存在多个无偏估计,有的可能有明显的弊病;再次,无偏估计只反映了参数在真值附近的波动。所以还需要其他的评价准则。

二、有效性

如果对未知参数 θ 有两个不同的无偏估计量 $\hat{\theta}_1$ 和 $\hat{\theta}_2$,那么哪个估计量更理想的呢? 从已经学过的知识可知,随机变量 X 的方差 $D(X)$ 是刻画该随机变量取值在其期望值 $E(X)$ 附近集中或分散

程度的一个度量。所以一个好的估计量不仅应该是未知参数 θ 的无偏估计量,还应有尽可能小的方差,若 $D(\hat{\theta}_1)<D(\hat{\theta}_2)$,即 $\hat{\theta}_1$ 比 $\hat{\theta}_2$ 更密集在 θ 的附近,从而认为 $\hat{\theta}_1$ 是比 $\hat{\theta}_2$ 更为理想、稳定可靠的估计量。从这个意义上来说,无偏估计量以方差小者为好,即较为有效。于是有下面的定义。

定义 5-5 设 $\hat{\theta}_1$、$\hat{\theta}_2$ 是 θ 的两个无偏估计量,若 $D(\hat{\theta}_1)<D(\hat{\theta}_2)$,则称 $\hat{\theta}_1$ 较 $\hat{\theta}_2$ 有效。

案例 5-9 设 X_1,X_2,X_3 为来自总体的样本,下列都是来自总体均值的估计量,问哪个估计量更有效?

(1) $\hat{\mu}_1=\frac{1}{3}(X_1+X_2+X_3)$;(2) $\hat{\mu}_2=\frac{1}{2}(X_1+X_2)$;(3) $\hat{\mu}_3=X_3$。

分析:由于 $E(\hat{\mu}_1)=\frac{1}{3}E(X_1+X_2+X_3)=\mu,E(\hat{\mu}_2)=\frac{1}{2}E(X_1+X_2)=\mu,E(\hat{\mu}_3)=E(X_3)=\mu$,所以 $\hat{\mu}_1$,$\hat{\mu}_2$,$\hat{\mu}_3$ 均为无偏估计量。但是由方差的运算性质,我们有 $D(\hat{\mu}_1)=D\left[\frac{1}{3}(X_1+X_2+X_3)\right]=\frac{\sigma^2}{3},D(\hat{\mu}_2)=D\left[\frac{1}{2}(X_1+X_2)\right]=\frac{\sigma^2}{2},D(\hat{\mu}_3)=D(X_3)=\sigma^2$,可见 $D(\hat{\mu}_1)<D(\hat{\mu}_2)<D(\hat{\mu}_3)$,所以 $\hat{\mu}_1$ 是比 $\hat{\mu}_2$,$\hat{\mu}_3$ 更有效的估计量。

可以证明,在总体期望值 $E(X)=\mu$ 的一切线性无偏估计量中,样本均值 $\bar{X}$ 是其具有最小方差的无偏估计量。事实上,由于 $E(\bar{X})=E(X)=\mu,D(\bar{X})=\sigma^2/n<D(X)=\sigma^2$,可见,$n$ 越大,$D(\bar{X})$ 越小。说明当 n 越大时,用 $\bar{X}$ 去估计 μ 的值更有效。

第三节 总体参数的区间估计

参数的点估计 $\hat{\theta}$ 是真值 θ 的一个估计量。在求出 $\hat{\theta}$ 后,我们往往需要知道它的精确性和可靠性,也就是给出 θ 的一个范围,以及这个范围包含被估计参数 θ 的可靠性。这个范围通常用区间来表示,而可靠程度用区间包含 θ 的概率表示。这种用区间来估计参数的方法称为区间估计。

一、区间估计的概念

定义 5-6 设总体 X 的分布含有一个未知参数 θ,若由样本确定的两个统计量 $\hat{\theta}_1(X_1,X_2,\cdots,X_n)$ 及 $\hat{\theta}_2(X_1,X_2,\cdots,X_n)$,对于给定值 $\alpha(0<\alpha<1)$,若满足

$$P(\hat{\theta}_1<\theta<\hat{\theta}_2)=1-\alpha \qquad\qquad 式(5-1)$$

则称随机区间 $(\hat{\theta}_1,\hat{\theta}_2)$ 为参数 θ 的置信度为 $1-\alpha$ 的置信区间,$\hat{\theta}_1,\hat{\theta}_2$ 分别被称为置信下限和置信上限,$1-\alpha$ 称为置信度或置信水平。

置信区间的定义表明,如果进行 N 次抽样(每次样本含量相同),每次抽样得到一个样本值,确定了一个区间 $(\hat{\theta}_1,\hat{\theta}_2)$,这样,我们可以得到 N 个区间。在这 N 个区间,有的包含 θ 的真值,有的不包含。当公式 5-1 成立时,包含参数真值的区间平均占 $100(1-\alpha)\%$。一般 α 取 0.05,或取 0.01、0.1。如 $\alpha=0.05$ 表示反复抽样 100 次,则得到的 100 个区间中包含参数 θ 真值的区间数平均为 95 个。

难点释疑

区间估计的处理原则

与点估计类似，一个未知参数 θ 的区间估计也有一个好坏的评价。区间估计的基本要求是：一是可靠程度（置信度）的要求，希望随机区间 $(\hat{\theta}_1,\hat{\theta}_2)$ 包含 θ 真值的概率 $1-\alpha$ 越大越好；二是精确程度的要求，希望随机区间 $(\hat{\theta}_1,\hat{\theta}_2)$ 的平均长度越短越好。在样本容量一定的条件下，这两个基本要求往往是矛盾的。如果置信度增大，则置信区间必然增大，精确度便降低；如果提高精确度，则置信度必然减小。所以，对估计的精确度和可靠性的要求应慎重考虑。统计学家 Neyman（奈曼）建议采用一种妥协的办法：在保证置信度的前提下，尽可能提高精确度。

区间估计的一般步骤如下：

第一步：根据待估参数 θ 构造一个样本函数

$$T=T(X_1,X_2,\cdots,X_n;\theta)$$

它包含待估参数，而不包含其他任何未知参数，并且它的分布已知，且此分布不依赖于任何未知参数。

第二步：对于给定的置信度 $1-\alpha$，利用 T 分布的上 α 分位点确定常数 a,b，使得

$$P\{a<T(X_1,X_2,\cdots,X_n;\theta)<b\}=1-\alpha,$$

通常取 a,b 分别位于 T 分布的上 $1-\dfrac{\alpha}{2}$ 和 $\dfrac{\alpha}{2}$ 分位点。

第三步：利用不等式恒等变形，从 $a<T(X_1,X_2,\cdots,X_n;\theta)<b$ 中解出 $\hat{\theta}_1<\theta<\hat{\theta}_2$，这样就得到待估参数 θ 的置信度为 $1-\alpha$ 的置信区间 $(\hat{\theta}_1,\hat{\theta}_2)$。

鉴于实际问题中最常见的参数估计问题多数要求估计总体的均值和方差，而正态总体又是实际问题中最常遇见的总体，因此，以下着重讨论正态总体均值 μ 和方差 σ^2 的置信区间。

二、单个正态总体均值的区间估计

设 $X_1,X_2,\cdots,X_n$ 是来自正态总体 $X\sim N(\mu,\sigma^2)$ 的样本，$\bar{X},S^2$ 分别是样本均值和样本方差，置信度为 $1-\alpha$。

1. 当 σ^2 已知时，求 μ 的置信区间。

根据抽样分布定理可知，

$$U=\frac{\bar{X}-\mu}{\sigma/\sqrt{n}}\sim N(0,1)$$

由标准正态分布的上 α 分位点的定义有

$$P\left\{\left|\frac{\bar{X}-\mu}{\sigma/\sqrt{n}}\right|<u_{\alpha/2}\right\}=1-\alpha$$

即有

$$P\left\{-u_{\alpha/2}<\frac{\overline{X}-\mu}{\sigma/\sqrt{n}}<u_{\alpha/2}\right\}=1-\alpha$$

$$P\left\{\overline{X}-\frac{\sigma}{\sqrt{n}}u_{\alpha/2}<\mu<\overline{X}+\frac{\sigma}{\sqrt{n}}u_{\alpha/2}\right\}=1-\alpha$$

于是我们得到 μ 的置信度为 $1-\alpha$ 的置信区间为 $\left(\overline{X}-\dfrac{\sigma}{\sqrt{n}}u_{\alpha/2},\overline{X}+\dfrac{\sigma}{\sqrt{n}}u_{\alpha/2}\right)$ ，简记为 $\overline{X}\pm\dfrac{\sigma}{\sqrt{n}}u_{\alpha/2}$ ，如图 5-1 所示。

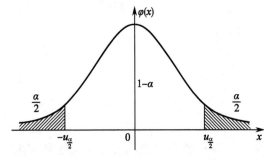

图 5-1　标准正态分布的双侧临界值

案例 5-10　某种零件的长度服从正态分布，从该批产品中随机抽取 9 件，测得它们的平均长度为 21.4mm，已知总体标准差为 $\sigma=0.15$mm。试建立该种零件平均长度的置信区间，假定给定置信水平为 0.95。

分析：已知 $X\sim N(\mu,0.15^2)$ ，$\overline{X}=21.4$ ，$n=9$ ，$1-\alpha=0.95$ ，因为

$$U=\frac{\overline{X}-\mu}{\sigma/\sqrt{n}}\sim N(0,1)$$

所以对于给定的置信水平 0.95，有

$$P\left\{-u_{\alpha/2}<\frac{\overline{X}-\mu}{\sigma/\sqrt{n}}<u_{\alpha/2}\right\}=0.95$$

当 $\alpha=0.05$ 时，$u_{\alpha/2}=1.96$ ，于是有

$$P\left\{21.4-1.96\frac{0.15}{\sqrt{9}}<\mu<21.4+1.96\frac{0.15}{\sqrt{9}}\right\}=0.95$$

所以，总体均值的置信区间为（21.302,21.498）。即我们有 95% 的把握保证该种零件的平均长度在 21.302mm 和 21.498mm 之间。

2. 当 σ^2 未知时，求 μ 的置信区间。

当 σ^2 未知时，一个很自然的想法是用样本方差来代替，这时，需要注意的是，当用样本方差代替总体方差后，统计量 $T=\dfrac{\overline{X}-\mu}{S/\sqrt{n}}$ 不再服从标准正态分布，由抽样分布定理可知

$$T=\frac{\overline{X}-\mu}{S/\sqrt{n}}\sim t(n-1),$$

则对于给定的显著性水平 α ，不难找出 $t_{\alpha/2}(n-1)$ ，使得

$$P\left\{-t_{\alpha/2}(n-1)\leqslant\frac{\overline{X}-\mu}{S/\sqrt{n}}\leqslant t_{\alpha/2}(n-1)\right\}=1-\alpha。$$

于是得到以 $1-\alpha$ 置信水平保证的置信区间 $\left(\overline{X}-t_{\alpha/2}(n-1)\dfrac{S}{\sqrt{n}},\overline{X}+t_{\alpha/2}(n-1)\dfrac{S}{\sqrt{n}}\right)$ ，简记为 $\overline{X}\pm\dfrac{S}{\sqrt{n}}t_{\alpha/2}(n-1)$ ，

如图 5-2 所示。

案例 5-11 某研究机构进行了一项调查,来估计吸烟者一个月花在抽烟上的平均支出,假定吸烟者买烟的月支出近似服从正态分布。该机构随机抽取了容量为 26 的样本进行调查,得到样本平均数为 80 元,样本标准差为 20 元,试以 95% 的把握估计全部吸烟者月均烟钱支出的置信区间。

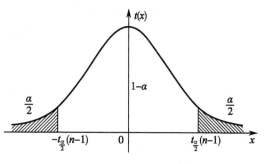

图 5-2 *t* 分布的双侧临界值

分析: 已知 $\overline{X}=80, S=20, n=26, 1-\alpha=0.95$,由于不知道总体方差,所以用样本方差代替。因为

$$T=\frac{\overline{X}-\mu}{S/\sqrt{n}}\sim t(n-1)\ ,\quad \frac{S}{\sqrt{n}}=\frac{20}{\sqrt{26}}=3.92。$$

根据 $\alpha=0.05$,查 *t* 分布表得,$t_{\alpha/2}(25)=2.06$,已知条件代入有

$$P\left\{\overline{X}-t_{0.05/2}(25)\frac{S}{\sqrt{n}}<\mu<\overline{X}+t_{0.05/2}(25)\frac{S}{\sqrt{n}}\right\}$$

$$=P\{80-2.06\times3.92<\mu<80+2.06\times3.92\}$$

$$\approx P\{71.92<\mu<88.08\}=0.95$$

所以总体的置信区间为 $(71.92,88.08)$,即有 95% 的把握认为吸烟者月均烟钱支出在 71.92 元到 88.08 元之间。

上述计算对大、小样本的情形都适用,在大样本 $(n<30)$ 时,由于 *t* 分布接近标准正态分布,因此总体均值的 $1-\alpha$ 置信区间也可用下式表示:

$$\overline{X}\pm\frac{S}{\sqrt{n}}u_{\alpha/2}。$$

案例 5-12 对某地 144 名健康男子血清胆固醇(mmol/L)进行测定,所得数据样本均值为 181.46,样本标准差 32.82。求该地区健康男子血清胆固醇的 95% 置信区间。

分析: 由样本数据得,$n=144$ 是大样本,$\overline{X}=181.46, S=32.82, 1-\alpha=0.95$,由 $\alpha=0.05$ 查表得 $u_{0.05/2}=1.96$。所以

$$\overline{X}\pm\frac{S}{\sqrt{n}}u_{\alpha/2}=181.46\pm\frac{32.82}{\sqrt{144}}\times1.96=181.46\pm5.36,$$

故求该地区健康男子血清胆固醇的 95% 置信区间为 $(176.10,186.82)$。

三、单个正态总体方差的区间估计

设 $X_1,X_2,\cdots,X_n$ 是来自正态总体 $X\sim N(\mu,\sigma^2)$ 的样本,S^2 是样本方差,置信度为 $1-\alpha$。由抽样分布定理可知

$$\frac{(n-1)}{\sigma^2}S^2\sim\chi^2(n-1)$$

则有 $P\left\{\chi_{1-\alpha/2}^2(n-1)<\dfrac{(n-1)}{\sigma^2}S^2<\chi_{\alpha/2}^2(n-1)\right\}=1-\alpha$，于是我们得到 σ^2 的置信度为 $1-\alpha$ 的置信区间为

$$\left(\dfrac{(n-1)S^2}{\chi_{\alpha/2}^2(n-1)},\dfrac{(n-1)S^2}{\chi_{1-\alpha/2}^2(n-1)}\right)$$

标准差 σ 的置信度为 $1-\alpha$ 的置信区间为 $\left(\dfrac{\sqrt{n-1}}{\sqrt{\chi_{\alpha/2}^2(n-1)}}S,\dfrac{\sqrt{n-1}}{\sqrt{\chi_{1-\alpha/2}^2(n-1)}}S\right)$，如图 5-3 所示。

案例 5-13 从某地健康人群中随机抽取 13 人，得到其"血磷"测定值如下（单位：mg/100ml）：
1.67　1.98　1.98　2.33　2.34　2.50　3.60　3.73　4.14　4.17　4.57　4.82　5.78。假定该地
健康人"血磷"值 $X\sim N(\mu,\sigma^2)$，试求总体方差 σ^2 置信度为 95% 的置信区间。

分析：由题意可知，$n=13$，$1-\alpha=0.95$，计算可得 $S^2=1.701\,377$。查 χ^2 分布表得：$\chi_{\alpha/2}^2(n-1)=$
$\chi_{0.025}^2(12)=23.337$，$\chi_{1-\alpha/2}^2(n-1)=\chi_{0.975}^2(12)=4.404$，则 σ^2 的置信度 95% 的置信区间为

$$\left(\dfrac{(n-1)S^2}{\chi_{\alpha/2}^2(n-1)},\dfrac{(n-1)S^2}{\chi_{1-\alpha/2}^2(n-1)}\right)=\left(\dfrac{12\times1.701\,377}{23.337},\dfrac{12\times1.701\,377}{4.404}\right)$$

$$=(0.8479,4.6359)$$

所以 σ^2 的置信度为 95% 的置信区间为 $(0.8479,4.6359)$。

以上的区间估计，主要研究的是双侧置信区间求法。但在实际问题中，有时人们只关注未知参
数的置信下限或置信上限。如对材料的强度，设备、元件的平均寿命估计问题，通常只关注其置信下
限；在考虑尼古丁的平均含量，化学药品中杂质含量等问题时，通常只关注其置信上限。这就是所谓
的单侧置信区间估计问题。

定义 5-7 对于总体的未知参数 θ，确定统计量 $\hat\theta$，对于给定值 $\alpha(0<\alpha<1)$，若 $P\{\theta>\hat\theta\}=1-\alpha$ 成
立，则称随机区间 $(\hat\theta,+\infty)$ 是 θ 的置信度为 $1-\alpha$ 的单侧置信区间，$\hat\theta$ 为置信下限；若 $P\{\theta<\hat\theta\}=1-\alpha$ 成
立，则称随机区间 $(-\infty,\hat\theta)$ 是 θ 的置信度为 $1-\alpha$ 的单侧置信区间，$\hat\theta$ 为置信上限。

下面仅介绍正态总体 σ^2 未知时，均值 μ 的单侧置信区间求法，其他情况可以类似讨论。

已知统计量 $\dfrac{\overline{X}-\mu}{S/\sqrt{n}}\sim t(n-1)$，对于给定的置信度 $1-\alpha$，由 t 分布有下式成 $P\left\{\dfrac{\overline{X}-\mu}{S/\sqrt{n}}<t_\alpha(n-1)\right\}=1-\alpha$，

即 $P\left\{\mu>\overline{X}-\dfrac{S}{\sqrt{n}}t_\alpha(n-1)\right\}=1-\alpha$，如图 5-4 所示。

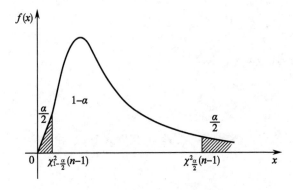

图 5-3　χ^2 分布的双侧临界值

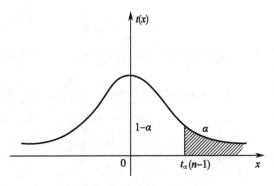

图 5-4　t 分布的单侧临界值

所以 μ 的置信度为 $1-\alpha$ 的单侧置信区间为 $\left(\bar{X}-\dfrac{S}{\sqrt{n}}t_a(n-1),+\infty\right)$,其中,$\bar{X}-\dfrac{S}{\sqrt{n}}t_a(n-1)$ 为单侧置信下限。同理,可得单侧置信上限为 $\bar{X}+\dfrac{S}{\sqrt{n}}t_a(n-1)$ 的单侧置信区间为 $\left(-\infty,\bar{X}+\dfrac{S}{\sqrt{n}}t_a(n-1)\right)$。

案例 5-14 对一批烟草中尼古丁的含量进行抽样检查,得到 10 个样本值(单位:mg):18,24,27,21,26,28,22,31,19,20。假设尼古丁的含量服从正态分布,求该批烟草中尼古丁平均含量 μ 的置信度为 95% 的单侧置信上限,并给出单侧置信区间。

分析: 由样本值计算得,$n=10$,$\bar{X}=23.6$,$S=4.3$,$1-\alpha=0.95$,由 $\alpha=0.05$ 查表得 $t_{0.05}(10-1)=1.8331$。所以得到单侧置信上限

$$\bar{X}+\frac{S}{\sqrt{n}}t_\alpha(n-1)=23.6+\frac{4.3}{\sqrt{10}}\times1.8331=26.09,$$

故尼古丁的平均含量 μ 的置信度为 95% 的单侧置信区间为 $(-\infty,26.09)$。

点滴积累

单个正态总体的置信区间表

待估参数	其他参数	统计量及其分布	置信区间
μ	σ 已知	$U=\dfrac{\bar{X}-\mu}{\sigma/\sqrt{n}}\sim N(0,1)$	$\left(\bar{X}-\dfrac{\sigma}{\sqrt{n}}u_{\alpha/2},\bar{X}+\dfrac{\sigma}{\sqrt{n}}u_{\alpha/2}\right)$
μ	σ 未知	$T=\dfrac{\bar{X}-\mu}{S/\sqrt{n}}\sim t(n-1)$	$\left(\bar{X}-t_{\alpha/2}(n-1)\dfrac{S}{\sqrt{n}},\bar{X}+t_{\alpha/2}(n-1)\dfrac{S}{\sqrt{n}}\right)$
σ^2		$\chi^2=\dfrac{(n-1)S^2}{\sigma^2}\sim\chi^2(n-1)$	$\left(\dfrac{(n-1)S^2}{\chi^2_{\alpha/2}(n-1)},\dfrac{(n-1)S^2}{\chi^2_{1-\alpha/2}(n-1)}\right)$

目标检测

一、单项选择题

1. 通过矩估计法求出的参数估计量(　　)

　　A. 是唯一的　　　　　　　　　　B. 是无偏估计量

　　C. 不一定唯一　　　　　　　　　D. 不唯一,但是无偏估计量

2. 置信水平 $1-\alpha$ 表达了置信区间的(　　)

　　A. 准确性　　　　　B. 精确性　　　　　C. 显著性　　　　　D. 可靠性

3. 当样本量一定时,置信区间的长度(　　)

　　A. 随着 α 的提高而变长　　　　　B. 随着置信水平 $1-\alpha$ 的降低而变长

　　C. 与置信水平 $1-\alpha$ 无关　　　　　D. 随着置信水平 $1-\alpha$ 的降低而变短

4. 设总体 $X\sim N(\mu,\sigma^2)$,σ^2 已知,若样本容量和置信度均不变,对不同的观测值,总体均值 μ 的置信区间长度(　　)

A. 变长　　　　　　　B. 变短　　　　　　　C. 不变　　　　　　　D. 不能确定

5. 在参数估计中利用 t 分布构造置信区间的条件是（　　）

A. 总体分布服从正态分布且方差已知

B. 总体分布服从正态分布,方差未知

C. 总体分布不一定是正态分布但必须是大样本

D. 总体分布不一定是正态分布,但需要方差已知

6. 设 X_1,X_2 是来自总体 $N(\mu,1)$ 的样本,则（　　）是总体均值 μ 的无偏估计

A. $\hat{\mu}_1 = \frac{1}{4}X_1 + \frac{2}{5}X_2$　　　　　　　　　　B. $\hat{\mu}_2 = \frac{7}{8}X_1 - \frac{1}{7}X_2$

C. $\hat{\mu}_3 = \frac{2}{5}X_1 + \frac{5}{6}X_2$　　　　　　　　　　D. $\hat{\mu}_4 = \frac{1}{8}X_1 + \frac{7}{8}X_2$

7. 设总体 X 服从正态分布 $N(\mu,\sigma^2)$,其中 μ 和 σ^2 均未知,则 $\frac{1}{n}\sum_{i=1}^{n}(X_i - \bar{X})^2$ 是（　　）

A. μ 的无偏估计　　　　　　　　　　B. σ^2 的无偏估计

C. μ 的矩估计　　　　　　　　　　D. σ^2 的矩估计

8. 设 4,3,4,3,5,4,4,5 是来自总体 $N(\mu,2)$ 的一个样本观测值,则 μ 的极大似然估计是（　　）

A. 4　　　　　　B. 3　　　　　　C. 4.5　　　　　　D. 5

二、问答题

1. 一个"优良"的样本统计量应具备哪些特征?

2. 点估计与区间估计哪个更合理?

3. 什么叫置信度和置信区间,它们之间有何关系?

三、实例分析

1. 设总体 $X \sim U[0,\theta]$,现从该总体中抽取容量为 10 的样本,样本值为

0.5　　1.3　　0.6　　1.7　　2.2　　1.2　　0.8　　1.5　　2.0　　1.6

试求参数 θ 的矩估计值。

2. 设总体 X 的概率密度函数为 $f(x) = \begin{cases} \frac{1}{\theta}e^{-\frac{x}{\theta}}, & x>0 \\ 0, & 其他 \end{cases}$,其中 $\theta>0$ 为待估参数,求 θ 的最大似然估计量。

3. 设随机变量 X_1,X_2 是来自总体 $N(\mu,2)$ 的一个样本,试证下面三个估计量均为 μ 的无偏估计量,并确定最有效的一个,

$$\frac{2}{3}X_1 + \frac{1}{3}X_2, \quad \frac{1}{4}X_1 + \frac{3}{4}X_2, \quad \frac{1}{2}X_1 + \frac{1}{2}X_2。$$

4. 某药的某种成分含量服从正态分布 $X \sim N(\mu,0.09)$,现测定 4 个样品,此成分含量(mg)分别为:12.6,13.4,12.8,13.2。试求含量总体均数 μ 的 0.95 置信区间。

5. 设大学生男生身高(cm)的总体 $X \sim N(\mu, 16)$，若要使其平均身高置信度为 0.95 的置信区间长度小于 1.2，问应抽取多少名学生的身高？

6. 在一批中药片中，随机抽取 25 片检查，称得平均片重 0.5g，标准差 0.08g。如果已知药品的重量近似服从正态分布，试求该药片平均片重的 90% 的置信区间。

7. 从一批药丸中随机抽取 35 颗，测得平均丸重为 1.5g，标准差为 0.08g，已知药丸的重量服从正态分布，试估计该批药丸平均丸重总体均数置信度为 95% 置信区间。

8. 为了解某高寒地小学生血红蛋白含量的平均水平，从该地区随机抽取了 708 名小学生的血样，算得其血红蛋白均数为 103.5g/L，标准差为 1.59g/L，试求该地区小学生血红蛋白含量均数的95% 置信区间。

9. 调查 25 例服用氨苄西林的志愿者，测得他们尿中氨苄西林含量的均值为 7.0μg/ml，标准差为 2.0μg/ml。假设尿中氨苄西林含量服从正态分布，试求尿中氨苄西林含量的总体方差的 95% 置信区间。

10. 设某种材料强度 $X \sim N(\mu, \sigma^2)$，今进行 5 次测试，得样本强度均值 $\overline{X} = 1160$kg/cm^2，样本方差 $S = 99.75$kg/cm^2，试求材料强度均值 μ 的 99% 置信下限。

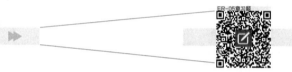

（秦秉杰）

第六章

假设检验

导学情景

情景描述：

　　为比较男、女大学生的血清谷胱甘肽过氧化物酶（GSH-Px）的活力是否相同，某医生从某大学 18～22 岁大学生中随机抽取男生 48 名、女生 46 名，测量其血清谷胱甘肽过氧化物酶含量（活力单位）。男性、女性酶含量的均数为 96.53 和 93.73，标准差为 7.66 和 14.97。试问男、女大学生的 GSH-Px 活力是否相同？

学前导语：

　　上述问题实质是由样本信息对相应总体特征进行统计推断，推断前往往先提出一个假设，然后通过样本数据去判断是否接受这一假设，称为假设检验。那么假设检验的原理是什么？其步骤有哪些？如何选择合适的检验方法对总体参数进行评估？这些都是本章要学习的重要内容。

　　假设检验亦称显著性检验，它是先对总体 X 的分布或总体分布中未知参数作某种假设，然后根据样本信息，用统计分析的方法来检验这一假设是否正确，从而做出接受或拒绝的决定，这就是假设检验问题。

　　假设经验可分为参数检验和非参数检验。其中，对总体分布中未知参数（均数、方差等）的假设检验称为参数检验，而对总体分布形式（总体服从某种分布）或总体特征（随机变量独立性等）的假设检验称为非参数检验。本章主要学习参数的假设检验。

第一节　假设检验概述

一、假设检验的基本思想

下面通过一个具体例子来介绍假设检验的原理、相关概念和方法步骤。

案例 6-1　某药厂用一台包装机包装葡萄糖，额定标准为每袋净重 0.5kg，设葡萄糖每袋重量服从正态分布，根据长期的经验知其标准差 $\sigma=0.013$kg。某天从生产线上随机抽取 15 袋，称得净重（kg）为：

0.512	0.508	0.510	0.505	0.498
0.500	0.518	0.515	0.499	0.497
0.505	0.513	0.501	0.523	0.501

试问:该厂包装机包装的葡萄糖重量是否符合额定标准?

分析:抽取的样本算得均值 $\bar{X}=0.507$,比额定标准 0.5kg 多 0.007kg,我们无法确定这个差异是由抽样的随机性偶然造成的,还是确实由于包装机工作不正常造成的。为了解决这个困惑,我们用类似"反证法"来做一个推断。

设葡萄糖每袋重量为 X,由题设知 $X\sim N(\mu,0.013^2)$,问题归结为检验均值 μ 是否符合额定标准 0.5。不妨假设 $\mu=0.5$,在此假设成立的条件下,根据第四章抽样分布的知识,构造一个统计量

$$U=\frac{\bar{X}-\mu}{\sigma/\sqrt{n}}\sim N(0,1)$$

由附表 4 知,$P(|U|\geq 1.96)=0.05$,说明 $|U|\geq 1.96$ 是一个小概率事件,即 $|U|$ 超过 1.96 的可能性很小,然而,当把相应样本数据带入统计量,得

$$U=\frac{\bar{X}-\mu}{\sigma/\sqrt{n}}=\frac{0.507-0.5}{0.013/\sqrt{15}}\approx 2.0855>1.96$$

$|U|\geq 1.96$ 在一次抽样后就发生的事实与 $|U|\geq 1.96$ 为小概率事件的解释相违背,数学推理没有错误,我们只能归咎于事先的假设 $\mu=0.5$ 有误,应予以拒绝,即认为该药厂包装机包装的葡萄糖重量不符合额定标准,工作不正常。

案例 6-1 的推理过程基于一种重要的统计认知:"一个概率很小的事件在一次试验中一般是不应该发生的",被称为假设检验中"小概率原理",根据这一原理,可以做出是否接受或拒绝前提假设的决策。例如,在 100 件产品中,有一件是次品,现随机从中取出一个产品恰好是次品的事件就是小概率事件。因为此事件发生的概率 0.01 很小,因此,从中任意抽一件产品恰好是次品的事件可认为是几乎不可能发生的。但如果确实取到了次品,我们就有理由怀疑这"100 件产品中只有一件是次品"的真实性。在统计推断中,小概率事件发生的概率常用 α 表示,称为显著性水平,一般 $\alpha\leq 0.05$,常取 0.1,0.05,0.01 等数值,案例 6-1 中 $\alpha=0.05$。

二、假设检验的基本步骤

假设检验一般可按以下几个步骤进行:

1. 根据实际问题提出原假设 H_0 和备择假设 H_1。

假设检验中首先将需要推断的问题表述为关于总体特征的一对假设。其中一个假设称为原假设(或零假设),记为 H_0;另一个称为备择假设(或对立假设),记为 H_1。H_1 与 H_0 应该既有联系又相互对立,两个检验假设应该包括所有可能的判断,研究者要按照假设检验的规则在两个对立假设之间做出抉择。这种假设有单侧、双侧之分。

比如,关于总体均数 μ 是否等于某个数值 μ_0 的问题就是一个假设检验问题,这里原假设为 H_0:$\mu=\mu_0$,备择假设为 $H_1:\mu\neq\mu_0$,即与总体均数不相等。因为 $\mu\neq\mu_0$ 包含 $\mu>\mu_0$ 和 $\mu<\mu_0$ 两种情形,该检验称为双侧检验;如果我们只关心总体均数 μ 是否大于(或小于)某个数值 μ_0 或凭借专业知识有充分把握可以排除某一侧,对立假设可表示为 $H_1:\mu>\mu_0$ 或 $H_1:\mu<\mu_0$,该检验就称为单侧检验。案例 6-1 为双侧检验,原假设为 $H_0:\mu=0.5$,备择假设为 $H_1:\mu\neq 0.5$。

2. 选择恰当的检验统计量,并在原假设成立的条件下确定统计量的分布。

3. 利用样本观察值计算检验统计量的值。

4. 给定适当的显著性水平 α,并根据统计量的分布查表确定临界值,给出拒绝域。

5. 做出判断。若检验统计量的值落入拒绝域中,拒绝 H_0,接受 H_1;否则,接受 H_0,拒绝 H_1。若检验统计量的值非常接近临界点,不要盲目接受或拒绝 H_0,应重新抽样再按上述步骤进行分析。

因为拒绝域与显著性水平 α 密切相关,对于同一假设,α 不同,拒绝域也不同,可能会得到不同的结论。因此,假设检验中根据实际需要选择合适的 α 很重要。

三、假设检验中的两类错误

假设检验采用小概率反证法的思想,以样本信息来推断总体并做出是否拒绝 H_0 的统计推断。由于抽样的随机性,其结论不可能完全正确,在进行判断时有可能犯两类错误。

1. H_0 实际为真,而拒绝了它,这类"弃真"的错误称为第一类错误,犯这类错误的概率就是显著性水平 α。

2. H_0 实际不真,而接受了它,这类"取伪"的错误称为第二类错误,犯这类错误的概率记为 β。

这两类错误可归纳成表 6-1。

表 6-1 统计判断所犯两类错误

实际情况 \ 判断	接受 H_0	拒绝 H_0
H_0 为真	判断正确$(1-\alpha)$	弃真 α
H_0 为假	取伪 β	判断正确$(1-\beta)$

对于某一具体的检验来说,当样本容量一定时,α 越小,β 越大;α 越大,β 越小。在实际应用中,往往通过 α 去控制 β。在样本容量确定时,如果要减小 β,就把 α 取大一些。见图 6-1。

应着重指出,在确保第一类错误的概率为小概率 α 时,若检验结果拒绝原假设 H_0,则有$(1-\alpha)$的把握。可是,若检验结果不能拒绝 H_0,则并不意味着 H_0 一定为真或为真的可能性一定很大。为慎重起见,可通过增大样本容量,重新进行检验,借以提高结论的可靠性。

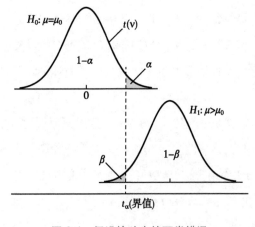

图 6-1 假设检验中的两类错误

在假设检验过程中出现的两类错误,往往会有一种错误危害较大,故要权衡两种错误的危害来确定 α 的大小。例如,要求检验某种新药是否提高疗效,作原假设"H_0:该药未提高疗效",则第一类错误是把未提高疗效的新药误认为提高了疗效,倘若推广使用该新药,则对患者不利;而第二类错误则是把疗效确有提高的新药误认为疗效没有提高或与原药效相当而不予推广使用,当然也会带来损失。最理想的情况是所作的检验使犯两类错误的概率都很小,但实际上减少其中一个,另一个往往就会增大。要他们同时减少,只有增加样本容量,即增加实验次数,但这会增大成本,浪费大量的人力、物力和财力,也是不合算的。所以实际工作中,要根据两类错误可能造成的损失和抽样耗费等统筹考虑。

第二节　单个正态总体的参数检验

根据假设检验的基本思想,这一节介绍单个正态总体参数检验的方法。因为正态分布 $N(\mu, \sigma^2)$ 只有两个参数——均数 μ 和方差 σ^2 ,有关 μ 与 σ^2 的假设检验问题在实际应用中经常遇到,下面分几种情况对参数 μ 与 σ^2 的假设检验问题进行讨论。

一、单个正态总体均数的假设检验

关于单个正态总体均数 μ 的假设检验问题,就是让参数 μ 和给定值 μ_0 进行比较。单个正态总体均数 μ 的假设检验分为方差 σ^2 已知和方差 σ^2 未知两种情况。

（一）方差已知时,单个正态总体均数的假设检验

设 $X_1, X_2, \cdots, X_n$ 是来自正态总体 $N(\mu, \sigma^2)$ 的一个样本,方差 σ^2 已知,需对总体均数 μ 进行检验,推断总体均数 μ 是否等于某已知定值 μ_0 。检验步骤如下:

1. 建立原假设 $H_0:\mu=\mu_0$;备择假设 $H_1:\mu\neq\mu_0$ 。

2. 在 $H_0:\mu=\mu_0$ 成立时,构造检验统计量

$$u=\frac{\bar{X}-\mu_0}{\sigma/\sqrt{n}}\sim N(0,1)$$

代入样本值,并计算 u 检验统计量的观测值 u 。

3. 对于给定的显著性水平 α ,查正态分布双侧临界值表,见附表4,得到临界值 $u_{\alpha/2}$,使得

$$P\{|u|\geq u_{\alpha/2}\}=\alpha_\circ$$

4. 统计判断。当 $|u|\geq u_{\alpha/2}$ 时,拒绝 H_0 ,接受 H_1 ,即认为 μ 与 μ_0 有显著性差异;当 $|u|<u_{\alpha/2}$ 时,接受 H_0 ,拒绝 H_1 ,认为 μ 与 μ_0 无显著性差异。

该检验运用服从标准正态分布 $N(0,1)$ 的检验统计量 u ,故称为 u 检验或 Z 检验。

案例 6-2　已知某制药企业生产某种药品,药品在某种溶剂中的溶解度 $X\sim N(2.50,0.64)$,现从该企业生产的某批次这种药品中随机抽取 6 份,溶解于 100g 的溶剂中,测得溶解度(单位:g)如下:1.66,2.01,1.03,2.56,1.64,1.87。试问:该批次药品溶解度是否仍为 2.50g? ($\alpha=0.05$)

分析:假设 $H_0:\mu=2.50$; $H_0:\mu\neq 2.50$ (双侧检验),由题设条件知 $\mu_0=2.50$, $\sigma=0.8$, $n=6$ 根据题设信息,可得 $\bar{X}=1.795$,则检验统计量 u 的值为

$$u=\frac{\bar{X}-\mu_0}{\sigma/\sqrt{n}}=\frac{1.795-2.50}{0.8/\sqrt{6}}\approx-2.518_\circ$$

对于给定的显著性水平 $\alpha=0.05$,查附表4,得到临界值 $u_{\alpha/2}=u_{0.05/2}=1.96$ 。因为 $|u|=2.518>1.96=$

$u_{\alpha/2}$,所以拒绝 H_0,而接受 H_1,即在 $\alpha=0.05$ 的显著性水平上,认为溶解度不等于 $2.50g$,均数有显著性变化。

上述假设检验方法称为临界值法。而对该例进行的假设检验,也可按如下另一方法的步骤进行:

1. 建立原假设 $H_0:\mu=\mu_0$;备择假设 $H_1:\mu\neq\mu_0$。

2. 计算检验统计量 $u=\dfrac{\overline{X}-\mu_0}{\sigma/\sqrt{n}}$ 的观察值。

3. 利用正态分布表计算概率 P 值:$P=P\left\{|u|\geqslant\left|\dfrac{\overline{X}-\mu_0}{\sigma/\sqrt{n}}\right|\right\}$。

4. 由 P 值做出判断。对给定的显著水平 α,若 $P\leqslant\alpha$,则在此 α 水平上拒绝 H_0;若 $P>\alpha$,则在此 α 水平上接受 H_0。

对案例6-2,已计算出 $u=-2.518$,查附表3,相应的 P 值为

$$P=P\{|u|\geqslant|-2.518|\}=P\{u\geqslant2.518\}+P\{u\leqslant-2.518\}$$

$$=1-P\{u<2.518\}+P\{u\leqslant-2.518\}=1-\Phi(2.518)+\Phi(-2.518)$$

$$=2(1-\Phi(2.518))\approx2(1-0.9940)=0.012$$

对于给定的 $\alpha=0.05$,因为 $P=0.012<0.05$,所以在 $\alpha=0.05$ 的水平拒绝 H_0。

上述方法称为 P 值法。P 值法一般利用计算机统计软件作辅助计算,检验效率高。不过课堂练习时通常按查表法进行分析判断。

案例6-2中,备择假设 $H_1:\mu\neq\mu_0$,等价于 $\mu<\mu_0$ 或 $\mu>\mu_0$,即不论 $\mu<\mu_0$ 还是 $\mu>\mu_0$ 均拒绝原假设 $\mu=\mu_0$,相应的两个拒绝域为 $\{u\leqslant-u_{\alpha/2}\}$ 或 $\{u\geqslant u_{\alpha/2}\}$,如图 6-2,在分布曲线区域两侧的尾部,每侧各占 $\alpha/2$,为双侧检验。

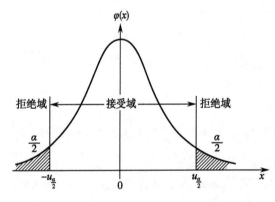

图 6-2 正态分布的双侧临界值

但在实际工作中,有时需要推断总体均数是否大于(或小于)某已知数,此时原假设为 $H_0:\mu=\mu_0$;备择假设为 $H_1:\mu>\mu_0$(或 $H_1:\mu<\mu_0$)。由于上述检验的拒绝域为 $\{u\geqslant u_\alpha\}$(或 $\{u\leqslant-u_\alpha\}$)这对应于图 6-3、图 6-4 中分布曲线区域单侧的尾部,这类假设检验称为单侧检验。

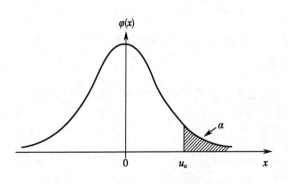

图 6-3 标准正态分布上侧临界值

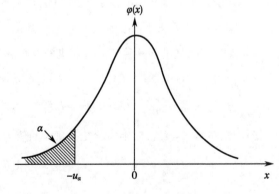

图 6-4 标准正态分布下侧临界值

显然,单侧 u 检验与双侧 u 检验的主要步骤类似,只是在备择假设、拒绝域上有差异,用表6-2加以比较。

表6-2　双侧 u 检验与单侧 u 检验差异表

检验假设		统计量	临界值	拒绝域
双侧	$H_1:\mu\neq\mu_0$	$u=\dfrac{\overline{X}-\mu_0}{\sigma/\sqrt{n}}$	$u_{\alpha/2}$	$\vert u\vert\geqslant u_{\alpha/2}$
单侧	$H_1:\mu>\mu_0$ （或 $H_1:\mu<\mu_0$）		u_α	$u\geqslant u_\alpha$ （或 $u\leqslant -u_\alpha$）

其中双侧与单侧行的检验假设列为 $H_0:\mu=\mu_0$。

案例 6-3　一药厂生产的药品的某项指标服从正态分布 $N(60,4^2)$。经工艺革新后,随机抽取容量为30的样本,算得样本均数为64。如果方差不变,能否认为工艺革新提高了药品该项指标的均数?（$\alpha=0.01$）

分析:根据题意 $\overline{X}=64>60$,我们关心的是新工艺是否提高了指标均数,所以是单侧(右侧)检验问题。在单侧检验问题中,通常将题目中提问所倾向的情形作为备择假设 H_1。

1. 假设 $H_0:\mu=60$，$H_1:\mu>60$（单侧检验）。

2. 由题设条件知 $\mu_0=60,\sigma^2=4^2,n=30,\overline{X}=64$,则检验统计量 u 的值为

$$u=\frac{\overline{X}-\mu_0}{\sigma/\sqrt{n}}=\frac{64-60}{4/\sqrt{n}}=5.48。$$

3. 对给定 $\alpha=0.01$,由于 $u_\alpha=u_{0.01}=u_{0.02/2}$,查附表4标准正态分布双侧临界值表中 $\alpha=0.02$ 的对应值为 $u_\alpha=u_{0.01}=u_{0.02/2}=2.33$。

4. 因为 $u=5.48>2.33$,所以拒绝 H_0,接受 H_1,即在 0.01 的显著水平上,认为工艺革新提高了药品该项指标的均数。

双侧检验和单侧检验在使用中需要注意的是:两种检验的临界值不同,双侧检验用 $u_{\alpha/2}$;单侧检验中上侧检验用 u_α,下侧检验用 $-u_\alpha$。而 $u_{\alpha/2}>u_\alpha$,因此同一个问题在同一个显著水平 α 下,用单侧检验比用双侧检验更容易得出"差异有显著意义"的结论。原因是双侧检验的拒绝域比单侧检验的拒绝域小"$u_{\alpha/2}-u_\alpha$"一段。如图6-5所示。故实践中应视具体情况考虑用双侧检验还是单侧检验。

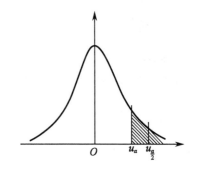

图6-5　双侧拒绝域与单侧拒绝域的区别

（二）方差未知时,单个正态总体均数的假设检验

设 $X_1,X_2,\cdots,X_n$ 是来自正态总体 $N(\mu,\sigma^2)$ 的一个样本,其中 σ^2 未知,要检验原假设 $H_0:\mu=\mu_0$ 是否成立。此时 $u=\dfrac{(\overline{X}-\mu_0)\sqrt{n}}{\sigma}$ 含有未知参数 σ,不能作为 μ 的检验统计量。由于样本方差 $S^2=\dfrac{1}{n-1}$ $\sum\limits_{i=1}^n(X_i-\overline{X})^2$ 是总体方差 σ^2 的无偏估计量,所以可用 S 代替 σ,故在原假设 $H_0:\mu=\mu_0$ 成立时,由抽样

分布理论构造自由度为 $n-1$ 的 t 统计量:

$$t = \frac{(\bar{X}-\mu_0)\sqrt{n}}{S} \sim t(n-1)$$

检验步骤为:

1. 建立原假设 $H_0:\mu=\mu_0$;备择假设 $H_1:\mu\neq\mu_0$(双侧检验);

2. 在 $H_0:\mu=\mu_0$ 成立时,构造统计量 $t = \dfrac{(\bar{X}-\mu_0)\sqrt{n}}{S} \sim t(n-1)$,代入样本值,并计算 t 检验统计量的观测值 t;

3. 对于给定的显著性水平 α,由 t 分布的临界值表,查临界值 $t_{\alpha/2}(n-1)$,使得 $P\{|t|\geq t_{\alpha/2}\}=\alpha$,如图 6-6 所示。

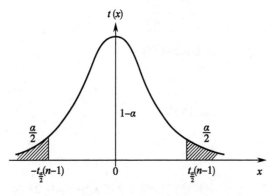

图 6-6　t 分布的双侧临界值

4. 统计判断。当 $|t|\geq t_{\alpha/2}$ 时,拒绝 H_0,接受 H_1,即认为 μ 与 μ_0 有显著性差异;当 $|t|<t_{\alpha/2}$ 时,接受 H_0,拒绝 H_1,认为 μ 与 μ_0 无显著性差异。

上述检验运用服从 t 分布的检验统计量 t,所以称为 t 检验。在实际应用中,正态总体的方差通常是未知的,故 t 检验法应用较广。

案例 6-4　已知一般无肝肾疾患的健康人群尿素氮的均数(mmol/L)为 4.88,现有 15 名脂肪肝患者的尿素氮测定值(mmol/L)分别为:5.72,5.75,4.27,6.42,5.38,7.68,6.43,5.14,4.23,5.56,5.62,4.36,5.20,6.86,4.98。试分析脂肪肝患者尿素氮含量与健康人是否不同?($\alpha=0.05$)

分析:本例属总体方差未知的样本均数与总体均数的比较,脂肪肝患者的尿素氮含量服从正态分布。建立假设如下:

$H_0:\mu=\mu_0$,脂肪肝患者与一般健康人尿素氮的总体均数相等。

$H_1:\mu\neq\mu_0$,脂肪肝患者与一般健康人尿素氮的总体均数不等。

由题设 $\mu_0=4.88$,计算得 $\bar{X}=5.57$,$S=0.97$,自由度 $n-1=14$,带入检验统计量

$$t = \frac{\bar{X}-\mu_0}{S/\sqrt{n}} = \frac{5.57-4.488}{0.97/\sqrt{15}} = 2.76。$$

查附表 6,$t_{0.05/2}(14)=t_{0.025}(14)=2.145$,由于 $|t|=2.76>2.145$,在 $\alpha=0.05$ 的水平上拒绝 H_0,接受 H_1,差异有统计学意义,可以认为脂肪肝患者的尿素氮测定值与健康人不同。

若案例 6-4 最后问的是:脂肪肝患者尿素氮含量是否高于健康人,则可用单侧检验。此时假设 $H_0:\mu=\mu_0=4.88$;$H_1:\mu>\mu_0=4.88$,统计量的计算过程不变,得 $t=2.76$。对于给定的 $\alpha=0.05$、自由度 $n-1=14$,查附表 6,得到临界值

$$t_\alpha(n-1)=t_{0.05}(14)=1.7613。$$

由于 $t=2.76>1.7613=t_{0.05}(14)$,故拒绝 H_0,接受 H_1,可以认为脂肪肝患者的尿素氮测定值高于健

康人。

单侧 t 检验与双侧 t 检验的主要步骤类似,只是在备择假设、拒绝域上有差异,用表 6-3 加以比较。

表 6-3 双侧 t 检验与单侧 t 检验差异表

检验假设			统计量	临界值	拒绝域
双侧	$H_0:\mu=\mu_0$	$H_1:\mu\neq\mu_0$	$t=\dfrac{\overline{X}-\mu_0}{S/\sqrt{n}}$	$t_{\alpha/2}$	$\|t\|\geq t_{\alpha/2}$
单侧		$H_1:\mu>\mu_0$ （或 $H_1:\mu<\mu_0$）		t_α	$t\geq t_\alpha$ （或 $t\leq -t_\alpha$）

t 检验法适用于小样本总体方差未知时正态总体均数的检验。当样本容量 n 增大时,t 分布趋近于标准正态分布 $N(0,1)$,故大样本情形($n>30$)时,近似地有

$$u=\frac{\overline{X}-\mu_0}{S/\sqrt{n}}=N(0,1)$$

此时总体方差未知时正态总体均数的检验一般用近似 u 检验法即可。

案例 6-5 某制药厂生产复合维生素,要求每 50g 中含铁 2400mg,现从某批次生产过程中随机抽取 50 份样品,铁的平均含量(mg)为 2385.5,标准差(mg)为 32.8,问这批产品的平均含铁量是否合格?($\alpha=0.05$)

分析:假设 $H_0:\mu=2400$;$H_1:\mu\neq2400$。由于样本容量 $n=50>30$,是大样本,故可用近似 u 检验法。由题设条件知,$\mu_0=2400,\overline{X}=2385.5,S=32.8,n=50$,故检验统计量 u 的值

$$u=\frac{\overline{X}-\mu_0}{S/\sqrt{n}}=\frac{2385.5-2400}{32.8/\sqrt{50}}=-3.125。$$

对于给定的 $\alpha=0.05$,查附表 4,得到临界值 $u_{\alpha/2}=1.96$,由于 $\|u\|=3.125>1.96$,故拒绝 H_0,接受 H_1,即认为这批产品的平均含铁量不合格。

二、单个正态总体方差的假设检验

设 $X_1,X_2,\cdots,X_n$ 是来自正态总体 $X\sim N(\mu,\sigma^2)$ 的一个样本,$\overline{X}=\dfrac{1}{n}\sum_{i=1}^{n}X_i$ 是样本均值,$S=\dfrac{1}{n-1}\sum_{i=1}^{n}(X_i-\overline{X})^2$ 是样本方差。关于单个正态总体方差 σ^2 的假设检验问题,就是未知参数 σ^2 和给定值 σ_0^2 的比较。

关于 σ^2 和 σ_0^2 的比较可分为双侧检验和单侧检验:

$H_0:\sigma^2=\sigma_0^2,H_1:\sigma^2\neq\sigma_0^2$(双侧检验)。

$H_0:\sigma^2=\sigma_0^2,H_1:\sigma^2>\sigma_0^2$(或 $H_1:\sigma^2<\sigma_0^2$)(单侧检验)。

在假定 H_0 成立的前提下,由 μ 未知,S^2 是 σ^2 的无偏估计量,则选择自由度为 $n-1$ 的卡方统计量

$$\chi^2 = \frac{(n-1)S^2}{\sigma^2} = \frac{(n-1)S^2}{\sigma_0^2} \sim \chi^2(n-1)$$

在显著性水平 α 下,双侧检验的拒绝域为 $\chi^2 \leqslant \chi^2_{1-\alpha/2}(n-1)$ 或 $\chi^2 \geqslant \chi^2_{\alpha/2}(n-1)$,单侧检验的拒绝域为 $\chi^2 \geqslant \chi^2_{\alpha}(n-1)$[或 $\chi^2 \leqslant \chi^2_{1-\alpha}(n-1)$]。如图 6-7 所示。

由样本值计算统计量 χ^2 的值,并查附表 5,获得 χ^2 分布临界值,作出推断即可。上述检验运用服从 χ^2 分布的统计量,所以称为 χ^2 检验。

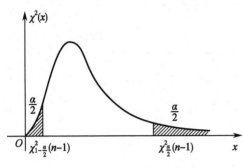

图 6-7 χ^2 分布的双侧临界值

案例 6-6 某剂型药物正常的生产过程中,含炭量服从 $N(1.408, 0.048^2)$,今从产品中任取 5 件,其含炭量(%)为 1.40,1.44,1.32,1.55,1.36,试问:该批产品含炭量的波动是否正常?($\alpha = 0.01$)

分析:根据题意,应检验 $H_0: \sigma^2 = 0.048^2$;$H_1: \sigma^2 \neq 0.048^2$(双侧检验),已知 $\sigma_0^2 = 0.048^2$,$n = 5$,由样本数据经计算得 $S^2 = 0.00778$,则 χ^2 检验统计量

$$\chi^2 = \frac{(n-1)S^2}{\sigma_0^2} = \frac{(5-1) \times 0.00778}{0.048^2} = 13.507。$$

对于给定的 $\alpha = 0.01$ 和自由度 $n-1 = 4$,查附表 5,得

$$\chi^2_{\alpha/2}(n-1) = \chi^2_{0.01/2}(4) = \chi^2_{0.005}(4) = 14.860;$$

$$\chi^2_{1-\alpha/2}(n-1) = \chi^2_{1-0.01/2}(4) = \chi^2_{0.995}(4) = 0.207。$$

因为 $0.207 < \chi^2 < 14.860$,故接受 H_0,认为 σ^2 与 0.048^2 无显著差异,即该批产品含炭量的波动正常。

案例 6-7 某药厂生产固态圆形药片,规定其标准直径为 10mm,标准差不超过 0.3mm。若药片直径服从正态分布,现从产品中随机抽取 20 件,测得其平均直径为 10.05mm,标准差为 0.2mm。试问:该药片生产是否正常?($\alpha = 0.05$)

分析:根据题意,生产过程正常时,其标准差不应超过 0.3mm,平均直径应与 10mm 没有显著差异。因此该检验问题实际上既需要检验方差变动是否符合要求,又需要检验均数变动是否正常。

(1)检验方差

设 $H_0: \sigma^2 = 0.3^2$;$H_1: \sigma^2 > 0.3^2$(单侧检验),已知 $\sigma_0^2 = 0.3^2$,$n = 20$,$S^2 = 0.2^2$,

则检验统计量

$$\chi^2 = \frac{(n-1)S^2}{\sigma_0^2} = \frac{(20-1) \times 0.2^2}{0.3^2} = 8.44。$$

对于给定的 $\alpha = 0.05$ 和自由度 $n-1 = 20-1 = 19$,查附表 5,得 $\chi^2_{\alpha}(n-1) = \chi^2_{0.05}(19) = 30.144$,因为 $\chi^2 = 8.44 < 30.144$,故接受 H_0,即尚不能认为标准差超过 0.3mm。

(2)检验均数

设 $H_0: \mu = \mu_0$;$H_1: \mu \neq u_0$,由题设条件知 $\mu_0 = 10$,$\overline{X} = 10.05$,$S = 0.2$,$n = 20$ 则检验统计量 t 的值

$$t = \frac{\overline{X} - \mu_0}{S/\sqrt{n}} = \frac{10.05 - 10}{0.2/\sqrt{20}} = 1.118。$$

对于给定的 $\alpha = 0.05$，查附表6，得 $t_{\alpha/2}(n-1) = t_{0.05/2}(19) = 2.093$，因为 $|t| = 1.118 < 2.093$，故接受 H_0，拒绝 H_1，即认为药品平均直径与 10mm 没有显著差异。

综合以上分析，可以得出结论：药品生产过程正常。

点滴积累 ∨

1. 单个正态总体 $X \sim N(\mu, \sigma^2)$ 均值 μ 与 μ_0 的比较假设检验：

（1）当方差 σ^2 已知时，选择 $u = \dfrac{\overline{X} - \mu_0}{\sigma/\sqrt{n}}$ 检验。

（2）当方差 σ^2 未知时，选择 $t = \dfrac{\overline{X} - \mu_0}{S/\sqrt{n}} \sim t(n-1)$ 检验。

2. 单个总体 X 均值 μ 与 μ_0 的比较假设检验：

当方差 σ^2 未知但大样本（$n > 30$）时，可以选择近似 $u = \dfrac{\overline{X} - \mu_0}{S/\sqrt{n}}$ 检验。

3. 单个正态总体 $X \sim N(\mu, \sigma^2)$ 方差 σ^2 与 σ_0^2 的比较假设检验：

当均值 μ 未知时，选择 $\chi^2 = \dfrac{(n-1)S^2}{\sigma_0^2} \sim \chi^2(n-1)$ 检验。

第三节 两个正态总体的参数检验

一、两个正态总体的方差齐性检验

方差相等（或无显著差异）的总体，称为具有方差齐性的总体，故两个（或多个）总体方差的显著性检验称为方差齐性检验。

设总体 $X \sim N(\mu_1, \sigma_1^2)$，总体 $Y \sim N(\mu_2, \sigma_2^2)$，且 X 与 Y 相互独立，$X_1, X_2, \cdots, X_{n_1}$ 与 $Y_1, Y_2, \cdots, Y_{n_2}$ 是分别来自总体 X 和 Y 的相互独立的样本，其样本均数、样本方差分别为 $\overline{X}$、S_1^2 和 $\overline{Y}$、S_2^2，其中：

$$\overline{X} = \frac{1}{n_1} \sum_{i=1}^{n_1} X_i, \quad S_1^2 = \frac{1}{n_1 - 1} \sum_{i=1}^{n_1} (X_i - \overline{X})^2$$

$$\overline{Y} = \frac{1}{n_2} \sum_{j=1}^{n_2} Y_j, \quad S_2^2 = \frac{1}{n_2 - 1} \sum_{j=1}^{n_2} (Y_j - \overline{Y})^2$$

方差齐性检验的步骤为：

1. 建立原假设 $H_0: \sigma_1^2 = \sigma_2^2$；备择假设 $H_1: \sigma_1^2 \neq \sigma_2^2$（双侧检验）。

2. 在原假设 $H_0: \sigma_1^2 = \sigma_2^2$ 成立时，构造检验统计量 $F = \dfrac{S_1^2}{S_2^2} \sim F(n_1 - 1, n_2 - 1)$，并由样本数据计算 F 检验统计量的值。

3. 对于给定显著性水平 α，由 F 分布表，见附表7，查得临界值 $F_{1-\alpha/2}(n_1-1,n_2-1)$ 和 $F_{\alpha/2}(n_1-1,n_2-1)$，使得

$$P\{F\leqslant F_{1-\alpha/2}\}=\frac{\alpha}{2}\quad\text{或}\quad P\{F\geqslant F_{\alpha/2}\}=\frac{\alpha}{2}\text{。}$$

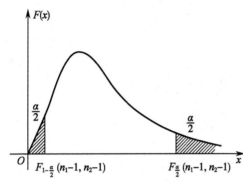

图 6-8　F 分布双侧临界值表

如图 6-8 所示。

由于 F 分布的不对称性，在作 F 检验时，为方便起见，总是取样本方差较大的作分子，样本方差较小的作分母，即 $S_1^2\geqslant S_2^2$，这样 F 值总是不小于1。这里，只需 $F>F_{\alpha/2}(n_1-1,n_2-1)$，便拒绝 H_0，否则接受 H_0。

4. 统计判断。当 $F\geqslant F_{\alpha/2}$ 时，拒绝 H_0，认为 σ_1^2 与 σ_2^2 有显著性差异；当 $F<F_{\alpha/2}$ 时，接受 H_0，认为 σ_1^2 与 σ_2^2 无显著性差异。

注意：在上述检验中，只需查上侧临界值 $F>F_{\alpha/2}(n_1-1,n_2-1)$ 即可，如需计算下侧临界值 $F_{1-\alpha/2}(n_1-1,n_2-1)$，则可利用下列公式进行计算。

$$F_{1-\alpha/2}(n_1-1,n_2-1)=\frac{1}{F_{\alpha/2}(n_2-1,n_1-1)}$$

上述检验运用服从 F 分布的检验统计量，故称为 F 检验。两个正态总体方差齐性的双侧和单侧 F 检验差异如表 6-4：

表 6-4　F 检验的双侧和单侧检验差异表

	检验假设		统计量	临界值	拒绝域
双侧	$H_0:\sigma_1^2=\sigma_2^2$	$H_1:\sigma_1^2\neq\sigma_2^2$	$F=\dfrac{S_1^2}{S_2^2}$	$F_{\alpha/2}$	$F\geqslant F_{\alpha/2}$
单侧		$H_1:\sigma_1^2>\sigma_2^2$		F_α	$F\geqslant F_\alpha$

案例 6-8　某医院用新药与常规药物治疗婴幼儿贫血，将 16 名贫血儿随机分为两组，分别接受两种药物治疗，测得血红蛋白增加量（g/L），见表 6-5。试问新药与常规药血红蛋白增加量的波动（或方差）有无显著性差异？（$\alpha=0.05$）

表 6-5　两种药物治疗婴幼儿贫血结果

治疗药物	血红蛋白增加量（g/L）						
新药组	24	36	25	14	26	34	23	30
常规药组	14	18	20	15	22	24	21	25

分析：依据医药学专业知识，血红蛋白增加量符合正态分布。成组比较两个正态总体方差 σ_1^2 与 σ_2^2，选择 F 检验，其步骤如下：

设 $H_0:\sigma_1^2=\sigma_2^2,H_1:\sigma_1^2\neq\sigma_2^2$。

选择统计量 $F=\dfrac{S_1^2/\sigma_1^2}{S_2^2/\sigma_2^2}=\dfrac{S_1^2}{S_2^2}\sim F(7,7)$。

由于 $P\{F\leqslant F_{1-0.05/2}(7,7)$ 或 $F\geqslant F_{0.05/2}(7,7)\}=0.05$，得到拒绝域 $F\geqslant F_{0.05/2}(7,7)=4.99$ 或 $F\leqslant$
$F_{1-0.05/2}(7,7)=\dfrac{1}{F_{0.025}(7,7)}=\dfrac{1}{4.99}=0.2$。

由 $S_1^2=48=6.928^2$，$S_2^2=15.839=3.980^2$，得 $F=\dfrac{48}{15.839}=3.03$，

因为 $F_{1-0.05/2}(7,7)<F<F_{0.05/2}(7,7)$，所以接受 H_0，拒绝 H_1，可认为新药与常规药血红蛋白增加量的波动无显著性差异。

若上例问题是"新药中血红蛋白增量的波动是否高于常规药品的?"，则应检验 $H_0:\sigma_1^2=\sigma_2^2$，$H_1:$ $\sigma_1^2>\sigma_2^2$，属单侧检验，此时计算过程不变，得 $F=3.03$。对于给定显著性水平 $\alpha=0.05$，查 F 分布表，得 $F_\alpha(n_1-1,n_2-1)=F_{0.05}(7,7)=3.79$。由于 $F=3.03<3.79=F_{0.05}(7,7)$，故接受 H_0，不能认为新药中血红蛋白增量的波动高于常规药品血红蛋白增量的波动。

二、配对比较两个正态总体均数的检验

在医药实验中，为提高检验效率，避免非处理因素干扰研究结果，常采用配对比较或配对设计，即把研究对象按某些特征或条件配成对子，每对研究对象分别施加两种不同的处理方法，然后比较两种处理结果的差异。主要有以下两种情况：

1. 自身配对 同一受试对象的两个部位分别接受两种处理，可视为自己和自己配对。在实际应用中，同一受试对象接受某种处理之前和之后的数据，也可视为自身配对，但如果受试对象随时间变化，就不能视为自身配对了。

2. 异体配对 为消除干扰因素的影响，将某些重要特征相似的同质受试对象每两个配成一对，分别接受两种不同的处理方法。例如动物可按同种属、同窝别、同体重配成对子；患者则可按年龄相近、同性别、同病情的患者配成对子。

在配对设计下所得的两组数据不是相互独立的，不能被看成是两个独立总体的样本进行统计处理。其分析着眼于每对中两个观察值之差，这些差值构成一组资料，用 t 检验推断差值的总体均数是否为"0"。

检验假设为 $H_0:\mu_d=0$，即数据差值的总体均数为0。当 H_0 成立时，可把配对比较归结为当差值方差 σ_d^2 未知时，对数据差值 d 的单个正态总体均数的分析，这可用前面介绍的 t 检验来解决，检验统计量为

$$t=\frac{\bar d-\mu_d}{S_d/\sqrt n}=\frac{\bar d}{S_d/\sqrt n}\sim t(n-1)$$

其中 $\bar d$ 为数据差值的均数，S_d 为差值的标准差，n 是配对对子数。同样，给定显著性水平 α 下，双侧检验的拒绝域为 $|t|=\left|\dfrac{\bar d}{S_d/\sqrt n}\right|\geqslant t_{\alpha/2}(n-1)$，单侧检验的拒绝域为 $t=\dfrac{\bar d}{S_d/\sqrt n}\geqslant t_\alpha(n-1)$

$\left(\text{或 } t=\dfrac{\bar d}{S_d/\sqrt n}\leqslant -t_\alpha(n-1)\right)$。由样本值计算统计量 t 的值及查附表6，作出推断即可。

案例6-9 为了研究孪生兄弟的出生体重是否与其出生顺序有关,共收集了15对孪生兄弟的出生顺序和出生体重,见表6-6。试分析孪生兄弟中先出生者的出生体重与后出生者的出生体重是否相同?($\alpha = 0.05$)

表6-6 孪生兄弟的出生体重(kg)

编号	先出生者体重	后出生者体重	差值 d
1	2.79	2.69	0.10
2	3.06	2.89	0.17
3	2.34	2.24	0.10
4	3.41	3.37	0.04
5	3.48	3.50	-0.02
6	3.23	2.93	0.30
7	2.27	2.24	0.03
8	2.48	2.55	-0.07
9	3.03	2.82	0.21
10	3.07	3.05	0.02
11	3.61	3.58	0.03
12	2.69	2.66	0.03
13	3.09	3.20	-0.11
14	2.98	2.92	0.06
15	2.65	2.60	0.05

分析:该资料研究孪生兄弟的出生体重是否与其出生顺序有关,属异体配对比较,且先出生者体重与后出生者体重的差值服从正态分布。建立检验假设:

$$H_0 : \mu_d = 0, \quad H_1 : \mu_d \neq 0。$$

由于 $n=15$,$\bar{d}=0.06$,$S_d=0.10$,自由度 $n-1=15-1=14$,计算统计量 $t = \dfrac{\bar{d}-0}{S_d/\sqrt{n}} = \dfrac{0.06-0}{0.10/\sqrt{15}} = 2.33$,查表得 $t_{0.05/2}(14)=2.145$,因为 $t=2.33>2.145$,所以在 $\alpha=0.05$ 时,拒绝 H_0,接受 H_1,差异有统计学意义,可以认为孪生兄弟的出生体重与其出生顺序有关。

如果上例问题是"孪生兄弟中先出生者的出生体重是否大于后出生者的出生体重?",则可用单侧检验。计算过程不变,求得 $t=2.33$,对于给定的 $\alpha=0.05$ 和自由度 $n-1=14$,查表得到临界值 $t_\alpha(n-1)=t_{0.05}(14)=1.7613$,因为 $t=2.33>1.7613=t_{0.05}(14)$,在 $\alpha=0.05$ 时,拒绝 H_0,接受 H_1,差异有统计学意义,可以认为孪生兄弟中先出生者的出生体重大于后出生者的出生体重。

三、成组比较两个正态总体均数的检验

将试验对象随机地分成两组进行比较,一组作为对照组,另一组作为试验组,每一组对象接受一种处理,观察同一个指标的变化,分析比较两组的处理效应。这样的比较实验我们称之为成组比较

或成组设计。成组设计的两样本均数比较的研究目的是检验两样本所来自的总体均数是否相等,这里要求两个总体都是正态分布,且两个样本相互独立。

两个正态总体均值 μ_1 与 μ_2 的成组比较可分为双侧检验和单侧检验:

$H_0 : \mu_1 = \mu_2, H_1 : \mu_1 \neq \mu_2$(双侧检验)。

$H_0 : \mu_1 = \mu_2, H_1 : \mu_1 > \mu_2$(或 $H_1 : \mu_1 < \mu_2$)(单侧检验)。

（一）总体方差已知的均值比较检验

当方差 σ_1^2 与 σ_2^2 已知时,在假定 H_0 成立的前提下,选择检验统计量

$$u = \frac{(\bar{X} - \bar{Y}) - (\mu_1 - \mu_2)}{\sqrt{\sigma_1^2/n_1 + \sigma_2^2/n_2}} = \frac{\bar{X} - \bar{Y}}{\sqrt{\sigma_1^2/n_1 + \sigma_2^2/n_2}} \sim N(0,1) \qquad 式(6\text{-}1)$$

在显著性水平 α 下,双侧检验的拒绝域为 $|u| \geq u_{\alpha/2}$,单侧检验的拒绝域为 $u \geq u_\alpha$(或 $u \leq -u_\alpha$)。由样本值计算统计量 u 的值,作出推断即可。

案例 6-10　在两种工艺下生产的某医疗器械强力 $X \sim N(\mu_1, 14^2)$ 和 $Y \sim N(\mu_2, 15^2)$,各抽取 50 个样本,测量其强力值,算出 $\bar{X} = 280, \bar{Y} = 286$。问两种工艺下生产的该医疗器械强力有无明显差异?($\alpha = 0.05$)

分析:因为方差 σ_1^2 和 σ_2^2 已知,所以选择 u 检验,其检验步骤如下:

(1)建立检验假设,确定检验水准

原假设 $H_0 : \mu_1 = \mu_2$;备择假设 $H_1 : \mu_1 \neq \mu_2$(双侧检验)。

(2)计算检验统计量,本例中 $\bar{X} = 280, \sigma_1^2 = 14^2$;$\bar{Y} = 286, \sigma_2^2 = 15^2, n_1 = n_2 = 50$,

$$u = \frac{\bar{X} - \bar{Y}}{\sqrt{\dfrac{\sigma_1^2}{n_1} + \dfrac{\sigma_2^2}{n_2}}} = \frac{280 - 286}{\sqrt{\dfrac{14^2}{50} + \dfrac{15^2}{50}}} = -2.068。$$

(3)做出推断结论。对于 $\alpha = 0.05$,查正态分布临界值表,得到临界值 $u_{\alpha/2} = 1.96$,因 $|u| = 2.068 > 1.96 = u_{\alpha/2}$,则拒绝 H_0,接受 H_1,即认为两种工艺下生产的该医疗器械强力有明显差异。

（二）总体方差未知(大样本)的均值比较检验

在实际应用中,总体方差 σ_1^2、σ_2^2 通常是未知的。此时对于大样本情况即两个样本容量 n_1、n_2 都足够大(>30),就可分别用样本方差 S_1^2、S_2^2 近似代替未知的 σ_1^2、σ_2^2,得到检验统计量

$$u = \frac{\bar{X} - \bar{Y}}{\sqrt{\dfrac{S_1^2}{n_1} + \dfrac{S_2^2}{n_2}}} \sim N(0,1)$$

由此仍可以用上述 u 检验法来进行检验。

案例 6-11　研究中成药显微定量法,按一定的程序镜检六味地黄丸中茯苓的菌丝数,检测75次,得菌丝数目的均数 $\bar{X} = 56.5$,方差 $S_1^2 = 9.4$;镜检熟地的棕色核状物数,检测 65 次,得棕色核状物数目的均数 $\bar{Y} = 65$,方差 $S_2^2 = 5.5$。问六味地黄丸中菌丝数目与棕色核状物数有无显著差异?($\alpha = 0.01$)

分析:由题意应检验 $H_0 : \mu_1 = \mu_2$;$H_1 : \mu_1 \neq \mu_2$。由题设条件知,$n_1 = 75, \bar{X} = 56.5, S_1^2 = 9.4$;$n_2 = 65$,

$\overline{Y}=65$，$S_2^2=5.5$，则

$$u=\frac{\overline{X}-\overline{Y}}{\sqrt{\dfrac{S_1^2}{n_1}+\dfrac{S_2^2}{n_2}}}=\frac{56.5-65}{\sqrt{\dfrac{9.4}{75}+\dfrac{5.5}{65}}}=-18.55。$$

对于 $\alpha=0.01$，查正态分布临界值表，得到临界值 $u_{\alpha/2}=2.58$。

因 $|u|=18.55>2.58=u_{\alpha/2}$，则拒绝 H_0，接受 H_1，即认为六味地黄丸中茯苓的菌丝数目与熟地的棕色核状物数有极显著差异。

（三）总体方差未知但相等的均值比较检验

假定两小样本独立地来自方差相等的两个正态总体 $N(\mu_1,\sigma_1^2)$ 和 $N(\mu_2,\sigma_2^2)$，将 $\sigma_1^2=\sigma_2^2=\sigma^2$ 代入公式(6-1)得

$$u=\frac{\overline{X}-\overline{Y}-(\mu_1-\mu_2)}{\sqrt{\dfrac{\sigma_1^2}{n_1}+\dfrac{\sigma_2^2}{n_2}}}=\frac{\overline{X}-\overline{Y}-(\mu_1-\mu_2)}{\sigma\sqrt{\dfrac{1}{n_1}+\dfrac{1}{n_2}}} \qquad 式(6\text{-}2)$$

由于 σ^2 未知，需要用由样本方差 S_1^2、S_2^2 得到的样本方差的合并方差 S_c^2 进行估计

$$S_c^2=\frac{(n_1-1)S_1^2+(n_2-1)S_2^2}{n_1+n_2-2}=\frac{\sum(X_i-\overline{X})^2+\sum(Y_j-\overline{Y})^2}{n_1+n_2-2}$$

特别地，当 $n_1=n_2$ 时，$S_c^2=\dfrac{S_1^2+S_2^2}{2}$。用 S_c 代替(6-2)中的 σ，得 $\dfrac{\overline{X}-\overline{Y}-(\mu_1-\mu_2)}{S_c\sqrt{1/n_1+1/n_2}}$ 并且由抽样分布理论知，该变量服从自由度 df 为 (n_1+n_2-2) 的 t 分布，即选择检验统计量

$$t=\frac{\overline{X}-\overline{Y}}{S_c\sqrt{\dfrac{1}{n_1}+\dfrac{1}{n_2}}}\sim t(n_1+n_2-2)$$

在显著性水平 α 下，双侧检验的拒绝域为 $|t|\geq t_{\alpha/2}(n_1+n_2-2)$，单侧检验的拒绝域为 $t\geq t_{\alpha}(n_1+n_2-2)$ $[$ 或 $t\leq -t_{\alpha}(n_1+n_2-2)]$。由此进行相应的 t 检验即可。

案例 6-12　在案例 6-8 中，已知条件不变，问新药与常规药血红蛋白增加量的疗效有无显著性差异？（$\alpha=0.05$）

分析：成组比较两个正态总体均值 μ_1 与 μ_2。由案例 6-8 分析可知总体方差 σ_1^2 与 σ_2^2 未知但相等，所以选择 t 检验，其步骤如下：

设 $H_0:\mu_1=\mu_2$，$H_1:\mu_1\neq\mu_2$。

选择统计量 $t=\dfrac{\overline{X}-\overline{Y}}{\sqrt{\dfrac{(n_1-1)S_1^2+(n_2-1)S_2^2}{n_1+n_2-2}}\sqrt{\dfrac{1}{n_1}+\dfrac{1}{n_2}}}=\dfrac{\overline{X}-\overline{Y}}{\dfrac{1}{2}\sqrt{\dfrac{S_1^2+S_2^2}{2}}}=\sim t(14)$。

由于 $P\{|t|\geq t_{0.05/2}(14)\}=0.05$，得到拒绝域 $|t|\geq t_{0.05/2}(14)=2.145$。

由 $\overline{X}=26.5$，$\overline{Y}=19.875$，得 $t=\dfrac{26.5-19.875}{\dfrac{1}{2}\sqrt{\dfrac{48+15.839}{2}}}=2.35$，

因为 $|t|=2.35>2.145=t_{0.05/2}(14)$，所以拒绝 H_0，接受 H_1，可认为新药与常规药的疗效有显著性差别。

（四）总体方差未知且不相等的均值比较检验

在小样本且两个总体方差不等（$\sigma_1^2 \neq \sigma_2^2$）的情况下，既不能用 t 检验，也不可用前面介绍的 u 检验。实际工作中有多种方法，这里介绍一种校正（或近似）t 检验，称为 t' 检验。

两正态总体分别记为 $N(\mu_1, \sigma_1^2)$ 和 $N(\mu_2, \sigma_2^2)$，$\sigma_1^2 \neq \sigma_2^2$，检验假设步骤同前。

假设 $H_0:\mu_1=\mu_2, H_1:\mu_1 \neq \mu_2$，

统计量 t' 的计算公式为：

$$t' = \frac{\overline{X}-\overline{Y}-(\mu_1-\mu_2)}{\sqrt{S_1^2/n_1+S_2^2/n_2}} \sim t(df)$$

其中，校正自由度 $df = \dfrac{(S_1^2/n_1+S_2^2/n_2)^2}{\dfrac{(S_1^2/n_1)^2}{n_1-1}+\dfrac{(S_2^2/n_2)^2}{n_2-1}}$，因此，当假设 $H_0:\mu_1=\mu_2$ 成立时，有统计量 $t' =$

$\dfrac{\overline{X}-\overline{Y}}{\sqrt{S_1^2/n_1+S_2^2/n_2}} \sim t(df)$，在显著性水平 α 下，双侧检验的拒绝域为 $|t| \geq t_{\alpha/2}(df)$，单侧检验的拒绝域为 $t \geq t_\alpha(df)[$ 或 $t \leq -t_\alpha(df)]$。

案例 6-13　两组小白鼠分别饲以高蛋白和低蛋白饮料，4 周后记小白鼠体重增加量（g）数据如表 6-7 所示，问两组动物体重增加量的均值是否相等？（$\alpha=0.05$）

表 6-7　两种饮料喂养小白鼠 4 周后体重增加情况

组别	样本量	样本均值	样本方差
高蛋白组体重增加量 X	$n_1=12$	$\overline{X}=45.750$	$S_1^2=17.659$
低蛋白组体重增加量 Y	$n_2=13$	$\overline{Y}=36.538$	$S_2^2=3.267$

分析：因为两总体方差 σ_1^2 和 σ_2^2 未知，故应先进行两个总体方差齐性检验。

（1）两个总体方差齐性的 F 检验

根据题意，$H_0:\sigma_1^2=\sigma_2^2, H_1:\sigma_1^2 \neq \sigma_2^2$，（双侧检验）。

由表 6-7 中数据，计算统计量为：

$$F = \frac{S_1^2}{S_2^2} = \frac{17.659}{3.269} = 5.402。$$

自由度 $n_1-1=12-1=11, n_2-1=13-1=12$，查附表 7，$F_{0.05/2}(11,12) \approx 3.34$。$F=5.402>3.34$，差别有统计学意义，按 $a=0.05$ 水准，拒绝 H_0，接受 H_1。故认为两组小白鼠体重增加量的总体方差不相等。

（2）两个总体均数比较的校正 t 检验（t' 检验）：

假设 $H_0:\mu_1=\mu_2, H_1:\mu_1 \neq \mu_2$。

由表 6-7 中数据，计算校正 t 检验统计量为

$$t' = \frac{\bar{X} - \bar{Y}}{\sqrt{\dfrac{S_1^2}{n_1} + \dfrac{S_2^2}{n_2}}} = \frac{45.750 - 36.538}{\sqrt{\dfrac{17.659}{12} + \dfrac{3.269}{13}}} = 3.103。$$

自由度

$$df = \frac{(S_1^2/n_1 + S_2^2/n_2)^2}{\dfrac{(S_1^2/n_1)^2}{n_1 - 1} + \dfrac{(S_2^2/n_2)^2}{n_2 - 1}} = \frac{(17.659^2/12 + 3.269^2/13)^2}{\dfrac{(17.659^2/12)^2}{12 - 1} + \dfrac{(3.269^2/13)^2}{13 - 1}} = 11.696 \approx 12。$$

对于显著水平 $\alpha = 0.05$，$df = 12$，查附表 6 t 分布表 $t_{0.05/2}(12) = 2.179$，因为 $|t'| = 3.103 > 2.179$，故拒绝 H_0，接受 H_1，认为两种饮料饲养后小白鼠体重增加量的总体均数不同，即高蛋白组的体重增加量高于低蛋白组。

▶▶ **课堂活动**

根据本章情景导学中的引例，试判断男性、女性的血清谷胱甘肽过氧化物酶（GSH-Px）是否相同。

知识链接

奈曼与假设检验理论

J. 奈曼（Jerzy Splawa Neyman，1894—1981）是美国统计学家、现代统计学的奠基人之一。1925—1927 年，他在伦敦大学师从 K. 皮尔逊，并与英国统计学家、K. 皮尔逊之子 E. 皮尔逊展开了深入的合作研究。奈曼和 E. 皮尔逊利用数学概念和逻辑推理发展了假设检验理论，在 1928—1934 年间发表了多篇重要的相关文献，内容包括两类错误、备择假设、似然比检验、一致最优检验、功效函数、最佳临界域等概念和方法，奠定了假设检验的理论基础。1937 年发表了有关置信区间估计的理论成果。奈曼和 E. 皮尔逊因区间估计和假设检验的 Neyman-Pearson 理论而一同名垂数理统计发展史。

点滴积累 ∨

1. 两个正态总体方差的齐性检验选择 $F = \dfrac{S_1^2}{S_2^2} \sim F(n_1 - 1, n_2 - 1)$。

2. 两个正态总体均值的比较检验

（1）配对比较资料，选择 $t = \dfrac{\bar{d}}{S_d/\sqrt{n}} \sim t(n-1)$ 检验；

（2）成组比较资料，当方差已知时，选择 $u = \dfrac{\bar{X} - \bar{Y}}{\sqrt{\sigma_1^2/n_1 + \sigma_2^2/n_2}}$；

当总体方差未知但大样本时，选择 $u = \dfrac{\bar{X} - \bar{Y}}{\sqrt{S_1^2/n_1 + S_2^2/n_2}}$；

总体方差未知但相等时，选择 $t = \dfrac{\bar{X} - \bar{Y}}{S_c\sqrt{1/n_1 + 1/n_2}} \sim t(n_1 + n_2 - 2)$；

总体方差未知但不相等时，选择校正 t 检验 $t' = \dfrac{\bar{X} - \bar{Y}}{\sqrt{S_1^2/n_1 + S_2^2/n_2}} \sim t\,(df)$。

目标检测

一、单项选择题

1. 在假设的问题中，显著性水平 α 的意义是（　　　）

  A. 原假设 H_0 成立，经检验不能拒绝的概率

  B. 原假设 H_0 成立，经检验被拒绝的概率

  C. 原假设 H_0 不成立，经检验不能拒绝的概率

  D. 原假设 H_0 不成立，经检验被拒绝的概率

2. 下列关于假设检验的有关结论哪项是正确的（　　　）

  A. 检验中显著性水平 α 是犯"以真为假"的错误（即第一类错误）的概率

  B. 进行假设检验时，选取的检验统计量不能包含总体分布中的任何参数

  C. 用 u 检验法进行两个总体均数的比较检验时，要求方差相等

  D. 统计软件作假设时一般给出 P 值，若 $P > \alpha$，则在 α 水平下拒绝 H_0

3. 在假设检验中，用 α 和 β 分别表示犯第一类错误和第二类错误的概率，则当样本容量一定时，下列说法正确的是（　　　）

  A. 减少 α 时，β 往往减小　　　　　　　B. 增大 α 时，β 往往增大

  C. 减少 α 时，β 往往增大　　　　　　　D. 无法确定

4. 参数假设检验的目的是（　　　）

  A. 检验样本统计量是否不同　　　　　　　B. 检验参数的准确度

  C. 检验样本的 p 值是否为小概率　　　　D. 检验总体参数是否不同

5. 两样本均值比较，差别具有统计学意义，p 值越小说明（　　　）

  A. 两总体均值差别越大

  B. 越有理由认为两总体均值不同

  C. 越有理由认为两样本均值不同

  D. 越有理由认为两样本均值相同

二、问答题

1. 假设检验的基本思想是什么？一般可分几个步骤？

2. 简述假设检验的两类错误及相互关系。

3. 单侧检验与双侧检验有何区别？

三、实例分析

1. 某药厂生产的药片直径服从正态分布 $N(\mu, 0.04^2)$。某天测得 25 片药片的直径均值为

1.39cm,问与原设计的标准值 1.40cm,有无显著差异?($\alpha = 0.05$)

2. 已知健康人的红细胞直径服从均值为 7.2μm 的正态分布。今在某一患者血液中随机测得 9 个红细胞的直径(μm)如下:7.8,9.0,7.1,7.6,8.5,7.7,7.3,8.1,8.0。问该患者红细胞平均直径与健康人有无显著差异?($\alpha = 0.05$)

3. 为提高安眠药的效果,药厂改革工艺后,收集到一组资料,使用新安眠药后的睡眠时间为 25.7,22.0,23.1,21.0,26.2,25.0,22.4,若测定值睡眠时间服从正态分布,试问在显著性水平 0.05 下,平均睡眠时间 μ 是否较规定的 21.8 小时有所提高?($\alpha = 0.05$)

4. 已知某地正常人血清转铁蛋白含量均值为 273.18mg/100ml。某医生随机抽取了 100 名病毒性肝炎患者,测得血清转铁蛋白含量均值为 230.08mg/100ml,方差为 12.50^2mg/100ml,问病毒性肝炎患者血清转铁蛋白含量均值是否低于正常人?($\alpha = 0.01$)

5. 根据长期正常生产的资料可知,某药厂生产的利巴韦林药片重量服从正态分布,其方差为 0.25g。现从某日生产的药片中随机抽出 20 片,测得样本方差为 0.43g。试问该日生产的利巴韦林药片的重量波动与平时有无显著差异?($\alpha = 0.01$)

6. 甲厂设计了一种测量仪器,测量某物体 11 次得 11 个数据,用乙厂的同类测量仪器测量同一物体,也得 11 个数据,两样本的方差分别为 $S_\text{甲}^2 = 3.789$,$S_\text{乙}^2 = 1.263$,问能否说乙厂仪器比甲厂的好?($\alpha = 0.05$)

7. 某医院试验中药青兰在改变兔脑血流图方面的作用,对 5 只兔子分别测得用药前后的数据如表 6-8 所示,试判断青兰有无改变兔脑血流图的作用。($\alpha = 0.05$)

表 6-8 青兰在改变兔脑血流图方面用药前后数据对照表

组别	1	2	3	4	5
给药前	4.0	2.0	5.0	6.0	5.0
给药后	4.5	3.0	6.0	8.0	5.5

8. 某医院妇产科欲了解长期服用避孕药是否影响女性的血清总胆固醇。按年龄相近,随机抽取了服用某种避孕药时间在 6~12 个月的 12 名女性,与无服用避孕药史的 12 名女性配成对子。测得服用与无服用避孕药血清总胆固醇含量(mmol/L)差值的均数为 0.29,标准差为 0.599。试了解该避孕药是否会影响女性的血清总胆固醇?($\alpha = 0.05$)

9. 某中医药大学在药用资源研究开发中,对黑斑蛙抽样分析,得到资料如表 6-9 所示。问 10 月份的黑斑蛙输卵管均重是否比 6 月份的大?($\alpha = 0.05$)

表 6-9 两个月份黑斑蛙输卵管重量比较

时间	n	输卵管均重(g)	方差
6 月份	64	0.57	0.57
10 月份	47	1.12	0.41

10. 在青蒿素研究中,对青蒿素组和溶媒组,每组 10 只小白鼠进行耐缺氧试验,资料如表 6-10 所示,问两组生存时间差异有无显著意义。($\alpha = 0.05$)

表 6-10 青蒿素对每组小白鼠进行耐缺氧试验对照表

组别	生存时间(min)									
青蒿素组	17	17	27	33	22	20	72	34	33	62
溶媒组	94	94	10	91	61	27	37	33	16	26

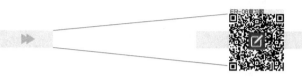

（吴建勇）

第七章

方差分析

导学情景 ∨

情景描述:

　　某研究者为研究某药物的抑癌作用，使一批小白鼠致癌后，把小白鼠随机分成 A、B、C 三个实验组和一个对照组，A、B、C 三个实验组分别注射 0.5ml、1.0ml 和 1.5ml，30% 的药物，对照组不给药。经一定时间后，测定四组小白鼠的肿瘤重量（g），欲检验不同剂量药物的抑癌作用有无差别，应采用什么检验方法?

学前导语:

　　假设上述问题用上章所学的成组比较的 t 检验，那得比较 $C_4^2 = 6$ 次，若检验水准 $\alpha = 0.05$，则每次检验拒绝 H_0 不犯第一类错误的概率为 $1 - 0.05 = 0.95$；那么 6 次检验都不犯第一类错误的概率为 $(1 - 0.05)^6 = 0.7351$，这时犯第一类错误的概率为 $1 - 0.96^6 = 0.2649$，大大增加了犯第一类错误的概率，可能把本来无差别的两个总体均数判为有差别。因此，应该寻求一种新的方法来解决此类型的问题，这就是本章要学习的内容——方差分析。

　　方差分析是由英国统计学家 R.A.Fisher 于 1928 年首先提出的，它是利用试验获取数据并进行分析的统计方法，经常用于研究不同效应对指定试验的影响是否显著。为了纪念 Fisher，以 F 表示其统计量，故方差分析又称为 F 检验。方差分析主要用于两个或多个总体均数间的比较、分析两个或多个因素的交互作用、回归方程的假设检验和方差齐性检验等。

　　方差分析的应用条件:各样本必须是相互独立的随机样本（独立性）；各样本均来自正态分布总体（正态性）；各样本总体方差相等（方差齐性）。

第一节　单因素方差分析

一、方差分析的基本思想

　　在实验中，将实验结果称为效应（effect），影响实验结果的条件称为因素，因素变化的各种状态或因素变化所分的等级称为水平。方差分析的目的是通过数据分析找出对该事物有显著影响的因素，各因素之间的交互作用，以及影响因素的最佳水平等。如果实验中只有一个因素在变化，其余的因素保持不变的试验叫做单因素试验，所对应的方差分析也就是单因素方差分析。

方差分析的基本思想就是根据资料的设计类型,即变异的不同来源,将全部观察值总的离均差平方和与自由度分解为两个或多个部分,除随机误差外,其余每个部分的变异可由某个因素的作用(或某几个因素的交互作用)加以解释,通过各变异来源的均方与误差均方比值的大小,借助 F 分布作出统计推断,判断各因素对实验指标有无影响。下面就案例 7-1 具体说明方差分析的基本思想。

案例 7-1 某研究者将 24 只大白鼠完全随机分成 4 组,每组 6 只,接受不同的处理(三种解毒药 A、B、C 和 1 个空白对照组 D),观察大白鼠血液中胆碱酯酶含量(U/ml),实验结果见表 7-1。试分析这 4 组大白鼠血液中的胆碱酯酶含量有无差别,显著性水平 $\alpha = 0.05$。

表 7-1 4 组大白鼠血液中胆碱酯酶含量(U/ml)的测定结果

	A 解毒药组	B 解毒药组	C 解毒药组	D 对照组
	23	28	14	8
	12	31	24	12
	18	23	17	21
	16	24	19	19
	28	28	16	14
	14	34	22	15
n_j	6	6	6	6
$\sum_{i=1}^{n_j} x_{ij}$	111	168	112	89
$\bar{x}$	18.50	28.00	18.67	14.83

本案例中的药物为因素,而大白鼠血液中胆碱酯酶含量为效应,不同药物组为水平,即单因素 4 水平。

从表 7-1 中的测定结果可以看出,24 只大白鼠血液中胆碱酯酶含量各不相同,这种变异称为总变异;4 组大白鼠血液中胆碱酯酶含量的均数也各不相同,这种变异称为组间变异;即使同一组内部的大白鼠血液中胆碱酯酶含量也不全相同,这种变异称为组内变异。该案例的总变异包括组间变异和组内变异两部分,或者说可把总变异分解为组间变异和组内变异。组内变异是由于大鼠间的个体差异所致,即随机抽样误差。组间变异可能由两种原因所致,一是随机抽样误差;二是由于各组大鼠所接受的药物处理不同。在抽样研究中随机抽样误差是不可避免的,故导致组间变异的第一种原因肯定存在;第二种原因是否存在,通常通过 F 检验作出推断。

一般地,设因素 A 有 k 个水平,记为:A_1、A_2、$\cdots$、A_k,在每个水平 A_j 进行 $n_j(j=1,2,\cdots,k)$ 次独立试验,试验结果的总体变量分别用 X_1、X_2、$\cdots$、X_k 表示,且服从正态分布 $N(\mu_j,\sigma^2)$,$(j=1,2,\cdots,k)$。方差分析的目的是在各总体方差一致的条件下检验 μ_j 是否相等,在每个水平下试验得到的若干结果实际上是从总体中抽到的样本,数据结构如表 7-2 所示。现在要检验的问题是处理因素对试验结果有无显著影响。

表 7-2　单因素方差分析的数据结构

	A_1	A_2	...	A_k
	X_1	X_2	...	X_k
观测值	x_{11}	x_{12}	...	x_{1k}
x_{ij}	x_{21}	x_{22}	...	x_{2k}
	...	...	...	...
	$x_{n_1 1}$	$x_{n_2 2}$	...	$x_{n_k k}$

1. 总变异　总变异其大小可用各变量值 x_{ij} 与总均数 $\bar{x}$ 差值的平方和来表示,这个平方和称为总离均差平方和,它反映了所有观测值之间的差异,记为 SS_T,则

$$SS_T = \sum_{j=1}^{k} \sum_{i=1}^{n_j} (x_{ij} - \bar{x})^2 \qquad \text{式(7-1)}$$

式中 $\bar{x} = \dfrac{1}{n} \sum\limits_{j=1}^{k} \sum\limits_{i=1}^{n_j} x_{ij}$ 为总均数,$n_j (j = 1, 2, \cdots, k)$ 为各水平组的观测例数,k 为处理水平组数,n 为观测总例数,显然,SS_T 还与总例数 n 的多少有关,总自由度记为 df_T,则

$$df_T = n - 1 \qquad \text{式(7-2)}$$

2. 组内变异　组内变异其大小可用各处理组内部观察值 x_{ij} 与各组均数 $\bar{x}_j$ 差值的平方和之和表示,这个平方和称为组内离均差平方和,它反映了各组内部因重复试验而产生的随机误差,组内离均差平方和与自由度分别记为 SS_E 与 df_E:

$$SS_E = \sum_{j=1}^{k} \sum_{i=1}^{n_j} (x_{ij} - \bar{x}_j)^2 \qquad \text{式(7-3)}$$

$$df_E = n - k \qquad \text{式(7-4)}$$

3. 组间变异　组间变异其大小可用各组样本均数 $\bar{x}_j$ 与总均数 $\bar{x}$ 差值的平方和来表示,这个平方和称为组间离均差平方和,它反映了处理因素的作用,包括了随机误差(个体差异及测量误差),组间离均差平方和与组间自由度分别记为 SS_A 与 df_A:

$$SS_A = \sum_{j=1}^{k} n_j (\bar{x}_j - \bar{x})^2 \qquad \text{式(7-5)}$$

$$df_A = k - 1 \qquad \text{式(7-6)}$$

4. 三种变异的关系

$$SS_T = \sum_{j=1}^{k} \sum_{i=1}^{n_j} (x_{ij} - \bar{x})^2 = \sum_{j=1}^{k} \sum_{i=1}^{n_j} \left[(x_{ij} - \bar{x}_j) + (\bar{x}_j - \bar{x}) \right]^2$$

$$= \sum_{j=1}^{k} \sum_{i=1}^{n_j} (x_{ij} - \bar{x}_j)^2 + \sum_{j=1}^{k} n_j (\bar{x}_j - \bar{x})^2$$

$$= SS_E + SS_A \qquad \text{式(7-7)}$$

$$df_T = n - 1 = (n - k) + (k - 1) = df_E + df_A \qquad \text{式(7-8)}$$

可见,在单因素方差分析中,总离均差平方和可分解为组间离均差平方和与组内离均差平方和两部分;相应的总自由度也分解为组间自由度和组内自由度。

5. 方差分析的统计量

$$F = \frac{MS_A}{MS_E} \sim F(k-1, n-k) \qquad 式(7-9)$$

式中 $MS_A = \frac{SS_A}{df_A}$ 称为组间均方，$MS_E = \frac{SS_E}{df_E}$ 称为组内均方。

方差分析的检验原假设 H_0 为各样本来自均数相等的总体，备择假设 H_1 为各总体均数不等或不全相等。若不拒绝 H_0 时，可认为各样本均数间的差异是由于随机抽样误差所致，而不是由于处理因素的作用所致。理论上，组间均方与组内均方应该相等，两者的比值即统计量 $F=1$；由于存在随机抽样误差，两者往往不一定相等，但相差不会太大，统计量 F 应接近于 1。当统计量 F 值远大于 1 且大于 F 分布的某个临界值时，则拒绝 H_0，接受 H_1，这意味着各样本均数间的差异，不仅是由随机抽样误差所致，还有处理因素的作用。

二、单因素方差分析的基本步骤

1. 建立检验假设，确定检验水准

$H_0: \mu_1 = \mu_2 = \cdots = \mu_k$，$H_1: \mu_1 \, \mu_2 \, \cdots \, \mu_k$ 不等或不全相等，$\alpha = 0.05$。

2. 计算统计量 可以根据表 7-3 计算。

表 7-3 单因素的方差分析计算公式

变异来源	SS	df	MS	F 值
组间变异	$\sum_{j=1}^{k} \frac{1}{n_j} \left(\sum_{i=1}^{n_j} x_{ij} \right)^2 - C$	$k-1$	$\frac{SS_A}{df_A}$	$\frac{MS_A}{MS_E}$
组内变异	$SS_T - SS_A$	$n-k$	$\frac{SS_E}{df_E}$	
总变异	$\sum_{j=1}^{k} \sum_{i=1}^{n_j} x_{ij}^2 - C$	$n-1$		

其中表 7-3 中 $C = \frac{1}{n} \left(\sum_{j=1}^{k} \sum_{i=1}^{n_j} x_{ij} \right)^2$ 为校正数。

3. 确定 P 值 查 F 分布的临界值表，如果 $F \geq F_\alpha(k-1, n-k)$，则 $P \leq \alpha$；反之，$P > \alpha$。

4. 作出统计推断 若 $P \leq \alpha$，拒绝 H_0，差别有显著性，可认为处理因素对实验结果有影响；反之，接受 H_0，差别无显著性，可认为处理因素对实验结果无影响。

案例 7-1 分析：

1. 建立检验假设，确定检验水准 $H_0: \mu_1 = \mu_2 = \mu_3 = \mu_4$（4 组大白鼠血液中胆碱酯酶含量的总体均数相等）；$H_1: \mu_1 \, \mu_2 \, \mu_3 \, \mu_4$ 不等或不全相等（4 组大白鼠血液中胆碱酯酶含量的总体均数不等或不全相等）。$\alpha = 0.05$。

2. 计算统计量 为了方便计算，将表 7-1 中的数据进行汇总，见表 7-4。

表 7-4 案例 7-1 数据汇总表

	A 解毒药组	B 解毒药组	C 解毒药组	D 对照组	合计	（公式）
n_j	6	6	6	6	24	$\left(\sum\limits_{j=1}^{k} n_j\right)$
$\sum\limits_{i=1}^{n_j} x_{ij}$	111	168	112	89	480	$\left(\sum\limits_{j=1}^{k}\sum\limits_{i=1}^{n_j} x_{ij}\right)$
$\sum\limits_{i=1}^{n_j} x_{ij}^2$	2233	4790	2162	1431	10 616	$\left(\sum\limits_{j=1}^{k}\sum\limits_{i=1}^{n_j} x_{ij}^2\right)$

将表 7-4 的数据代入表 7-3 中的公式得：

$$C = \frac{1}{n}\left(\sum_{j=1}^{k}\sum_{i=1}^{n_j} x_{ij}\right)^2 = \frac{480^2}{24} = 9600$$

$$SS_T = \sum_{j=1}^{k}\sum_{i=1}^{n_j} x_{ij}^2 - C = 10\ 616 - 9600 = 1016$$

$$df_T = 24 - 1 = 23$$

$$SS_A = \sum_{j=1}^{k}\frac{1}{n_j}\left(\sum_{i=1}^{n_j} x_{ij}\right)^2 - C = \frac{111^2+168^2+112^2+89^2}{6} - 9600 = 568.333$$

$$df_A = 4 - 1 = 3$$

$$SS_E = SS_T - SS_A = 1016 - 568.333 = 447.667$$

$$df_E = 24 - 4 = 20$$

$$MS_A = \frac{SS_A}{df_A} = \frac{568.333}{3} = 189.444$$

$$MS_E = \frac{SS_E}{df_E} = \frac{447.667}{20} = 22.383$$

$$F = \frac{MS_A}{MS_E} = \frac{189.444}{22.383} = 8.464$$

计算结果汇总为下列的方差分析表（表 7-5）。

表 7-5 4 组大白鼠血液中胆碱酯酶含量(U/ml)比较的方差分析表

变异来源	SS	df	MS	F 值	P 值	F 临界值
组间	568.333	3	189.444	8.464	$P<0.05$	$F_{0.05}(3,20)=3.10$
组内	447.667	20	22.383			
总和	1016.000	23				

3. 确定 P 值 对于给定的显著性水平 $\alpha = 0.05$，查 F 分布的临界值表，得

$F_\alpha(k-1, n-k) = F_{0.05}(3,20) = 3.10 < 8.464 = F$，故 $P < 0.05$。

4.作出统计推断 按 $\alpha=0.05$ 的显著性水平,拒绝 H_0,接受 H_1,可认为大白鼠血液中胆碱酯酶含量有差别。

知识链接

F 检验与 t 检验

成组比较的两个正态总体均值的差异(t 检验)的假设检验和单因素的方差分析均要求各样本来自相互独立的正态总体且各总体方差齐性,两者均属于定量资料的假设检验方法,都是用于均数的比较,而成组比较 t 检验用于两个正态总体均数的比较, F 检验用于多个正态总体均数的比较,对于同一资料的两正态总体均数的假设检验, t 检验与单因素的方差分析是完全等价的,且有 $F=t^2$。

案例7-2 某厂职工医院对31例石棉矿工中的石棉肺患者、可疑患者和非患者进行了用力肺活量(L)测定,结果见表7-6。问3组石棉矿工的用力肺活量有无差别?(显著性水平 $\alpha=0.05$)

表 7-6　三组石棉矿工的用力肺活量(L)数据

石棉肺患者	可疑患者	非患者	石棉肺患者	可疑患者	非患者
1.8	2.3	2.9	1.8	2.3	3.4
1.4	2.1	3.2	1.9	2.4	3.0
1.5	2.1	2.7	1.8	2.4	3.4
2.1	2.1	2.8	1.8		3.3
1.9	2.6	2.7	2.0		3.5
1.7	2.5	3.0			

分析:将31例石棉矿工按石棉肺患者、可疑患者和非患者分成3组,并检验用力肺活量有无差别,属于单因素多水平设计,选择 F 检验,其步骤如下:

1.建立检验假设,确定检验水准 $H_0:\mu_1=\mu_2=\mu_3$(3组用力肺活量的总体均数相等); $H_1:\mu_1$、 μ_2、 μ_3 不等或不全相等(3组用力肺活量总体均数不等或不全相等)。 $\alpha=0.05$。

2.计算统计量 为了方便计算,将表7-6中的数据进行汇总,见表7-7。

表 7-7　案例 7-2 数据汇总表

	石棉肺患者	可疑患者	非患者	合计	(公式)
n_j	11	9	11	31	$\left(\sum_{j=1}^{k} n_j\right)$
$\sum_{i=1}^{n_j} x_{ij}$	19.7	20.8	33.9	74.4	$\left(\sum_{j=1}^{k}\sum_{i=1}^{n_j} x_{ij}\right)$
$\sum_{i=1}^{n_j} x_{ij}^2$	35.69	48.34	105.33	189.36	$\left(\sum_{j=1}^{k}\sum_{i=1}^{n_j} x_{ij}^2\right)$

将表 7-7 的数据代入表 7-3 中的公式得：

$$C = \frac{1}{n}\left(\sum_{j=1}^{k}\sum_{i=1}^{n_j} x_{ij}\right)^2 = \frac{74.4^2}{31} = 178.560$$

$$SS_T = \sum_{j=1}^{k}\sum_{i=1}^{n_j} x_{ij}^2 - C = 189.36 - 178.560 = 10.800$$

$$df_T = 31 - 1 = 30$$

$$SS_A = \sum_{j=1}^{k}\frac{1}{n_j}\left(\sum_{i=1}^{n_j} x_{ij}\right)^2 - C = \frac{19.7^2}{11} + \frac{20.8^2}{9} + \frac{33.9^2}{11} - 178.560 = 9.266$$

$$df_A = 3 - 1 = 2$$

$$SS_E = SS_T - SS_E = 10.800 - 9.266 = 1.534$$

$$df_E = 31 - 3 = 28$$

$$MS_A = \frac{SS_A}{df_A} = \frac{9.266}{2} = 4.633$$

$$MS_E = \frac{SS_E}{df_E} = \frac{1.534}{28} = 0.055$$

$$F = \frac{MS_A}{MS_E} = \frac{4.633}{0.055} = 84.236$$

计算结果汇总为下列的方差分析表（表 7-8）。

表 7-8　三组石棉矿工的用力肺活量比较的方差分析表

变异来源	SS	df	MS	F 值	P 值	F 临界值
组间	9.266	2	4.633	84.236	$P<0.05$	$F_{0.05}(2,28)=3.34$
组内	1.534	28	0.055			
总和	10.800	30				

3. 确定 P 值　对于给定的显著性水平 $\alpha = 0.05$，查 F 分布表得临界值：

$F_\alpha(k-1,n-k) = F_{0.05}(2,28) = 3.34 < 84.236 = F$，故 $P<0.05$。

4. 作出统计推断　按 $\alpha = 0.05$ 的显著性水平，拒绝 H_0，接受 H_1，差别有统计学意义，可认为三组石棉矿工的用力肺活量不等或不全相等。

知识链接

多　重　比　较

经方差分析拒绝 H_0，表明多个总体均数不等或不全相等。但并不知道这些总体均数中究竟是哪些总体均数不相等，因而需进一步做两两比较，具体判断哪些处理组间存在差异。统计学上把多个均数间的两两比较称为多重比较。多重比较的方法很多，常用的有最小显著差数法（LSD 法）和 SNK-q 检验。

点滴积累 ∨

1. 方差分析的前提条件：各样本必须是相互独立的随机样本；各样本来自正态分布总体；各总体方差相等，即方差齐性。

2. 单因素的方差分析步骤：

（1）建立假设：$H_0 : \mu_1 = \mu_2 = \cdots = \mu_k$; $H_1 : \mu_1$、μ_2、$\cdots$、μ_k 不等或不全相等。

（2）计算统计量（表7-3的公式）。

（3）确定 P 值（$F \geqslant F_\alpha(k-1, n-k)$, $P \leqslant \alpha$; 反之，$P > \alpha$）。

（4）作出统计推断（若 $P \leqslant \alpha$，差别有统计学意义，可以认为多个总体均数不等或不全相等；反之，差别无统计学意义，可认为多个总体均数相等）。

第二节　双因素方差分析

通过上一节的学习，对单因素试验的方差分析解决问题的基本思想和方法，已经比较清楚。如果要讨论有两个因素在改变，而其他因素保持不变的双因素试验的方差分析，其解决问题的基本思想与单因素试验的方差分析类似。

一、双因素无重复试验的方差分析

现考察无重复试验的方差分析问题。对于两个因素 A 与 B，设因素 A 有 r 个水平 $A_1, A_2, \cdots, A_r$，因素 B 有 s 个水平 $B_1, B_2, \cdots, B_s$，不考虑交互作用，在每对水平组合 (A_i, B_j) 只进行一次实验，得到 rs 个试验结果 X_{ij}，各 X_{ij} 相互独立，且

$$X_{ij} \sim N(\mu_{ij}, \sigma^2), \quad (i=1,2,\cdots,r; j=1,2,\cdots,s)$$

试验结果见表7-9。现在要检验因素 A 和因素 B 对试验结果是否有显著的影响。

表7-9　双因素无重复试验的方差分析数据结构

因素 A	因素 B			
	B_1	B_2	$\cdots$	B_s
A_1	x_{11}	x_{12}	$\cdots$	x_{1s}
A_2	x_{21}	x_{22}	$\cdots$	x_{2s}
$\cdots$	$\cdots$	$\cdots$	$\cdots$	$\cdots$
A_r	x_{r1}	x_{r2}	$\cdots$	x_{rs}

具体分析步骤如下：

1. 建立检验假设，确定检验水准　$\alpha = 0.05$。

$H_{0A} : \mu_1 = \mu_2 = \cdots = \mu_r$; $H_{1A} : \mu_i (i=1,2,\cdots,r)$ 不等或不全相等；

$H_{0B} : \tau_1 = \tau_2 = \cdots = \tau_s$; $H_{1B} : \tau_j (j=1,2,\cdots,s)$ 不等或不全相等。

2. 计算统计量　与单因素的方差分析类似，将总变异分解成因素 A 的变异、因素 B 变异和误差

变异,则 $SS_T = SS_A + SS_B + SS_E$,把总自由度分解成因素 A 的自由度、因素 B 的自由度和误差自由度,则 $df_T = df_A + df_B + df_E$。可得如表 7-10 所示的双因素无重复试验的方差分析表。

表 7-10 双因素无重复试验的方差分析表

变异来源	SS	df	MS	F 值
因素 A	$SS_A = \dfrac{1}{s} \sum\limits_{i=1}^{r} \left(\sum\limits_{j=1}^{s} x_{ij} \right)^2 - C$	$r-1$	$MS_A = \dfrac{SS_A}{df_A}$	$F_A = \dfrac{MS_A}{MS_E}$
因素 B	$SS_B = \dfrac{1}{r} \sum\limits_{j=1}^{s} \left(\sum\limits_{i=1}^{r} x_{ij} \right)^2 - C$	$s-1$	$MS_B = \dfrac{SS_B}{df_B}$	$F_B = \dfrac{MS_B}{MS_E}$
误差 E	$SS_E = SS_T - SS_A - SS_B$	$(r-1)(s-1)$	$MS_E = \dfrac{SS_E}{df_E}$	
总变异	$SS_T = \sum\limits_{i=1}^{r} \sum\limits_{j=1}^{s} x_{ij}^2 - C$	$rs-1$		

其中表 7-10 中 $C = \dfrac{1}{rs} \left(\sum\limits_{i=1}^{r} \sum\limits_{j=1}^{s} x_{ij} \right)^2$ 为校正数。

3. 确定 P 值

若 $F_A \geqslant F_\alpha(r-1, (r-1)(s-1))$,则 $P \leqslant \alpha$,反之,$P > \alpha$;

若 $F_B \geqslant F_\alpha(s-1, (r-1)(s-1))$,则 $P \leqslant \alpha$,反之,$P > \alpha$。

4. 作出统计推断

(1) 对于因素 A,若 $P \leqslant \alpha$,则拒绝原假设 H_{0A},接受备择假设 H_{1A},表明因素 A 对观察值有显著影响;反之,因素 A 对观察值无显著影响;

(2) 对于因素 B,若 $P \leqslant \alpha$,则拒绝原假设 H_{0B},接受备择假设 H_{1B},表明因素 B 对观察值有显著影响,反之,因素 B 对观察值无显著影响。

案例 7-3 在抗癌药物筛选试验中,将 20 只小白鼠按不同窝别分为 5 组,分别观察甲、乙、丙、丁 4 种药物对小白鼠肉瘤的抑瘤效果,资料见表 7-11,试检验 4 种药物间和不同窝别间的抑瘤效果有无显著性差异?(显著性水平 $\alpha = 0.05$)

表 7-11 4 种药物抑瘤效果比较(瘤重 g)

窝别	甲	乙	丙	丁
1	0.80	0.36	0.17	0.28
2	0.74	0.50	0.42	0.36
3	0.31	0.20	0.38	0.25
4	0.48	0.18	0.44	0.22
5	0.76	0.26	0.28	0.13

分析:该资料属于随机区组试验设计,应采用双因素无重复试验的方差分析,选择 F 检验,其步骤如下:

1. 建立检验假设,确定检验水准 $\alpha = 0.05$。

H_{0A}:$\mu_1 = \mu_2 = \mu_3 = \mu_4 = \mu_5$;$H_{1A}$:$\mu_i (i=1,2,\cdots,5)$ 不等或不全相等;

$H_{0B}:\tau_1=\tau_2=\tau_3=\tau_4;H_{1B}:\tau_j(j=1,2,\cdots,4)$不等或不全相等。

2. 计算统计量　为方便计算统计量,先将表7-11中数据进行汇总,见表7-12。

表7-12　案例7-3的数据汇总表

窝别	甲	乙	丙	丁	$\sum_{j=1}^{4}x_{ij}$	合计
1	0.80	0.36	0.17	0.28	1.61	
2	0.74	0.50	0.42	0.36	2.02	
3	0.31	0.20	0.38	0.25	1.14	
4	0.48	0.18	0.44	0.22	1.32	
5	0.76	0.26	0.28	0.13	1.43	
$\sum_{i=1}^{5}x_{ij}$	3.09	1.50	1.69	1.24		7.52
$\sum_{i=1}^{5}x_{ij}^2$	2.09	0.52	0.62	0.34		3.57

将表7-12的数据代入表7-10中的公式得:

$$C=\frac{1}{rs}\left(\sum_{i=1}^{r}\sum_{j=1}^{s}x_{ij}\right)^2=\frac{7.52^2}{5\times4}=2.828$$

$$SS_A=\frac{1}{s}\sum_{i=1}^{r}\left(\sum_{j=1}^{s}x_{ij}\right)^2-C=\frac{(1.61^2+2.02^2+1.14^2+1.32^2+1.43^2)}{4}-2.828=0.112$$

$$df_A=r-1=4$$

$$SS_B=\frac{1}{r}\sum_{j=1}^{s}\left(\sum_{i=1}^{r}x_{ij}\right)^2-C=\frac{(3.09^2+1.50^2+1.69^2+1.24^2)}{5}-2.828=0.411$$

$$df_B=s-1=3$$

$$SS_T=\sum_{i=1}^{r}\sum_{j=1}^{s}x_{ij}^2-C=3.57-2.828=0.742$$

$$df_T=rs-1=19$$

$$SS_E=SS_T-SS_A-SS_B=0.742-0.112-0.411=0.219$$

$$df_E=(r-1)(s-1)=12$$

$$MS_A=\frac{SS_A}{df_A}=\frac{0.112}{4}=0.028$$

$$MS_B=\frac{SS_B}{df_B}=\frac{0.411}{3}=0.137$$

$$MS_E=\frac{SS_E}{df_E}=\frac{0.219}{12}=0.018$$

$$F_A=\frac{MS_A}{MS_E}=\frac{0.028}{0.018}=1.556$$

$$F_B=\frac{MS_B}{MS_E}=\frac{0.137}{0.018}=7.611$$

计算结果见表 7-13。

表 7-13 案例 7-3 方差分析表

变异来源	SS	df	MS	F 值	P 值	F 临界值
因素 A	0.112	4	0.028	1.556	$P>0.05$	$F_{0.05}(4,12)=3.26$
因素 B	0.411	3	0.137	7.611	$P<0.05$	$F_{0.05}(3,12)=3.49$
误差 E	0.219	12	0.018			
总和	0.742	19				

3. 确定 P 值 对于给定的显著性水平 $\alpha=0.05$，查 F 分布的临界值表得

$$F_{0.05}(4,12)=3.26>1.556=F_A,P>0.05;$$

$$F_{0.05}(3,12)=3.49<7.610=F_B,P<0.05。$$

4. 作出统计推断

按 $\alpha=0.05$ 显著性水平，因素 A 接受 H_{0A}，拒绝 H_{1A}，可认为各窝小白鼠的抑瘤效果无显著性差异。

按 $\alpha=0.05$ 显著性水平，因素 B 拒绝 H_{0B}，接受 H_{1B}，差别有统计学意义，可认为 4 种药物的抑瘤效果有显著性差异。

二、双因素有重复试验的方差分析

如果一个因素的效应随另一个因素水平的变动而出现显著差异时，则说明这两个因素之间存在交互作用，交互作用不是指两因素存在相互补偿作用，而是指相互影响对方的实验效应。如在医药卫生的科学研究中，常涉及两个或多个处理因素，研究者希望了解各个处理因素的效应和各因素之间有无交互作用，在不同因素中找到一种最佳搭配方案，这种最佳的搭配方案只有在交互作用显著时才能找到。本章的例子仅介绍 2 个处理因素、每个处理因素只有 2 个水平的最简单的 2×2 析因设计的方差分析。

试验中考虑两因素，用 A、B 表示，设因素 A 有 r 个水平 $A_1,A_2,\cdots,A_r$，因素 B 有 s 个水平 B_1，$B_2,\cdots,B_s$。如果考虑交互作用，在每对水平组合 (A_i,B_j) 下，必须至少重复两次以上，以便分解出代表交互作用的离均差的平方和。假设每对水平组合 (A_i,B_j) 独立地获得 n 个实验结果 X_{ijk}，各 X_{ijk} 相互独立，且 $X_{ijk}\sim N(\mu_{ij},\sigma^2)$，其中 $i=1,\cdots,r;j=1,\cdots,s;k=1,\cdots,n$。数据结构如表 7-14 所示。现在要检验的问题是：因素 A 和因素 B 对实验结果是否有显著的影响，因素 A 和因素 B 有无交互作用。

表 7-14 双因素有重复实验的方差分析数据结构

因素 A	因素 B		
	B_1	$\cdots$	B_s
A_1	$x_{111},x_{112},\cdots,x_{11n}$	$\cdots$	$x_{1s1},x_{1s2},\cdots,x_{1sn}$
A_2	$x_{211},x_{212},\cdots,x_{21n}$	$\cdots$	$x_{2s1},x_{2s2},\cdots,x_{2sn}$
$\cdots$	$\cdots$	$\cdots$	$\cdots$
A_r	$x_{r11},x_{r12},\cdots,x_{r1n}$		$x_{rs1},x_{rs2},\cdots,x_{rsn}$

具体分析步骤如下：

1. 建立假设检验，确定检验水准

$H_{0A}: \mu_1 = \mu_2 = \cdots = \mu_r, H_{1A}: \mu_i(i=1,2,\cdots,r)$，不等或不全相等；

$H_{0B}: \tau_1 = \tau_2 = \cdots = \tau_s, H_{1B}: \tau_j(j=1,2,\cdots,s)$ 不等或不全相等；

$H_{0A\times B}: \delta_{11} = \delta_{12} = \cdots = \delta_{rs}, H_{1A\times B}: \delta_{ij}(i=1,2\cdots,r,j=1,2,\cdots,s)$ 不等或不全相等。

2. 计算统计量 与双因素无重复试验的方差分析类似，将总变异分解成因素 A 的变异、因素 B 变异、交互作用 $A\times B$ 的变异和误差变异，则 $SS_T = SS_A + SS_B + SS_{A\times B} + SS_E$，把总自由度分解成因素 A 自由度、因素 B 自由度、交互作用 $A\times B$ 自由度和误差自由度，则 $df_T = df_A + df_B + df_{A\times B} + df_E$。可得如表 7-15 所示的双因素有重复试验方差分析表。

表 7-15 双因素有重复试验的方差分析表

变异来源	SS	df	MS	F 值
因素 A	$SS_A = \dfrac{1}{sn}\sum\limits_{i=1}^{r}\left(\sum\limits_{j=1}^{s}\sum\limits_{k=1}^{n}x_{ijk}\right)^2 - C$	$r-1$	$MS_A = \dfrac{SS_A}{df_A}$	$F_A = \dfrac{MS_A}{MS_E}$
因素 B	$SS_B = \dfrac{1}{rn}\sum\limits_{j=1}^{s}\left(\sum\limits_{i=1}^{r}\sum\limits_{k=1}^{n}x_{ijk}\right)^2 - C$	$s-1$	$MS_B = \dfrac{SS_B}{df_B}$	$F_B = \dfrac{MS_B}{MS_E}$
$A\times B$	$SS_{A\times B} = SS_T - SS_A - SS_B - SS_E$	$(r-1)(s-1)$	$MS_{A\times B} = \dfrac{SS_{A\times B}}{df_{A\times B}}$	$F_{A\times B} = \dfrac{MS_{A\times B}}{MS_E}$
误差 E	$SS_E = \sum\limits_{i=1}^{r}\sum\limits_{j=1}^{s}\sum\limits_{k=1}^{n}x_{ijk}^2 - \dfrac{1}{n}\sum\limits_{i=1}^{r}\sum\limits_{j=1}^{s}\left(\sum\limits_{k=1}^{n}x_{ijk}\right)^2$	$rs(n-1)$	$MS_E = \dfrac{SS_E}{df_E}$	
总变异	$SS_T = \sum\limits_{i=1}^{r}\sum\limits_{j=1}^{s}\sum\limits_{k=1}^{n}x_{ijk}^2 - C$	$rsn-1$		

其中 $C = \dfrac{1}{rsn}\left(\sum\limits_{i=1}^{r}\sum\limits_{j=1}^{s}\sum\limits_{k=1}^{n}x_{ijk}\right)^2$ 为校正数。

3. 确定 P 值

若 $F_A \geqslant F_\alpha(r-1, rs(n-1))$，$P \leqslant \alpha$，反之，$P > \alpha$；

若 $F_B \geqslant F_\alpha(s-1, rs(n-1))$，$P \leqslant \alpha$，反之，$P > \alpha$；

若 $F_{A\times B} \geqslant F_\alpha((r-1)(s-1), rs(n-1))$，$P \leqslant \alpha$，反之，$P > \alpha$。

4. 作出统计推断

对于因素 A，若 $P \leqslant \alpha$，则拒绝原假设 H_{0A}，接受备择假设 H_{1A}，表明因素 A 对观察值有显著影响，反之，因素 A 对观察值无显著影响；

对于因素 B，若 $P \leqslant \alpha$，则拒绝原假设 H_{0B}，接受备择假设 H_{1B}，表明因素 B 对观察值有显著影响，反之，因素 B 对观察值无显著影响；

对于交互作用 $A\times B$，若 $P \leqslant \alpha$，则拒绝原假设 $H_{0A\times B}$，接受备择假设 $H_{1A\times B}$，表明因素 A、B 交互作用对观察值有显著影响，反之，因素 A、B 交互作用对观察值无显著影响。

案例7-4 某研究人员以0.3mg/kg剂量纯苯给大鼠皮下注射染毒,每周3次,经六周或七周后,使实验动物白细胞总数下降至染毒前的50%左右,同时设置未染毒组。两组大鼠均按照是否给予升高白细胞药物分为给药组和不给药组,试验结果见表7-16,试检验染毒、药物对大白鼠的白细胞总数有无影响?染毒与药物有无交互作用?(显著性水平 $\alpha=0.05$)

表7-16 试验效应指标(吞噬指数)数据

未染毒组		染毒组	
不给药	给药	不给药	给药
3.80	3.88	1.85	1.94
3.90	3.84	2.01	2.25
4.06	3.96	2.10	2.03
3.85	3.92	1.92	2.10
3.84	3.80	2.04	2.08

分析: 该资料属于2因素2水平的析因设计,应选择双因素有重复试验的方差分析,为方便计算,A表示是否染毒,B表示是否给药。其步骤如下:

1. 建立检验假设、确定检验水准 $\alpha=0.05$。

$H_{0A}:\mu_1=\mu_2,H_{1A}:\mu_1\neq\mu_2$;

$H_{0B}:\tau_1=\tau_2,H_{1B}:\tau_1\neq\tau_2$;

$H_{0A\times B}:\delta_{11}=\delta_{12}=\delta_{21}=\delta_{22},H_{1A\times B}:\delta_{11},\delta_{12},\delta_{21},\delta_{22}$不等或不全相等。

2. 计算统计量 为方便计算统计量,先将表7-16中的数据进行汇总,见表7-17。

表7-17 案例7-4数据汇总表

	未染毒组($A=1$)		染毒组($A=2$)		合计
	不给药 ($B=1$)	给药 ($B=2$)	不给药 ($B=1$)	给药 ($B=2$)	
	3.80	3.88	1.85	1.94	
	3.90	3.84	2.01	2.25	
	4.06	3.96	2.10	2.03	
	3.85	3.92	1.92	2.10	
	3.84	3.80	2.04	2.08	
合计	19.450	19.400	9.920	10.400	59.170
平方和	75.702	75.288	19.721	21.683	192.394

将表7-17的数据代入表7-15中的公式得:

$$C=\frac{1}{rsn}\left(\sum_{i=1}^r\sum_{j=1}^s\sum_{k=1}^n x_{ijk}\right)^2=\frac{59.17^2}{2\times2\times5}=175.054$$

$$SS_T=\sum_{i=1}^r\sum_{j=1}^s\sum_{k=1}^n x_{ijk}^2-C=192.394-175.054=17.340$$

$$df_T=rsn-1=19$$

$$SS_A = \frac{1}{sn} \sum_{i=1}^{r} \left(\sum_{j=1}^{s} \sum_{k=1}^{n} x_{ijk} \right)^2 - C = \frac{1}{2\times5} [(19.45+19.40)^2 + (9.92+10.40)^2] - 175.054 = 17.168$$

$$df_A = r-1 = 1$$

$$SS_B = \frac{1}{sn} \sum_{j=1}^{s} \left(\sum_{i=1}^{r} \sum_{k=1}^{t} x_{ijk} \right)^2 - C = \frac{1}{2\times5} [(19.45+9.92)^2 + (19.40+10.40)^2] - 175.054 = 0.009$$

$$df_B = s-1 = 1$$

$$SS_E = \sum_{i=1}^{r} \sum_{j=1}^{s} \sum_{k=1}^{t} x_{ijk}^2 - \frac{1}{t} \sum_{i=1}^{r} \sum_{j=1}^{s} \left(\sum_{k=1}^{t} x_{ijk} \right)^2 = 192.394 - \frac{1}{5}(19.45^2 + 19.4^2 + 9.92^2 + 10.4^2) = 0.148$$

$$df_E = rs(n-1) = 16$$

$$SS_{A\times B} = SS_T - SS_A - SS_B - SS_E = 17.340 - 17.158 - 0.009 - 0.148 = 0.015$$

$$df_{A\times B} = (r-1)(s-1) = 1$$

$$MS_A = \frac{SS_A}{df_A} = \frac{17.1681}{1} = 17.168$$

$$MS_B = \frac{SS_B}{df_B} = \frac{0.009}{1} = 0.009$$

$$MS_{A\times B} = \frac{SS_{A\times B}}{df_{A\times B}} = \frac{0.015}{1} = 0.015$$

$$MS_E = \frac{SS_E}{df_E} = \frac{0.148}{16} = 0.009$$

$$F_A = \frac{MS_A}{MS_E} = \frac{17.168}{0.009} = 1907.556$$

$$F_B = \frac{MS_B}{MS_E} = \frac{0.009}{0.009} = 1$$

$$F_{A\times B} = \frac{MS_{A\times B}}{MS_E} = \frac{0.015}{0.009} = 1.667$$

计算结果见表 7-18。

表 7-18 案例 7-4 方差分析表

变异来源	SS	df	MS	F 值	P 值	F 临界值
因素 A	17.168	1	17.168	1907.556	$P<0.05$	$F_{0.05}(1,16) = 4.49$
因素 B	0.009	1	0.009	1.000	$P>0.05$	$F_{0.05}(1,16) = 4.49$
因素 A×B	0.015	1	0.015	1.667	$P>0.05$	$F_{0.05}(1,16) = 4.49$
误差 E	0.148	16	0.009			
总和	17.340	19				

3. 确定 P 值 对于给定的显著性水平 $\alpha = 0.05$，查 F 分布的临界值表得

$F_{0.05}(1,16) = 4.49 < 1907.556 = F_A$，所以 $P<0.05$；

$F_{0.05}(1,16) = 4.49 > 1 = F_B$，所以 $P>0.05$；

$F_{0.05}(1,16)=4.49>1.667=F_{A\times B}$，所以 $P>0.05$。

4. 作出统计推断

按 $\alpha=0.05$ 显著性水平，因素 A 拒绝 H_{0A}，可认为染毒对白细胞下降有影响。

按 $\alpha=0.05$ 显著性水平，因素 B 不拒绝 H_{0B}，可认为药物对白细胞下降无影响。

按 $\alpha=0.05$ 显著性水平，不拒绝 $H_{0A\times B}$，可认为染毒与药物无交互作用。

点滴积累 ╲┈┈

双因素方差分析步骤：

1. 建立检验假设，确定检验水准。

2. 计算统计量。

3. 确定 P 值。

4. 作出统计推断（若 $P\leqslant\alpha$，差异有显著性；反之，差异无显著性）。

双因素方差分析公式较多，计算比较烦琐，容易出错，可以把公式先列出来，对照使用。在掌握双因素方差分析的方法后，可以借助统计软件 SPSS 处理数据，这样会大大提高运算速度和准确率。

目标检测

一、单项选择题

1. 两总体均数的比较，可用（　　）

   A. 单因素的方差分析　　　　　　　　　　B. t 检验

   C. A、B 均可　　　　　　　　　　　　　D. 方差齐性检验

2. 单因素的方差分析中，必然有（　　）

   A. $SS_E<SS_A$　　　　B. $SS_A<SS_E$　　　　C. $SS_T=SS_A+SS_E$　　　　D. $MS_T=MS_A+MS_E$

3. 单因素方差分析中，当 $P<0.05$，可认为（　　）

   A. 各样本均数都不相等　　　　　　　　　B. 各总体均数不等或不全相等

   C. 各总体均数都不相等　　　　　　　　　D. 各总体均数相等

4. 以下说法中不正确的是（　　）

   A. 方差除以其自由度就是均方

   B. 方差分析时要求各样本来自相互独立的正态总体

   C. 方差分析时要求各样本所在总体的方差相等

   D. 完全随机设计的方差分析时，组内均方就是误差均方

5. 当组数等于 2 时，对于同一资料，方差分析结果与 t 检验结果（　　）

   A. 完全等价且 $F=t$　　　　　　　　　　B. 方差分析结果更准确

   C. t 检验结果更准确　　　　　　　　　　D. 完全等价且 $t=\sqrt{F}$

6. 在双因素无重复试验的方差分析中，一定有（　　）

A. $MS_T = MS_A + MS_B + MS_E$ B. $SS_T = SS_A + SS_B + SS_E$

C. $MS_T \leq MS_A + MS_B + MS_E$ D. $SS_T \leq SS_A + SS_B + SS_E$

7. 单因素方差分析中的 SS_A 表示（　　）

  A. 抽样误差大小   B. 某因素效应大小

  C. 某因素效应与抽样误差综合结果   D. 不可预见的误差

8. 在方差分析中，如果 $P \leq \alpha$，则（　　）

  A. 各个总体均数全相等   B. 至少有两个总体均数不等

  C. 至少有两个样本均数不等   D. 各个样本均数不全相等

二、问答题

1. 方差分析的应用条件是什么？

2. 单因素的方差分析中 SS_E、SS_A 的含义是什么？

3. 方差分析与成组比较的两个正态总体均值的差异（t 检验）的联系和区别？

三、实例分析

1. 某湖水在不同季节氯化物含量测定值如表 7-19 所示。问不同季节氯化物含量有无差别？（显著性水平 $\alpha = 0.05$）

表 7-19　某湖水不同季节氯化物含量（mg/L）

春	夏	秋	冬	春	夏	秋	冬
22.6	19.1	18.9	19.0	20.0	15.2	16.6	13.1
22.8	22.8	13.6	16.9	21.9	18.4	14.2	16.9
21.0	24.5	17.2	17.6	21.5	20.1	16.7	16.2
16.9	18.0	15.1	14.8	21.2	21.2	19.6	14.8

2. 某医师欲研究 A、B、C 三种药物对血清转化酶（ACE）的影响，将 26 只白兔随机分成 3 个实验组和 1 个对照组，给 3 个试验组分别使用 A、B、C 三种不同的药物，对照组不用药，定时测定白兔血清转化酶（ACE）浓度数据（U/mg），如表 7-20 所示，问 4 组白兔的血清转化酶（ACE）浓度是否不同？（显著性水平 $\alpha = 0.05$）

表 7-20　4 组白兔血清 ACE 浓度（U/mg）数据表

对照组	A 药组	B 药组	C 药组	对照组	A 药组	B 药组	C 药组
61.24	82.35	26.23	25.46	66.54	62.54	42.16	34.56
58.65	56.47	46.87	38.79	59.27	60.87	30.33	10.96
46.79	61.57	24.36	13.55			20.68	48.23
37.43	48.79	38.54	19.45				

3. 某化工厂职工医院为了解职工健康状况，调查苯作业工人、普通工人和健康人各 15 名，测得其白细胞总数（千/mm³）资料如表 7-21 所示。问 3 组职工白细胞总数是否不同？（显著性水平 $\alpha = 0.05$）

表 7-21 3 组人白细胞总数(10⁹/L) 比较

苯作业工人	普通工人	健康人	苯作业工人	普通工人	健康人
5.5	8.5	9.2	4.6	7.3	7.9
5.6	7.2	8.9	5.9	7.9	8.9
5.5	8.9	9.5	4.2	7.1	8.2
4.7	7.3	8.8	5.8	7.8	7.6
6.0	7.7	9.2	6.6	8.3	9.3
5.8	6.9	8.5	4.4	8.4	7.8
4.3	8.2	8.8	5.5	7.5	8.6
3.9	7.4	9.1			

4. 为研究克拉霉素的抑菌效果,某实验室对 24 个短小芽孢杆菌平板依据菌株的来源不同分成了 6 个区组,每组 4 个平板用随机的方式分配给标准药物低剂量组(SL)、标准药物高剂量组(SH),以及克拉霉素低剂量组(TL)、克拉霉素高剂量组(TH)。给予不同的处理后,观察抑菌圈的直径,结果见表 7-22,问各处理组和区组间抑菌效果有无差别? (显著性水平 $\alpha=0.05$)

表 7-22 24 个平板给予不同处理后的抑菌圈直径(mm)

区组	SL	SH	TL	TH
1	18.02	19.41	18.00	19.46
2	18.12	20.20	18.91	20.38
3	18.09	19.56	18.21	19.64
4	18.30	19.41	18.24	19.50
5	18.26	19.59	18.11	19.56
6	18.02	20.12	18.13	19.60

5. 将 18 名原发性血小板减小症患者按年龄相近的原则配为 6 个区组,每个区组的 3 名患者随机分配到 A、B、C 三个治疗组中,治疗后的血小板(10⁹/L)升高情况见表 7-23。问 3 种治疗方法和各年龄组的疗效有无差别? (显著性水平 $\alpha=0.05$)

表 7-23 不同年龄组三个治疗组的血小板升高情况(10⁹/L)

年龄组	A	B	C	年龄组	A	B	C
1	3.8	6.3	8.0	4	8.6	9.2	14.7
2	4.6	6.3	11.9	5	6.4	8.1	13.0
3	7.6	10.2	14.1	6	6.2	6.9	13.4

6. 某研究人员采用某法测定血清 C_3(mg/L)值,欲了解不同保存时间、不同温度对测定结果有无影响,并研究保存时间与温度对测定结果有无交互作用,对此,进行如下试验,试验结果如表 7-24 所示。

表 7-24 两种温度及两种保存时间下某法测定的 C_3 (mg/L) 值结果

一天		三天	
20℃	37℃	20℃	37℃
1320	1320	1340	1420
1320	1330	1340	1420
1330	1310	1350	1430
1310	1330	1330	1410
1300	1300	1320	1400

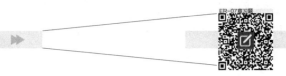

ER-07 章习题

（李新林）

第八章

卡方（χ^2）检验

ER-08号PPT

导学情景 ∨

情景描述：

　　某医生欲比较甲、乙两种药物治疗某种疾病的效果，将患该病的患者随机分成两组，一组使用甲药，另一组使用乙药，假设两组病人除用药不同外，其他条件均一致，欲比较两种药物的有效率有无差别，应采用何种检验方法？

学前导语：

　　χ^2 检验用途极广，常用于检验两个或多个样本率或构成比之间有无显著性差别，也用于检验分类变量资料的相关性分析或频数分布的拟合优度检验。

第一节　χ^2 检验的基本思想与基本步骤

　　现以两样本率比较的 χ^2 检验为例，介绍 χ^2 检验的基本思想和基本步骤。某完全随机设计试验结果被分成两组，序号分别为 1 和 2，一般为试验组和对照组，记录两组属性 1 和属性 2 出现的频数，用 a、b、c、d 表示，统称为实际频数 A。利用公式（8-1）计算 a、b、c、d 的理论频数 T，

$$T_{RC} = \frac{n_R n_C}{n} \qquad \text{式（8-1）}$$

　　其中 R_{RC} 为第 R 行第 C 列的理论频数，n_R 为 T_{RC} 所在的行的合计数，n_C 为 T_{RC} 所在列的合计数，n 为总例数。将两组不同属性的实际频数和理论频数汇总形成表 8-1。

表 8-1　完全随机设计两样本率比较的四格表

分组	属性		合计
	属性 1	属性 2	
1	$a(T_{11})$	$b(T_{12})$	$a+b$
2	$c(T_{21})$	$d(T_{22})$	$c+d$
合计	$a+c$	$b+d$	$n=a+b+c+d$

　　χ^2 检验以 χ^2 分布为依据，对于给定的显著性水平 α，通过来自总体的两组样本实际频数和理论频数的吻合程度，推断两组总体率是否有显著差别。具体步骤如下：

1. 建立检验假设，确定检验水准

　　原假设 H_0：$\pi_1 = \pi_2$，两组总体率相同；

备择假设 H_1：$\pi_1 \neq \pi_2$，两组总体率不同。

2. 计算统计量 χ^2 值 例如使用下列基本公式

$$\chi^2 = \sum \frac{(A-T)^2}{T} \qquad \text{式（8-2）}$$

3. 确定 P 值 当 H_0 成立时，实际频数 A 与理论频数 T 很接近，此时 χ^2 值不会太大；反之若 A 与 T 相差较大 χ^2 值就大，当 χ^2 超出一定范围时，就有理由认为 H_0 不成立。因此，公式（8-2）计算出的 χ^2 值反映了实际频数与理论频数的吻合程度。一般地，对于显著性水平 α，查附表 5，求得自由度为 $df=(R-1)(C-1)$ 的临界值 $\chi_\alpha^2(df)$。

如果 $\chi^2 \geq \chi_\alpha^2(df)$，则 $P \leq \alpha$，说明多个样本来自同一总体的概率较小，因此拒绝 H_0，接受 H_1；如果 $\chi^2 < \chi_\alpha^2(df)$，则 $P > \alpha$，说明多个样本来自同一总体的概率较大，因此接受 H_0。

4. 推断结论

如果 $P > \alpha$，接受 H_0，差异无统计学意义，可认为两总体率相同；

如果 $P \leq \alpha$，拒绝 H_0，接受 H_1，差异有统计学意义，可认为两总体率不同。

点滴积累

1. χ^2 检验的主要用途：

（1）推断两个或两个以上总体率（或构成比）之间有无差别；

（2）两变量间有无相关关系；

（3）检验频数分布的拟合优度。

2. χ^2 检验的基本公式：$\chi^2 = \sum \frac{(A-T)^2}{T}$

第二节 四格表资料的 χ^2 检验

一、四格表资料 χ^2 检验的基本公式

四格表资料即基本数据只有四个，为两行两列，如两个率的比较。

案例8-1 某医生用国产雷尼替丁治疗十二指肠球部溃疡，以西咪替丁作对照组，结果如表8-2，问两种方法治疗效果有无差别？（$\alpha = 0.05$）

表8-2 两种药物治疗十二指肠球部溃疡的效果

处理组	愈合	未愈合	合计	愈合率（%）
雷尼替丁组	54(48.2)	8(13.8)	62	87.10
西咪替丁组	44(49.8)	20(14.2)	64	68.75
合计	98	28	126	77.78

分析：（1）建立检验假设

$H_0：\pi_1 = \pi_2$，即两种疗法效果无差别。

$H_1：\pi_1 \neq \pi_2$，即两种疗法效果有差别。

（2）计算统计量 χ^2 值：把表 8-2 的数据代入基本公式，计算 χ^2 值，

$$\chi^2 = \sum \frac{(A-T)^2}{T} = \frac{(54-48.2)^2}{48.2} + \frac{(8-13.8)^2}{13.8} + \frac{(44-49.8)^2}{49.8} + \frac{(20-14.2)^2}{14.2} = 6.13。$$

（3）确定 P 值：本例 $df = (2-1)(2-1) = 1$，查附表 5，得 $\chi^2_{0.05}(1) = 3.84 < \chi^2 = 6.13$，故 $P < 0.05$。

（4）推断结论：在显著性水平 $\alpha = 0.05$ 下，拒绝 H_0，接受 H_1，可以认为两种疗法效果有差别，雷尼替丁的愈合率高于西咪替丁。

二、 四格表资料 χ^2 检验的专用公式

对于四格表资料的 χ^2 检验，为了省去理论值的计算，还可以采用下列专用公式来计算 χ^2 值。

$$\chi^2 = \frac{(ad-bc)^2 n}{(a+b)(c+d)(a+c)(b+d)}$$

案例 8-1 的数据代入上式，可得同样的 χ^2 值：

$$\chi^2 = \frac{(ad-bc)^2 n}{(a+b)(c+d)(a+c)(b+d)} = \frac{(54 \times 20 - 8 \times 44)^2 \times 126}{62 \times 64 \times 98 \times 28} \approx 6.13$$

三、 四格表资料 χ^2 检验的校正公式

1. 当总例数 $n \geqslant 40$，且所有格子的 $T \geqslant 5$ 时，可直接使用 χ^2 检验的基本公式或四格表资料 χ^2 检验的专用公式。

2. 当总例数 $n \geqslant 40$，且只有一个格子的 $1 \leqslant T < 5$ 时，需用基本公式的校正公式或者专用公式的校正公式来计算 χ^2 值，公式如下：

$$\chi^2 = \sum \frac{(|A-T| - 0.5)^2}{T}$$

$$\chi^2 = \frac{\left(|ad-bc| - \dfrac{n}{2}\right)^2 n}{(a+b)(c+d)(a+c)(b+d)}$$

案例 8-2 某医生欲比较胞磷胆碱与桂利嗪治疗脑动脉硬化的疗效，观察结果见表 8-3，问两种药物的疗效有无差别？（$\alpha = 0.05$）

表 8-3 两种药物治疗脑动脉硬化的疗效

处理组	有效	无效	合计	有效率（%）
胞磷胆碱	41(38.77)	5(7.23)	46	89.13
桂利嗪	18(20.22)	6(3.77)	24	75.00
合计	59	11	70	84.29

分析:（1）建立检验假设

$H_0: \pi_1 = \pi_2$，即两药物的疗效无差别。

$H_1: \pi_1 \neq \pi_2$，即两药物的疗效有差别。

（2）计算 χ^2 值:从表 8-3 可知，$n=70>40$，且只有 $T_{22}=3.77<5$，故应采用四格表资料 χ^2 检验的校正公式，代入有

$$\chi^2 = \frac{\left(\mid ad-bc \mid - \frac{n}{2}\right)^2 n}{(a+b)(c+d)(a+c)(b+d)} = \frac{\left(\mid 41\times6-5\times18 \mid - \frac{70}{2}\right)^2 \times 70}{46\times24\times59\times11} = 1.43。$$

（3）确定 P 值:当 $\alpha=0.05$ 时，$df=1$，查得 $\chi^2_{0.05}(1)=3.84>\chi^2=1.43$，故 $P>0.05$。

（4）推断结论:在显著性水平 $\alpha=0.05$ 下，接受 H_0，认为两种药物的疗效无差别。

点滴积累 V

1. 四格表资料 χ^2 检验中，基本公式与其校正公式计算结果相等；专用公式与其校正公式计算结果相等。

2. 使用四格表资料 χ^2 检验的专用公式或专用公式的校正公式更为简便，可避免理论频数的计算。

第三节　配对四格表资料的 χ^2 检验

如同数值变量资料有配对设计一样，分类变量资料也有配对设计。配对四格表资料便是其中之一。配对四格表资料比较的目的是通过单一样本数据推断两种处理的结果有无差别，常用于判断两种检验方法、两种培养方法的差别。其特点是对样本中各观察单位分别用两种方法检测或处理，然后按两分类变量计数结果。观察结果有四种情况，可整理成表 8-4 的形式。

表 8-4　两种方法处理结果的比较

A法	B法		合计
	属性 1	属性 2	
属性 1	a	b	a+b
属性 2	c	d	c+d
合计	a+c	b+d	n

其中，a、d 为两种方法观察结果一致的情况，a 为两种处理方法均为属性 1 的频数，d 为两种处理方法均为属性 2 的频数，b、c 为两种方法观察属性不一致的情况，b 为 A 法为属性 1、B 法为属性 2 的频数，c 为 A 法为属性 2、B 法为属性 1 的频数。我们比较的目的是判断 A、B 两种处理方法的结果有无差异，显然，a、d 两种结果是相同的，对差异比较无意义，可以不计。判断只考虑结果不同的 b、c 有无差别，当两种处理方法差异无统计学意义时，对总体就有 $B=C$；当两种处理方法差异有统计学意义时，对总体就有 $B\neq C$，为此，配对四格资料的 χ^2 值计算公式为

$$\chi^2 = \frac{(b-c)^2}{b+c} \qquad\text{式（8-3）}$$

当 $b+c<40$ 时，需采用下面的校正公式计算 χ^2 值。

$$\chi^2 = \frac{(|b-c|-1)^2}{b+c} \qquad\text{式（8-4）}$$

案例 8-3 某医生为了研究两种培养基分离空肠弯曲杆菌的效果，将每份粪便标本分别接种于甲乙两种培养基，共做 50 份，培养结果见表 8-5。问两种培养基的检出率是否不同？（$\alpha=0.05$）

表 8-5 两种培养基分离空肠弯曲杆菌的结果

甲培养基	乙培养基		合计
	+	−	
+	20	6	26
−	3	21	24
合计	23	27	50

分析：（1）建立检验假设

H_0：$B=C$，即两种培养基的检出率无差别。

H_1：$B \neq C$，即两种培养基的检出率有差别。

（2）计算检验统计量：本例 $b+c<40$，应采用公式（8-4）来计算 χ^2 值，

$$\chi^2 = \frac{(|b-c|-1)^2}{b+c} = \frac{(|6-3|-1)^2}{6+3} \approx 0.44。$$

（3）确定 P 值：显著性水平 $\alpha=0.05$，自由度 $df=1$，查 χ^2 分布附表 5，得 $\chi^2_{0.05}(1)=3.841$，

$$\chi^2_{0.05}(1) > \chi^2 = 0.44，\text{故 } P>0.05。$$

（4）推断结论：在显著性水平 $\alpha=0.05$ 下，接受 H_0，可认为两种培养基的检出率无差别。

点滴积累 ∨

对配对设计的四格表资料，若比较两种因素间有无差别，应采用配对 χ^2 检验，当 $b+c \geq 40$，采用公式 $\chi^2 = \frac{(b-c)^2}{b+c}$；当 $b+c<40$，采用校正公式 $\chi^2 = \frac{(|b-c|-1)^2}{b+c}$ 计算 χ^2 值。

第四节 行×列表资料的 χ^2 检验

行×列表资料即基本数据在四个以上。行×列（$R\times C$）表资料的 χ^2 检验主要用于多个样本率（或构成比）的比较。

行×列表资料的 χ^2 检验步骤和 χ^2 值的计算公式与四格表资料的基本公式相同。但为了简便计算，通常使用行×列表 χ^2 检验的专用公式，如下

$$\chi^2 = n\left(\sum \frac{A^2}{n_R n_C} - 1\right)$$

式中 n 为总例数，A 为实际频数，n_R 为与 A 同行的合计数，n_C 为与 A 同列的合计数。

案例 8-4 某地在流行性脑脊髓膜炎流行期间进行了带菌调查，结果见表 8-6，问不同人群带菌率是否不同？（$\alpha = 0.05$）

表 8-6 某地流行性脑脊髓膜炎流行期不同人群带菌率

职业	调查人数	阳性数	阴性数	阳性率（%）
工人	190	120	70	63.16
农民	169	98	71	57.99
服务员	170	96	74	56.47
中小学生	279	124	155	44.44
合计	808	438	370	54.21

分析：（1）建立检验假设，确定检验水准

H_0：$\pi_1 = \pi_2 = \pi_3 = \pi_4$，即四组人群带菌率相同。

H_1：$\pi_1, \pi_2, \pi_3, \pi_4$ 不同或不全相同，即四组人群带菌率不同或不全相同。

（2）计算统计量 χ^2 值

$$\chi^2 = n\left(\sum \frac{A^2}{n_R n_C} - 1\right) = 808 \times \left(\frac{120^2}{190 \times 438} + \frac{70^2}{190 \times 370} + \frac{98^2}{169 \times 438} + \frac{71^2}{169 \times 370} + \frac{96^2}{170 \times 438} + \frac{74^2}{170 \times 370} + \right.$$

$$\left. \frac{124^2}{279 \times 438} + \frac{155^2}{279 \times 370} - 1\right) = 18.17$$

（3）确定 P 值：自由度 $df = (4-1)(2-1) = 3$，查附表 5 得，$\chi^2_{0.05}(3) = 7.81 < \chi^2 = 18.17$。故 $P < 0.05$。

（4）推断结论：在显著性水平 $\alpha = 0.05$ 下，拒绝 H_0，接受 H_1，可认为不同人群带菌率不同或不全相同。

案例 8-5 两家医院合作进行脑梗死疗效试验中，各医院受试病例的脑梗死部位构成比如表 8-7 所示，问两家医院病例梗死部位的构成比是否不同？（$\alpha = 0.05$）

表 8-7 甲乙两医院病例的脑梗死部位的分布

医院	皮层	基底节	混合型	例数
甲	63	20	5	88
乙	35	31	14	80
合计	98	51	19	168

分析：（1）建立检验假设

H_0：两家医院病例的梗死部位的构成比无差异。

H_1：两家医院病例的梗死部位的构成比有差异。

（2）计算统计量 χ^2 值

$$\chi^2 = 168 \times \left(\frac{63^2}{88 \times 98} + \frac{20^2}{88 \times 51} + \frac{5^2}{88 \times 19} + \frac{35^2}{80 \times 98} + \frac{31^2}{80 \times 51} + \frac{14^2}{80 \times 19} - 1 \right) = 14.29$$

（3）确定 P 值：按自由度 $df = (2-1)(3-1) = 2$，查 χ^2 分布临界值表，附表 5，得 $\chi^2_{0.05}(2) = 5.991 < \chi^2 = 14.29$，故 $P < 0.05$。

（4）推断结论：在显著性水平 $\alpha = 0.05$ 下，拒绝 H_0，接受 H_1，故可认为两家医院病例的脑梗死部位构成比有显著性差异，可比性较差。

行×列表资料的 χ^2 检验要注意以下两方面问题：

1. 一般认为行×列表 χ^2 检验时，不宜有 1/5 以上格子的理论数小于 5，或有小于 1 的理论数。当理论数太小可采取下列方法处理：

（1）增加样本含量以增大理论数；

（2）删去上述理论数太小的行和列；

（3）将太小理论数所在行或列与性质相近的邻行或邻列中的实际数合并，使重新计算的理论数增大。

由于后两法可能会损失信息，损害样本的随机性，不同的合并方式有可能影响推断结论，故不宜作常规方法。另外，不能把不同性质的实际数合并，如研究血型时，不能把不同的血型资料合并。

2. 若检验结果拒绝原假设，只能认为各总体率或总体构成比之间总的来说有差别，但不能认为每两组之间都有差异，或者某两者间有差别。如果需要知道各组之间是否不同，需要进一步进行组间的两两比较。

知识链接

皮尔逊——现代统计学的创立者

K.皮尔逊（Karl Pearson，1857—1936），英国著名统计学家和生物学家，现代统计学的奠基人。1879 年毕业于剑桥大学数学系，后去德国学习物理学、生理学、法律和文学。他分别在 1881 年和 1883 年担任伦敦国王学院和伦敦大学学院的数学教授。

K.皮尔逊在探求处理数据的方法过程中，首创了频数分布表与图；提出了多种概率分布曲线及其表达式，推进了次数分布曲线理论的发展和应用。1900 年他独立地重新发现了卡方（χ^2）分布，提出了有名的卡方（χ^2）检验法，他还深入研究了复相关、偏相关、相关比等理论，发展了高尔登的相关和回归理论，提出了似然函数、矩估计方法。目前，统计学上的一些常用术语，如"总体""众数""标准差""变差系数"等都出自 K.皮尔逊。其统计方法在生物学、遗传学、优生学等方面有广泛应用，被誉为"现代统计学之父"。

点滴积累 ∨

1. 行×列表 χ^2 检验，可用于多个样本率或构成比的比较。

2. 在用行×列表 χ^2 检验进行统计比较时，应注意其对资料的要求，即适用条件。

目标检测

一、单项选择题

1. 行×列表的 χ^2 检验应注意（　　）

    A. 任意格子的理论数若小于 5，则应该用校正公式

    B. 若有 1/5 以上格子的理论数小于 5，则要考虑合理并组

    C. 任一格子的理论数小于 5，就应并组

    D. 若有 1/5 以上格子的理论数小于 5，则应用校正公式

2. 两组计数配对资料比较，当 $b+a<40$，应选用下列哪个公式计算统计量来判断两组差异的来源（　　）

    A. $\sum\dfrac{(A-T)^2}{T}$ B. $n\left(\sum\dfrac{A^2}{n_R n_C}-1\right)$ C. $\dfrac{(\,|\,b-c\,|-1)^2}{b+c}$ D. $\dfrac{(b-c)^2}{b+c}$

3. 进行四个样本率比较的 χ^2 检验，如 $\chi^2>\chi^2_{0.05}(3)$，可认为（　　）

    A. 各总体率均不相同   B. 个样本率均不相同

    C. 各样本率不同或不全相同   D. 各总体率不同或不全相同

4. 两样本率比较，差别具有统计学意义时，P 值越小说明（　　）

    A. 两样本率差别大   B. 两总体率差别大

    C. 越有理由认为两样本率不同   D. 越有理由认为两总体率不同

5. χ^2 检验中的理论频数是根据（　　）得来的

    A. 格子数推出   B. 合并的率计算后

    C. 自由度计算   D. 实际频数与理论频数计算

6. 对于总合计数 $n=500$ 的 5 个样本率的资料做 χ^2 检验，其自由度为（　　）

    A. 499   B. 495   C. 1   D. 4

7. 四个样本率比较时，有一个格子的理论频数 $1<T<5$，则（　　）

    A. 必须先做合理的并组   B. 直接做 χ^2 检验

    C. 不能做校正 χ^2 检验   D. 必须做校正 χ^2 检验

8. 做两样本率的假设检验，其原假设检验是（　　）

    A. $\overline{X}_1=\overline{X}_2$ B. $\mu_1=\mu_2$ C. $B=C$ D. $\pi_1=\pi_2$

9. 若 $\chi^2\geqslant\chi^2_{0.05}(df)$，则（　　）

    A. $P\leqslant0.05$ B. $P\geqslant0.05$ C. $P<0.05$ D. $P=0.05$

二、问答题

1. χ^2 检验的主要用途是什么？

2. 行×列表资料 χ^2 检验的注意事项有哪些？

三、实例分析

1. 某医院将 162 例胃溃疡患者随机分为两组，分别用新研制的中西药合剂和西药治疗，结果见表 8-8。问两种药物的疗效有无差别？

表 8-8　两种疗法治疗胃溃疡的结果数据

治疗组	有效例数	无效例数	合计	有效率（%）
中西药合剂组	77	5	82	93.9
西药组	56	24	80	70.0
合计	133	29	162	82.1

2. 用复方敌百片、纯敌百片和灭虫宁三种药物驱钩虫，观察钩虫患者服药后 7 天的粪检钩虫卵阴转率，结果见表 8-9。问三种药物驱钩虫的疗效是否相同？

表 8-9　三种药物驱钩虫的疗效数据

药物	阴转例数	未阴转例数	合计	阴转率（%）
复方敌百片	28	9	37	75.7
纯敌百片	18	20	38	47.3
灭虫宁	10	24	34	29.4
合计	56	53	109	51.4

ER-08 复习题

（李　研）

第九章

相关与回归分析

导学情景

情景描述：

　　某医师在研究某种代乳粉价值时，用大白鼠做实验，欲了解大白鼠进食量与体重增加量有没有关系，能否用大白鼠的进食量来估计其体重的增加量？在实际医药领域研究中，常常需要对两个变量间的关系进行分析，例如人的年龄变化与血压、糖尿病人的血糖与胰岛素水平、孕妇的雌三醇水平与出生儿体重的关系等。

学前导语：

　　某些变量随着另一些变量的变化而变化，但又不像数学上的函数关系那样是确定的关系。相关分析是分析两个或多个变量间相互关系的统计分析方法，直线相关是分析两个随机变量有无线性相关关系的一种统计方法，相关系数是描述两个变量间线性相关密切程度与方向的统计指标。回归分析主要分析变量之间的依存关系，直线回归分析是利用直线回归方程描述两个变量间变化的数量关系。

第一节　线性相关分析

一、散点图

　　把实际测得的一对变量值，例如测定 10 名正常人的血样，经分离后血小板总量（10^{12}个/L）与其所含蛋白量（mg/L），分别作为点的横纵坐标，画在直角坐标系上，得到的图形，叫散点图，见图 9-1。

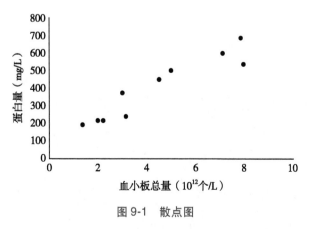

图 9-1　散点图

根据散点图判断相关关系是常用的直接方法,当图中的散点呈直线趋势时,说明变量 X 与 Y 之间存在一定的线性关系,这种关系称为线性相关,否则称非线性相关。

二、相关系数概念与计算

(一) 概念

假如我们对两个变量之间的关系进行了考察,并已绘制了散点图。我们可以在此基础上对散点图进行数量概括。两个随机变量,如果其中任一个随机变量由小变大或由大变小,另一个变量亦相应地由小变大或由大变小,并呈直线变化的趋势,表明这两个随机变量之间存在相关关系。相关的密切程度和方向用相关系数表示。总体相关系数用 ρ 表示,样本相关系数用 r 表示。

难点释疑

相关系数的取值范围

　　相关系数的值在-1和1之间。正相关时,相关系数的值在0和1之间,散点图是斜向上的,这时一个变量增加,另一个变量也增加。负相关时,相关系数的值在-1和0之间,散点图是斜向下的,这时一个变量增加,另一个变量减少。相关系数的绝对值越接近1,两变量的关联程度越强。相关系数的绝对值越接近0,两变量的关联程度越弱。

(二) 计算公式

相关系数是表示两变量间直线关系的密切程度和方向的一个统计指标。相关分析就是计算相关系数,对相关系数进行假设检验,并根据相关系数的大小判断相关的密切程度和方向。相关系数的计算公式为:

总体相关系数:

$$\rho = \frac{Cov(X,Y)}{\sqrt{D(X)D(Y)}} = \frac{E\left[(X-E(X))(Y-E(Y))\right]}{\sqrt{D(X)D(Y)}} \qquad \text{式(9-1)}$$

其中 $Cov(X,Y)$ 为 X 和 Y 的协方差, $D(X)$ 与 $D(Y)$ 分别为 X 和 Y 的方差。

样本相关系数:

$$r = \frac{l_{xy}}{\sqrt{l_{xx}}\sqrt{l_{yy}}} \qquad \text{式(9-2)}$$

其中:

$$l_{xx} = \sum_{i=1}^{n}(x_i - \bar{x})^2 = \sum_{i=1}^{n}x_i^2 - \frac{1}{n}\left(\sum_{i=1}^{n}x_i\right)^2$$

$$l_{yy} = \sum_{i=1}^{n}(y_i - \bar{y})^2 = \sum_{i=1}^{n}y_i^2 - \frac{1}{n}\left(\sum_{i=1}^{n}y_i\right)^2$$

$$l_{xy} = \sum_{i=1}^{n}(x_i - \bar{x})(y_i - \bar{y}) = \sum_{i=1}^{n}x_iy_i - \frac{1}{n}\left(\sum_{i=1}^{n}x_i\sum_{i=1}^{n}y_i\right)$$

案例 9-1 某医学院医学研究所测定 10 名正常人的血样,经分离后血小板总量(10^{12}个/L)与其所含蛋白量 mg/L 之间的关系如表 9-1 所示,计算其相关系数。

表 9-1 血小板总量与其所含蛋白量数据表

编号	1	2	3	4	5	6	7	8	9	10
血小板总量 x	4.95	7.06	2.00	7.94	1.37	7.82	4.48	3.00	3.14	2.17
蛋白量 y	500	660	214	537	192	688	451	375	240	214

分析: 1. 将血小板总量和蛋白量测量结果编制成相关系数计算表,见表 9-2。

表 9-2 血小板总量和蛋白量测量结果相关系数计算表

编号	x	x^2	y	y^2	xy
1	4.95	24.5025	500	250 000	2475.00
2	7.06	49.8436	660	435 600	4659.60
3	2.00	4.0000	214	45 796	428.00
4	7.94	63.0436	537	288 369	4263.78
5	1.37	1.8769	192	36 864	263.04
6	7.82	61.1524	688	473 344	5380.16
7	4.48	20.0704	451	203 401	2020.48
8	3.00	9.0000	375	140 625	1125.00
9	3.14	9.8596	240	57 600	753.60
10	2.17	4.7089	214	45 796	464.38
合计	43.93	248.0579	4071	1 977 395	21 833.04

2. 计算相关系数:

$$r = \frac{l_{xy}}{\sqrt{l_{xx}}\sqrt{l_{yy}}} = \frac{21\,833.04 - \dfrac{43.93 \times 4071}{10}}{\sqrt{248.0579 - \dfrac{43.93^2}{10}}\sqrt{1\,977\,395 - \dfrac{4071^2}{10}}}$$

$$= \frac{3949.137}{\sqrt{55.073\,41}\sqrt{320\,090.9}} = 0.9406$$

三、相关系数的假设检验

在对随机变量 X 和 Y 进行相关分析时,只有总体相关系数 $\rho=0$ 时,才能断定这两个变量之间无相关关系。而总体相关系数 $\rho=0$ 时,样本相关系数一般不为 0(存在抽样误差),所以虽然上例中样本相关系数高达 0.9406,还需要作假设检验,判断 $r\neq0$ 是由于抽样误差所致,还是两个变量之间确实存在相关关系。

相关系数的假设检验常用 t 检验法和查表法。

假设 $H_0:\rho=0$,且样本来自正态总体,费舍尔(Fisher)等人已经证明,在假设 H_0 成立的情况下,

统计量

$$t = \frac{r\sqrt{n-2}}{\sqrt{1-r^2}} \sim t(n-2)$$

作为假设 $H_0: \rho = 0$ 的检验统计量,对于显著性水平 α,拒绝域为 $|t| > t_{\alpha/2}(n-2)$,此时 $P < \alpha$。

案例 9-2 根据上题给出的数据,试判断血小板总量和蛋白量之间是否存在直线相关关系。

分析:(1) t 检验法:相关系数 t 检验的基本思想与样本均数与总体均数比较的 t 检验类似。

1)建立检验假设,确定检验水准:$\alpha = 0.05$。

$H_0: \rho = 0$,即两个变量 X 与 Y 之间无直线相关关系,

$H_1: \rho \neq 0$,即两个变量 X 与 Y 之间有直线相关关系。

2)计算检验统计量 t:

$$t = \frac{r\sqrt{n-2}}{\sqrt{1-r^2}} = \frac{0.9406\sqrt{8}}{\sqrt{1-0.9406^2}} \approx 7.8359$$

3)确定 P 值:自由度为 $10-2=8$,查 t 分布的临界值表,得 $t_{0.05/2}(8) = 2.306$。因为 $|t| = 7.84 > 2.306 = t_{0.05/2}(8)$,所以 $P < 0.05$。

4)作出统计推断:按 $\alpha = 0.05$ 显著性水平,拒绝 H_0,接受 H_1,可认为血小板总量和蛋白量之间存在直线相关关系。

(2)查表法:对于显著性水平 α,自由度 $df = n-2$,判断标准如下:

1)当 $|r| < r_{\alpha/2}(df)$ 时,则 $P > \alpha$,尚不能认为两个变量间有线性相关关系。

2)当 $|r| \geq r_{\alpha/2}(df)$ 时,则 $P < \alpha$,可认为两个变量间有线性相关关系。

案例 9-2 中查相关系数的临界值表,附表 8,可得 $r_{0.05/2}(8) = 0.6319$,因为 $|r| = 0.9406 > 0.6319 = r_{0.05/2}(8)$,所以 $P < 0.05$,可认为血小板总量和蛋白量之间存在直线相关关系。

相关是研究两个变量间的相互关系,而且这种相互关系是用相关系数反映的。在确实存在相关关系的前提下,r 的绝对值越大,两个变量间的关联程度越强,那么已知一个变量对预测另一个变量越有帮助;r 的绝对值越小,说明两个变量间的关系越弱,一个变量的信息对预测另一个变量的值无多大帮助。

一般来说,当样本量较大($n > 30$),对 r 进行假设检验后表明变量之间线性相关。$|r| \geq 0.7$,则表明两个变量高度相关;$0.4 \leq |r| < 0.7$,则表明两个变量中度相关;$0.2 \leq |r| < 0.4$,则表明两个变量低度相关。

点滴积累 ∨

1. 分析两个变量之间有无相关关系时,需根据数据先绘制散点图,散点图呈现直线趋势时,再作相关分析。

2. 只有当两个变量都服从正态分布时才可计算相关系数。

3. 计算出的样本相关系数,仅是总体相关系数的一个估计值,由于抽样误差的存在,还不能直接根据样本相关系数判断两变量之间有无相关关系,以及相关的密切程度,还必须对样本相关系数进行假设检验。

第二节 线性回归分析

英国人类学家高尔顿(F. Galton)和英国统计学家皮尔逊(Karl Pearson)对上千个家庭的身高、臂长、拃长(伸开大拇指与中指两端的最大长度)做了测量,发现:儿子身高(y 英寸)与父亲身高(x 英寸)存在线性关系:$\hat{y}=33.73+0.516x$,即高个子父代的子代在成年之后的身高平均来说不是更高,而是稍矮于其父代水平,而矮个子父代的子代的平均身高不是更矮,而是稍高于其父代水平。高尔顿将这种趋向于种族稳定的现象称之"回归"。

一、一元线性回归的模型

研究糖尿病患者血糖与其胰岛素水平的关系、研究儿童年龄与体重的关系等,并不像函数关系那样十分确定,但绘制成散点图后,能够看出散点的变化具有线性趋势。我们可以根据大量实测数据,寻求一个直线方程来描述两个变量间相互依存变化的近似线性的数量关系,这种方法称为回归分析,这个方程称为直线回归方程,据此方程描绘的直线就是回归直线。

(一) 回归方程的一般式

直线回归的任务就是要找出一个变量随另一个变量变化的直线方程,通用的一般式表达为:

$$\hat{y}=a+bx \qquad \text{式(9-3)}$$

式中 $\hat{y}$ 为由自变量 x 推算出的因变量 y 的估计值;a 为回归直线在 y 轴上的截距,即 $x=0$ 时的 y 值;b 为样本回归系数,即回归直线的斜率,表示当 x 变动 1 个单位时,y 平均变动 b 个单位。如果已知 a 与 b,用以代入一般式,即可求得直线回归方程。

(二) a 和 b 的计算式

根据数学原理,要使回归直线和实测点最近,则

$$\begin{cases} b=\dfrac{l_{xy}}{l_{xx}}=\dfrac{\displaystyle\sum_{i=1}^{n}x_iy_i-\dfrac{\displaystyle\sum_{i=1}^{n}x_i\sum_{i=1}^{n}y_i}{n}}{\displaystyle\sum_{i=1}^{n}x_i^2-\dfrac{\left(\displaystyle\sum_{i=1}^{n}x_i\right)^2}{n}} \\ a=\bar{y}-b\bar{x} \end{cases} \qquad \text{式(9-4)}$$

案例 9-3 求案例 9-1 的直线回归方程。

分析:将相关数值代入 a 和 b 的计算式,得

$$b=\frac{21\,833.04-\dfrac{43.93\times4071}{10}}{248.0579-\dfrac{43.93^2}{10}}=\frac{3949.137}{55.073\,41}$$

$$=71.71$$

$$a=\frac{4071}{10}-71.71\times\frac{43.93}{10}$$

$$= 92.08$$

代入回归方程一般式,得

$$\hat{y} = 92.08 + 71.71x$$

二、回归系数的显著性检验

直线回归方程是根据样本信息建立的,但其总体回归系数是否为零,还需做回归系数的假设检验。该假设检验通常用方差分析或 t 检验,两者的检验效果等价。

（一）方差分析

1. 建立检验假设,确定检验水准　显著性水平 $\alpha = 0.05$。

H_0：总体回归系数 $\beta = 0$，H_1：总体回归系数 $\beta \neq 0$。

2. 计算检验统计量 F

$$SS_{总} = \sum_{i=1}^{n} (y_i - \bar{y})^2 = l_{yy} = 1\ 977\ 395 - \frac{4071^2}{10} = 320\ 090.9$$

$$SS_{回归} = bl_{xy} = \frac{l_{xy}^2}{l_{xx}} = \frac{\left(21\ 833.04 - \dfrac{43.93 \times 4071}{10}\right)^2}{248.0579 - \dfrac{43.93^2}{10}} = \frac{3949.137^2}{55.073\ 41} = 283\ 179.9056$$

$$SS_{剩余} = SS_{总} - SS_{回归} = 36\ 910.9944$$

$$df_{总} = n - 1 = 9,\ df_{回归} = 1,\ df_{剩余} = n - 2 = 8$$

$$MS_{回归} = \frac{SS_{回归}}{df_{回归}} = \frac{283\ 179.9056}{1} = 283\ 179.9056$$

$$MS_{剩余} = \frac{SS_{剩余}}{df_{剩余}} = \frac{36\ 910.9944}{8} = 4613.8743$$

$$F = \frac{MS_{回归}}{MS_{剩余}} = \frac{283\ 179.9056}{4613.8743} = 61.3757$$

其中,$SS_{总}$ 称为总平方和,表示变量 y 的总变异;$SS_{回归}$ 称为回归平方和,表示 $SS_{总}$ 的变异中,可以用 x 与 y 的线性关系引起 y 变异来解释的部分;$SS_{剩余}$ 称为剩余平方和或残差平方和,说明除 x 对 y 的线性影响之外的一切其他随机因素对 y 的影响。

3. 确定 P 值　由 $\alpha = 0.05$,查 F 分布的附表 7,得 $F_\alpha(1, n-2) = F_{0.05}(1,8) = 5.32$。因为 $F = 61.3757 > 5.32 = F_{0.05}(1,8)$,所以 $P < 0.05$。

4. 作出统计推断　按 $\alpha = 0.05$ 显著性水平,拒绝 H_0,接受 H_1,可认为血小板总量和蛋白量之间存在线性回归关系。

（二）t 检验

回归系数 t 检验的基本思想与样本均数与总体均数比较的 t 检验类似。

1. 建立假设,确定检验水准　$\alpha = 0.05$。

H_0：总体回归系数 $\beta = 0$，H_1：总体回归系数 $\beta \neq 0$。

2. 计算检验统计量 t

$$s_{yx} = \sqrt{MS_{剩余}} = \sqrt{SS_{剩余}/df_{剩余}} = \sqrt{36\,910.9944/8} = \sqrt{4613.8743} = 67.9255$$

$$s_b = \frac{s_{yx}}{\sqrt{l_{xx}}} = \frac{67.9255}{\sqrt{55.073\,41}} = 9.1530$$

$$t = \frac{b-0}{s_b} = \frac{71.71}{9.1530} = 7.835$$

其中, s_b 为样本回归系数的标准误,反映样本回归系数与总体回归系数之间的抽样误差; s_{yx} 为剩余标准差,表示因变量 y 值对于回归直线的离散程度。

3. 确定 P 值　由 $\alpha = 0.05$,自由度 $df = 10-2 = 8$,查 t 分布的附表6,得 $t_{0.05/2}(8) = 2.306$ 。因为 $|t| = 7.835 > 2.306 = t_{0.05/2}(8)$,所以 $P < 0.05$ 。

4. 作出统计推断　按 $\alpha = 0.05$ 显著性水平,拒绝 H_0 ,接受 H_1 ,可认为血小板总量和蛋白量之间存在线性回归关系。

点滴积累　∨

1. 理解相关与回归的区别:相关主要研究变量间的相关程度,无自变量与因变量之分;回归则用函数方程表达两变量的从属关系,因变量随自变量变化的数量关系。

2. 正确选择自变量:自变量应选择变异程度小、容易选定、测定的变量担当。

3. 在回归分析中,被检验的对象或因变量必须是正态分布的随机变量;被检验的各个总体满足方差齐性;对被检验的各对观察数据而言,因变量从概率意义上应理解为是独立取得的。

4. 建立回归方程后必须进行假设检验,只有经假设检验拒绝无效假设后,回归方程才有意义。

5. 使用回归方程时,若无足够理由,不能将自变量的取值范围任意扩大到建立回归方程时自变量的取值范围以外。

第三节　多元回归分析简介

在医学研究实践中,影响某医学指标的因素往往不止一个,如人的体重与身高、胸围、肺活量等有关。若研究体重与这些因素的关系,一元线性回归受到限制,此时可采用多元线性回归来分析其关系。

多元回归分析是研究多个变量之间关系的回归分析方法,按因变量和自变量的数量对应关系可划分为一个因变量对多个自变量的回归分析(简称为"一对多"回归分析)及多个因变量对多个自变量的回归分析(简称为"多对多"回归分析),按回归模型类型可划分为线性回归分析和非线性回归分析。研究一个因变量与两个或两个以上自变量的回归称为多元线性回归,是反映一种现象或事物的数量依多种现象或事物的数量的变动而发生相应变动的规律。

例如:某研究者收集了某地区过去16年的蛾量、卵量、降水量、雨日以及幼虫密度的历史数据,

这里蛾量、卵量、降水量和雨日可以统计得到,因此需要这 4 个自变量来预测因变量幼虫密度,这里建立模型如下:

$$\hat{y} = a + b_1x_1 + b_2x_2 + b_3x_3 + b_4x_4$$

其中,y 表示幼虫密度,a 为随机误差,x_1 为蛾量,b_1 为蛾量的影响系数,x_2 为卵量,b_2 为卵量的影响系数,x_3 为降水量,b_3 为降水量的影响系数,x_4 为雨日,b_4 为雨日的影响系数。$b_j(j=1,2,\cdots,n)$ 称为偏回归系数。

多元回归的参数估计和假设检验较复杂,计算量大,常采用统计软件来完成。下面以一个实例来说明多元线性回归的参数估计和假设检验。

案例 9-4 根据表 9-3 资料,用多元回归分析方法分析某病患者血红蛋白含量与微量元素之间关系。

表 9-3 20 名某病患者血液中血红蛋白含量与微量元素含量数据表

编号	血红蛋白 g/L	钙 mmol/L	铁 µmol/L	锰 mmol/L	铜 µmol/L
1	7.26	1.803	5.526	103.74	18.856
2	13.28	1.350	8.033	23.66	17.553
3	13.02	1.787	8.382	14.56	25.764
4	14.00	1.625	8.417	89.18	19.028
5	7.50	1.653	6.143	7.28	10.974
6	14.21	1.471	8.161	20.02	15.888
7	10.25	1.753	7.319	21.84	18.683
8	12.88	1.089	7.031	1.82	9.232
9	12.50	1.372	8.016	21.84	15.920
10	12.11	1.509	6.881	1.82	17.851
11	9.31	1.307	5.857	34.58	13.141
12	11.57	1.531	8.055	38.22	21.682
13	11.75	1.345	7.268	14.56	20.567
14	12.25	2.154	7.874	32.76	27.962
15	11.00	1.506	6.876	1.82	17.929
16	8.26	1.255	5.226	89.18	20.850
17	10.50	1.381	8.000	21.84	15.590
18	11.50	1.556	7.022	40.04	22.231
19	14.31	1.479	8.198	25.48	17.741
20	12.23	2.153	7.860	30.94	27.962

将上述数据用统计软件进行分析,得各变量对应的参数估计值及检验结果如表9-4、表9-5所示。

表9-4 多元回归方差分析表

变异来源	SS	df	MS	F	P
回归	65.153	4	16.288	13.326	0.000
剩余	18.334	15	1.222		
总变异	83.487	19			

表9-5 偏回归系数及其假设检验

变量	参数	标准误	标准化参数	t	P
常量	0.646	2.414	—	0.268	0.792
钙	-2.462	1.335	-0.321	-1.844	0.085
铁	1.828	0.301	0.851	6.077	0.000
锰	-0.003 27	0.010	-0.046	-0.331	0.745
铜	0.074 98	0.080	0.176	0.941	0.361

根据样本资料建立的回归方程需进行假设检验,采用方差分析检验方程中每个偏回归系数的总体参数是否都为零。

（一）方差分析

1. 建立检验假设,确定检验水准 $\alpha = 0.05$

H_0：$\beta_1 = \beta_2 = \beta_3 = \beta_4 = 0$ 总体回归系数为 0；

H_1：各 β_j 不等于 0 或不全等于 0。

2. 计算检验统计量 F

$$F = \frac{MS_{回归}}{MS_{剩余}} = \frac{16.288}{1.222} = 13.326$$

3. 确定 P 值 表9-4 中可见，$P = 0.000 < 0.05$。

4. 作出统计推断 按 $\alpha = 0.05$ 显著性水平,拒绝 H_0,接受 H_1,可认为存在线性回归关系,多元回归方程成立。

（二）t 检验

回归方程成立,并不意味着每个自变量对因变量的影响均有显著性意义。需对偏回归系数进行假设检验,常用 t 检验对偏回归系数进行统计推断。

$$H_0：\beta_j = 0, H_1：\beta_j \neq 0, \alpha = 0.05。$$

统计量 $t = \dfrac{b_j}{S_{b_j}}$,其中 b_j 为偏回归系数,S_{b_j} 为偏回归系数对应的标准误。

从表9-5中可知,元素铁对应的元素回归系数为1.828,相应$P=0.000<0.05$,表明元素铁对血红蛋白含量的影响具有显著性意义,而其他元素对应的$P>0.05$,说明其他元素对血红蛋白含量的影响无显著性意义。

目标检测

一、单项选择题

1. 下列关系中属于线性负相关的是( )

    A. 父母的身高与子女身高的关系   B. 身高与手长

    C. 吸烟与健康的关系   D. 数学成绩与物理成绩的关系

2. 相关系数为零时,表明两个变量间( )

    A. 无相关关系   B. 无直线相关关系

    C. 无曲线相关关系   D. 中度相关关系

3. 两个变量间的线性相关关系愈不密切,相关系数r值就愈接近( )

    A. −1   B. 1   C. 0   D. −1 或 1

4. 根据回归方程$\hat{y}=a+bx$( )

    A. 只能由变量x去预测变量y

    B. 只能由变量y去预测变量x

    C. 可以由变量x去预测变量y,也可以由变量y去预测变量x

    D. 能否相互预测,取决于变量x和变量y之间的因果关系

二、问答题

1. 简述相关系数的概念和意义。

2. 简述直线相关与回归的区别和联系。

3. 在直线回归中,回归系数b的意义是什么?

三、实例分析

1. 在一项药物有效期的研究中,研究者按新药审批规定,在生产后的不同存放时期从三批药品中各取1片,重复三次测量药品的主要成分含量。存放时间与重复测量结果的均数见表9-6。试计算存放时间x(天)与主要成分含量y(mg)的相关系数。并对其进行假设检验。

表9-6 某药生产后不同时期重复测量结果均数表

编号	1	2	3	4	5	6
存放时间 x	0	3	6	9	12	15
重复测量结果的均数 y	52	51	50	50	48	47

2. 某药物分析实验室测得砷含量(μg)与吸光度数据,见表9-7,试建立砷含量对吸光度的回归方程,并对回归系数进行假设检验。

表 9-7 某药物分析实验室测得砷含量与吸光度数据表

编号	1	2	3	4	5	6
砷含量 x	0	2	4	6	8	10
吸光度 y	0.014	0.106	0.202	0.280	0.381	0.470

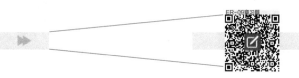

ER-09章习题

（叶 海）

第十章

正交实验设计

导学情景 ∨

情景描述：

　　某药厂考察影响原料药转化率的关键条件是反应温度、反应时间以及用碱量，如果用量及时间掌握不好，会直接影响转化率，据经验及现有条件，反应温度、反应时间以及用碱量各有 3 种不同的选项，分别是 75℃、85℃、95℃，60min、120min、180min 和 25kg、35kg、50kg，现在的问题是如何确定最佳生产条件，使转化率最高？是否需要按部就班的做 $3^3 = 27$ 次实验，再从中找到最佳生产条件呢？

学前导语：

　　正交实验设计是研究多因素多水平的一种实验设计方法，是一种高效、快速、经济的实验设计方法。例如针对上述问题，按全面实验要求，需进行 $3^3 = 27$ 种组合的实验，若按 $L_9(3^4)$ 正交表安排实验，只需做 9 次实验即可。这种设计不仅能确定最佳生产条件，使转化率最高，而且还能明确各因素的主次地位及因素之间的交互影响。同时正交实验设计避免了全面实验工作量过大的弊病，因而正交设计在很多领域的研究中得到广泛应用。

第一节　基本概念

一、因素、水平、指标

（一）因素

　　在实验过程中，影响实验结果的条件称为因素。即实验中考查验证的对象，常用大写字母 A, B, C 表示。例如某药厂考察影响原料药转化率的关键条件是反应温度、反应时间以及用碱量，如果掌握不好，会直接影响转化率，同时造成不必要的浪费。这里，反应温度、反应时间以及用碱量就是待考察的因素，分别用 A, B, C 表示。

　　因素的确定是正交设计中表头设计的关键，所谓表头设计就是将因素及其交互作用在正交表的表头上进行合理的安排。因素决定选用正交表的列数，一个表头设计就是一个实验设计方案。一般来讲，在一项实验中，涉及的因素可能很多，我们不可能把所有的因素全部考虑进去，通常需要对几个关键因素进行研究即可。因此在实验之前，根据研究目的和其他条件，结合专业知识和实践经验，精选几个重要的实验因素。在多因素中，某些已成定论的因素可以固定化，而不必列入此实验的因素中加以讨论。正交实验中，需观察的因素宜少不宜多。

（二）水平

因素在实验中可能存在的不同状态称为水平,常用表示该因素的大写字母加下标数字来表示。如不同的反应温度表示为 A_1,A_2,A_3 等,不同的反应时间表示为 B_1,B_2,B_3 等。水平的确定(有或无、不同温度、不同时间、不同剂量等)取决于实验目的,如实验的目的是决定因素的取舍,则可设 2 水平,如考察最佳反应温度、最佳反应时间等,则根据客观条件适当选取多水平。

（三）指标

衡量实验结果好坏的标准称为实验指标,简称指标,常用 y 表示。通常情况下,在制订实验方案的同时,就应根据实验目的,确定出最能客观反映实验结果好坏的一个或几个考察指标。实验研究的内容和对象不同,实验指标也各式各样。从评定方法来讲,有定量指标和定性指标之分。凡是靠客观仪器的度量得到的指标称为定量指标,如收率、转化率等,而靠人的感觉器官评定的指标称为定性指标,如产品的颜色、光洁度、气味等。在正交实验中,遇到定性指标,通常用评定等级或打分的方法将其化为定量指标加以处理。通常把一个指标的实验称为单指标实验,两个或两个以上指标的实验称为多指标实验。在分析实验结果时总是把多指标问题归结为单指标问题加以考虑。

指标的选择与评定也是决定实验成败的重要问题。在选择指标时,应尽量采用误差较小的定量指标,在评定指标时,尽量避免评定误差,尤其是定性指标的评定,需请专业经验更丰富的人员参加,切忌主观片面。

二、正交表、交互作用

（一）正交表

正交表是已经制作好的一整套规则化的表,是正交实验中合理安排实验,并对实验数据进行统计分析的主要工具。其表示方法如图 10-1 所示:

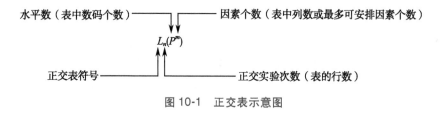

图 10-1 正交表示意图

这里 L 为正交表的符号,n 为正交实验的次数,P 为水平数,m 为列数,也就是可能安排最多的因素个数。$L_n(P^m)$ 表示最多可以安排 m 个 P 水平因素的实验,正交实验次数为 n 次,全面实验次数为 P^m 次。例如 $L_8(2^7)$ 表示最多可安排 7 个因素,每个因素均为 2 水平,正交实验次数为 8 次,而全面实验次数需要 $2^7=128$ 次。一个正交表中也可以各列的水平数不相等,我们称它为混合型正交表,如 $L_8(4^1 \times 2^4)$ 表的 5 列中,有 1 列为 4 水平,4 列为 2 水平。

案例 10-1 在多因素多水平的正交实验设计中,请问:

（1）如何选择合适的正交表?

（2）$L_9(3^4)$ 中的字母和数字各代表什么意思?

分析:(1) 在进行正交实验时,首先确定本次实验的因素数和水平数,然后根据因素数和水平数选择合适的正交表。

(2) 表 $L_9(3^4)$ 表示本次实验最多可安排 4 个因素,每个因素均为 3 水平,正交实验次数为 9 次。其正交表见表 10-1。其他正交表见附表 9。

表 10-1　$L_9(3^4)$ 正交表

实验号	列号			
	1	2	3	4
1	1	1	1	1
2	1	2	2	2
3	1	3	3	3
4	2	1	2	3
5	2	2	3	1
6	2	3	1	2
7	3	1	3	2
8	3	2	1	3
9	3	3	2	1

如上表所示,正交表有如下特点:

1. 正交性

(1) 任一列中,3 个水平都出现,且出现的次数相等。如 $L_9(3^4)$ 中不同的数字只有 1、2 和 3,它们各出现 3 次,具有均衡分散性。

(2) 任两列之间各种不同水平的所有可能组合都出现,且出现的次数相等。如 $L_9(3^4)$ 中第 1 列和第 2 列之间的组合 $(1,1),(1,2),(1,3),(2,1),(2,2),(2,3),(3,1),(3,2),(3,3)$ 各出现一次。

2. 代表性　任一列的各水平都出现,使得部分实验中包括了所有因素的所有水平;任两列的所有水平组合都出现,使任意两因素间的实验组合为全面实验,因此具有很强的代表性。

3. 综合可比性

(1) 任一列的各水平出现的次数相等。

(2) 任两列间所有水平组合出现次数相等,使得任一因素各水平的实验条件相同。

知识链接

正交实验设计法发展史

我国于 20 世纪 60 年代引进了正交实验设计法,张里千教授发明的中国型正交实验设计法,应用计算简便的极差分析法,使得正交实验设计广泛应用于工业生产和科研实践中。特别是方开泰教授于 1972 年提出了"直观分析法",将方差分析的思想体现于点图和极差计算之中,使正交设计的统计分析大大简化,对正交设计在我国的普及和应用起了极大的促进作用。

（二）交互作用

在多因素实验中，不仅因素对指标有影响，而且因素之间的联合搭配也对指标产生影响，我们把因素间的联合搭配对实验指标产生的影响作用称为交互作用。因素之间的交互作用总是存在的，一般地，当交互作用很小时，我们就认为因素间不存在交互作用。有交互作用的正交实验设计，我们将在本章第四节加以讨论。

难点释疑

正交表中字母及数字的含义

$L_n(P^m)$ 表示最多可以安排 m 个 P 水平因素的实验，正交实验次数为 n 次，全面实验次数为 P^m 次。水平数 P 与表中数码个数相同，因素个数 m 不能超过表中的列数。

点滴积累 ∨

1. 在实验过程中，影响实验结果的条件称为因素，因素在实验中可能存在的不同状态称为水平，衡量实验结果好坏的标准称为指标。

2. $L_n(P^m)$ 表示最多可以安排 m 个 P 水平因素的实验，正交实验次数为 n 次，全面实验次数为 P^m 次。

3. 正交表具有正交性、代表性和综合可比性的特点。

第二节　用正交表安排实验

利用正交表进行实验设计的基本步骤为：

1. 明确实验目的，确定实验指标　实验指标有定量指标和定性指标，有时可将定性指标定量化。实验指标又可分为单个指标和多个指标，主要由实验结果决定。

2. 选因素、定水平，列因素水平表　影响实验指标的诸多因素中，筛选出需要考察的实验因素。并根据文献和预结果，结合实际确定每个因素的水平，一般以 2~4 个水平为宜。

3. 选择合适的正交表　正交表的选取原则是在能够安排下实验因素的前提下，尽可能选用较小的正交表，以减少实验次数。水平数不等时，可选用适当的混合型正交表。

4. 表头设计　把实验因素分别安排到正交表的各列中去，各因素可随机安排在各列上。

5. 编制实验方案　按方案进行实验，记录实验结果。

一、二水平实验

案例 10-2　观察麻黄汤对失血性休克的疗效，麻黄汤由麻黄（A）、甘草（B）、桂枝（C）和杏仁（D）共 4 味药组成，每味药各取 2 水平，麻黄（A）（4g，8g）、甘草（B）（4g，2g）、桂枝（C）（9g，6g）和杏仁（D）（5g，10g）。分别用 A_1、A_2，B_1、B_2，C_1、C_2，D_1、D_2 表示。列表 10-2 如下：

表 10-2　因素水平表

水平	因素			
	麻黄（g）(A)	甘草（g）(B)	桂枝（g）(C)	杏仁（g）(D)
1	4	4	9	5
2	8	2	6	10

试问:如何科学合理安排实验?

分析:实验设计如下:

实验目的是考察麻黄汤对失血性休克的疗效,因此确定疗效为实验指标,为单指标实验。考察 4 个因素,每个因素都有 2 个水平,可选择 $L_8(2^7)$ 正交表安排正交实验。在 $L_8(2^7)$ 正交表中,4 个因素可安排在该表的 7 列中的任意 4 列上,现分别将麻黄(A)、甘草(B)、桂枝(C)和杏仁(D)安排在第 1、2、3、5 上,表中每列的数字就代表对应因素的水平,每一行就是一次实验的条件。例如第 5 行就是第 5 号实验,因素麻黄(A)、甘草(B)、桂枝(C)和杏仁(D)的水平分别为 2、1、2、2,实验条件可记为 $A_2B_1C_2D_2$,表示实验中麻黄剂量为 8g、甘草 4g、桂枝 6g、杏仁 10g。此实验按实验号只需进行 8 次实验,为了防止系统误差,一般不按实验序号来做这 8 次实验,而应随机排序来完成这些实验,并将实验结果数据记录在表的最后一列(本案例未列出实验结果数据)。正交实验方案如表 10-3 所示。

表 10-3　实验方案表

实验号	列号（因素）							实验结果
	1(A)	2(B)	3(C)	4	5(D)	6	7	
1	1(4g)	1(4g)	1(9g)	1	1(5g)	1	1	
2	1	1	1	2	2(10g)	2	2	
3	1	2(2g)	2(6g)	1	1	2	2	
4	1	2	2	2	2	1	1	
5	2(8g)	1	2	1	2	1	2	
6	2	1	2	2	1	2	1	
7	2	2	1	1	2	2	1	
8	2	2	1	2	1	1	2	

则实验方案为:$A_1B_1C_1D_1,A_1B_1C_1D_2,\cdots,A_2B_2C_1D_2$,共 8 种。

二、三水平实验

案例 10-3　某药厂为了考察原料药(某种化工产品)转化率的影响条件,根据经验选择了 3 个相关因素:反应温度(A)、反应时间(B)、用碱量(C),每个因素取 3 个水平,反应温度(A)(75℃,85℃,95℃)、反应时间(B)(60 分钟,120 分钟,180 分钟)、用碱量(C)(25kg,35kg,50kg),分别用 A_1、A_2、A_3、B_1、B_2、B_3、C_1、C_2、C_3 表示,列表 10-4 如下:

表 10-4　因素水平表

水平	因素		
	反应温度（℃）（A）	反应时间（min）（B）	用碱量（kg）（C）
1	75	60	25
2	85	120	35
3	95	180	50

试问：如何科学合理安排实验？

分析：实验设计如下：

该实验目的是提高原料药的转化率，因此确定转化率为实验指标，为单指标实验。考察3个因素，每个因素都有3个水平，可选择 $L_9(3^4)$ 正交表安排正交实验。在 $L_9(3^4)$ 正交表中，3个因素可安排在该表的4列中的任意3列上，现分别将因素反应温度(A)、反应时间(B)、用碱量(C)安排在第1、2、3列上，表中每列中的数字就代表对应因素的水平，每一行就是一次实验的实验条件。例如第3行就是第3号实验，实验因素反应温度(A)、反应时间(B)、用碱量(C)的水平分别为1、3、3，可记为 $A_1B_3C_3$，表示实验反应温度为75℃、反应时间为180分钟、用碱量为50kg，如此进行9次实验。为了防止系统误差，一般不按实验序号来做这9次实验，而应随机排序来完成这些实验，并将实验结果数据记录在表的最后一列，如表10-5所示。

表 10-5　实验方案及实验结果

实验号	列号（因素）				实验结果（转化率 y%）
	1（温度 A）	2（时间 B）	3（用碱量 C）	4	
1	1(75℃)	1(60min)	1(25kg)	1	34
2	1	2(120min)	2(35kg)	2	57
3	1	3(180min)	3(50kg)	3	41
4	2(85℃)	1	2	3	56
5	2	2	3	1	42
6	2	3	1	2	45
7	3(95℃)	1	3	2	60
8	3	2	1	3	65
9	3	3	2	1	67

则实验方案为：$A_1B_1C_1$，$A_1B_2C_2$，…，$A_3B_3C_2$，共9种。

三、不等水平实验

当实验中各因素的水平数不完全相同时，称为不等水平实验。此时，可选用混合型正交表安排实验，考察实验条件，讨论实验结果。

案例 10-4　考察灰黄霉素（DMF）溶液处方 pH 稳定性，研究人员以使用量(A)、包装材料(B)、储存温度(C)为实验因素进行混合正交实验,使用量(A)选 4 水平(120g、140g、160g、180g),包装材料(B)选 2 水平(玻璃瓶、塑料瓶),储存温度(C)选 2 水平(40℃、25℃),此时可选用 $L_8(4^1 \times 2^4)$ 混合正交表,实验因素与水平见表 10-6,按此设计配制灰黄霉素溶液,含量为 0.6g/100ml,测定 pH 值;放置 3 个月后,再次测定 pH,并计算 pH 的增值。实验方案(前后两次实验方案相同)及结果见表 10-7。

表 10-6 因素水平表

水平	因素		
	DMF 用量(g)(A)	包装材料(B)	储存温度(℃)(C)
1	120	玻璃瓶	40
2	140	塑料瓶	25
3	160		
4	180		

表 10-7 实验方案及实验结果

实验号	列号(因素)					实验结果 pH 增值
	1(DMF 用量 A)	2(包装材料 B)	3(储存温度 C)	4	5	
1	1(120g)	1(玻璃瓶)	1(40℃)	1	1	1.59
2	1	2(塑料瓶)	2(25℃)	2	2	0.67
3	2(140g)	1	1	2	2	1.84
4	2	2	2	1	1	0.75
5	3(160g)	1	2	1	2	0.58
6	3	2	1	2	1	1.68
7	4(180g)	1	2	2	1	0.59
8	4	2	1	1	2	1.84

则实验方案为:$A_1B_1C_1$,$A_1B_2C_2$,$\cdots$,$A_3B_1C_2$,$\cdots$,$A_4B_2C_1$,共 8 种。

四、实验结果的直观分析

正交实验结果仅仅是一组数据,到底哪一组实验是最佳实验方案,还需进一步分析,常用的分析方法为直观分析法和方差分析法,本节介绍直观分析法,方差分析法将在本章第五节加以讨论。

直观分析法步骤如下:

1. 计算每个因素各水平实验结果的平均值;

2. 求极差,确定主次因素。某因素的极差大,就表明该因素对实验指标影响大,反之亦然;

3. 选取最优组合,得到最优实验条件;

4. 做因素与指标趋势图,直观分析出指标与各因素水平波动的关系。

本节案例10-3中,由表10-5中实验结果数据可看出,第9号实验的转化率最高,但其实验条件 $A_3B_3C_2$ 未必是各因素水平的最优组合。为求最优实验条件,必须对实验结果进行直观分析。

案例10-5 结合案例10-3,试针对表10-5实验结果采用直观分析法,确定最优实验条件。

分析:直观分析法步骤如下:

1. 计算每个因素各水平的实验结果平均值 $\overline{K_i}$ 由表10-5知,各因素同一水平下各做了3次实验,我们对表中的每个因素列中同一水平所对应的实验结果(转化率 y_i)分别求其和 K_i,并求其平均值 $\overline{K_i}$。

如对因素 A 的3个水平 A_1、A_2、A_3 求其平均转化率:

$A_1:K_1=y_1+y_2+y_3=34+57+41=132$,平均转化率 $\overline{K_1}=132/3=44$

$A_2:K_2=y_4+y_5+y_6=56+42+45=143$,平均转化率 $\overline{K_2}=143/3=47.7$

$A_3:K_3=y_7+y_8+y_9=60+65+67=192$,平均转化率 $\overline{K_3}=192/3=64$

注意:A 因素取同一水平时的3次实验中,因素 B、C 均取遍三个水平,而且三个水平各出现1次,表明对因素 A 的每个水平而言,B、C 因素的变动是平等的,故上述计算的平均转化率 $\overline{K_i}(i=1,2,3)$ 分别反映了因素 A 的三个不同水平对实验指标影响的大小,其中因素 A 取第三水平时最好,平均转化率最高,达64%。同样可计算出因素 B、C 的各水平的平均转化率,结果见表10-8。

表10-8 直观分析法计算表

实验号	列号(因素)				实验结果转化率 y_i
	1(温度 A)	2(时间 B)	3(用碱量 C)	4	
1	1	1	1	1	34
2	1	2	2	2	57
3	1	3	3	3	41
4	2	1	2	3	56
5	2	2	3	1	42
6	2	3	1	2	45
7	3	1	3	2	60
8	3	2	1	3	65
9	3	3	2	1	67
K_1	132	150	144	143	
K_2	143	164	180	162	
K_3	192	153	143	162	
$\overline{K_1}$	44	50	48	47.7	
$\overline{K_2}$	47.7	54.7	60	54	
$\overline{K_3}$	64	51	47.7	54	
R_j	20	4.7	12.3	6.3	

2. 求出每个因素的极差 R,确定因素的主次 因素列中各水平的实验结果平均值 $\overline{K_i}$ 的最大值与最小值之差称为该因素的极差,用 R 表示。则因素 A、B、C 的极差分别是:

$$A:R_1=64-44=20$$

$$B:R_2=54.7-50=4.7$$

$$C:R_3=60-47.7=12.3$$

由于正交表的均衡搭配特性,各个因素列的平均转化率的差异可认为是由该因素列的不同水平所引起,而该列极差的大小,就表明该因素对实验结果影响的大小,故各因素极差的大小也就决定了实验中各因素的主次。在本例中,由表 10-8 的极差 R 值知,A 因素($R=20$)为主要因素,C 因素($R=12.3$)次之,B 因素($R=4.7$)是次要因素,即各因素的主次顺序为:A,C,B。

3. 选取最优的水平组合,得到最优实验条件 在实际应用中,在确定最优实验条件时,主要因素一定取最好水平,而次要因素特别是不显著的因素往往可视条件、成本等取适当的水平,在此基础上来确定各因素水平的最优组合。

如在本例中,B 因素——反应时间是次要因素,实验进行 60 分钟时平均转化率是 50%,进行 120 分钟时平均转化率是 54.7%,此时转化率仅提高 4.7%,实验时间却增加了 1 倍,权衡利弊,我们也可考虑反应时间取 60 分钟,即实际的最优实验条件可取为 $A_3B_2C_2$ 或 $A_3B_1C_2$。故最优实验条件为反应温度 95℃、反应时间 120 分钟、用碱量为 35kg,或者反应温度 95℃、反应时间 60 分钟、用碱量为 35kg。

值得注意的是,我们得到的这两个实验条件并没有包含在已做过的 9 次正交实验中,如果按这两个最优实验条件作验证性实验一般都会得到比那 9 次实验更好的结果。

4. 各因素水平变化时实验指标的变化规律 以因素为横坐标,实验指标为纵坐标绘制折线图,如图 10-2 所示。

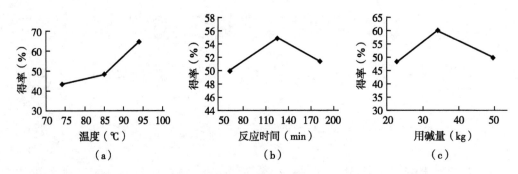

图 10-2 因素与实验指标间的变化规律图

▶▶ **课堂活动**

在案例 10-3 中,如果增加第 4 个因素为湿度(D),取 3 个水平为 60%、75%、90%,则如何设计正交实验,实验最优条件又该是什么?

点滴积累 ∨

1. 单指标正交实验实验设计基本步骤：①明确实验目的，确定实验指标；②选因素、定水平，列因素水平表；③选择合适的正交表；④表头设计；⑤编制实验方案并按方案进行实验，记录实验结果。
2. 实验结果直观分析法的步骤：①计算每个因素各水平的实验结果平均值；②求出极差，确定因素的主次；③选取最优组合，得到最优实验条件；④做因素与指标趋势图，直观分析出指标与各因素水平波动的关系。

第三节　多指标实验

多指标实验是指实验指标为两个或两个以上的实验分析。多指标实验结果必须统筹兼顾，寻找使各指标都尽可能好的条件。常用的分析方法有综合加权评分法、综合平衡法。

一、综合加权评分法

将每个实验所得各指标实测值转化成一个总评分，然后以此评分作为单指标来进行统计的分析方法叫做综合加权评分法。其评分方法比较灵活，主要根据实际生产的要求或按其指标的重要程度，采用加权评分法，有了分数就可按照单指标的方法去分析。

案例 10-6 某药物欲制备成微丸，先将原料药与辅料分别过 80 目筛，按处方量混合均匀，加入不同量的 4% 羟丙基甲基纤维素作为黏合剂，采用挤出滚圆法制备。黏合剂用量(A)、挤出速度(B)、滚圆速度(C)、滚圆时间(D)共 4 因素，每因素各取 3 水平，黏合剂用量(A)(13.5ml、14ml、14.5ml)，挤出速度(B)(27Hz、30Hz、33Hz)，滚圆速度(C)(30Hz、33Hz、35Hz)，滚圆时间(D)(3 分钟、5 分钟、8 分钟)，试考察上述因素及水平对该微丸质量的影响，从而筛选出最佳制剂处方及工艺。请问：(1) 如何进行正交实验设计？(2) 如何处理实验数据，并确定最佳制剂工艺条件？

分析：(1) 正交实验设计

1) 本次实验目的：制备 20~24 目的微丸。实验指标：圆整度(X_1)、脆碎度(X_2)和收率(X_3)。

2) 选因素、定水平，列因素水平表，见表 10-9。

表 10-9　因素水平表

水平	因素			
	黏合剂用量（ml）(A)	挤出速度（Hz）(B)	滚出速度（Hz）(C)	滚出时间（min）(D)
1	13.5	27	30	3
2	14.0	30	33	5
3	14.5	33	35	8

3) 选择合适的正交表，编制实验方案，按方案进行实验。由于本实验有 4 个因素 3 个水平，因此可选用 $L_9(3^4)$ 来安排实验方案进行实验。

（2）实验结果分析：以 20~24 目的微丸的圆整度（X_1）、脆碎度（X_2）和收率（X_3）等作为质量评价指标。为了顺利包衣，将圆整度作为主要评价指标，设权重为 0.5，脆碎度和收率的权重分别为 0.3 和 0.2。每个指标按 100 分打分，并按下式计算评价结果：$Y = 0.5X_1 + 0.3X_2 + 0.2X_3$。Y 值越大，相应的条件越好。其结果见表 10-10。

表 10-10　直观分析计算表

实验号	列号（因素）				实验结果			
	1（A）	2（B）	3（C）	4（D）	X_1	X_2	X_3	Y
1	1	1	1	1	80	50	80	71.0
2	1	2	2	2	80	82	84	85.0
3	1	3	3	3	80	60	70	72.0
4	2	1	2	3	86	46	75	71.8
5	2	2	3	1	79	92	66	80.3
6	2	3	1	2	84	37	85	70.1
7	3	1	3	2	75	65	65	70.0
8	3	2	1	3	87	34	60	65.7
9	3	3	2	1	71	60	55	67.2
$\overline{K_1}$	76.3	67.7	65.7	69.6				
$\overline{K_2}$	74.1	74.8	72.5	75.8				
$\overline{K_3}$	67.6	68.4	72.8	68.5				
R_j	8.7	7.1	7.1	4.3				

各因素的影响主次顺序：A，B＝C，D。根据综合评分，确定各因素最优水平组合为：$A_1B_2C_3D_2$，即黏合剂用量 13.5ml，挤出速度 30Hz，滚圆速度 35Hz，滚圆时间 5 分钟。

二、综合平衡法

综合平衡法就是对测得的各个指标，先逐一分别按单指标计算分析，找出其因素水平的最优组合，再根据各项指标重要性及其各项指标中因素主次、水平优劣等进行综合平衡，最后确定整体最优组合。

案例 10-7　筛选酒炙龙胆的最佳炮制工艺，以龙胆苦苷、水溶性浸出物含量为指标，选择炮制工艺中主要影响因素为加热温度（A）、黄酒用量比例（B）、加热时间（C），每因素各取 3 水平，加热温度（A）（80℃、100℃、120℃），黄酒用量比例（B）（10%、15%、20%），加热时间（C）（20 分钟、40 分钟、60 分钟）。试问：

（1）如何进行正交实验设计？

（2）如果采用综合平衡法怎样确定最佳炮制工艺？

分析：（1）实验设计

1）实验目的：筛选酒炙龙胆的最佳炮制工艺；实验指标：龙胆苦苷含量（Y_1）、水溶性浸出物含量（Y_2）。

2）选因素、定水平,列因素水平表见表 10-11。

表 10-11　因素水平表

水平	因素		
	加热温度（℃） （A）	黄酒用量比例（%） （B）	加热时间（min） （C）
1	80	10	20
2	100	15	40
3	120	20	60

3）选择合适的正交表,编制实验方案,按方案进行实验。由于本实验有 3 个因素 3 个水平,因此可选用 $L_9(3^4)$ 来安排实验方案进行实验,记录实验结果并进行分析。

（2）实验结果分析:采用综合平衡法:各成分含量以越高为好,分别对 Y_1 和 Y_2 进行直观分析,其结果见表 10-12。

表 10-12　直观分析计算表

实验号	列号（因素）				实验方案	实验结果	
	1（A）	2（B）	3（C）	4		Y_1	Y_2
1	1	1	1	1	$A_1B_1C_1$	2.117	53.73
2	1	2	2	2	$A_1B_2C_2$	2.255	53.74
3	1	3	3	3	$A_1B_3C_3$	1.900	52.20
4	2	1	2	3	$A_2B_1C_2$	2.044	55.77
5	2	2	3	1	$A_2B_2C_3$	2.125	55.45
6	2	3	1	2	$A_2B_3C_1$	1.900	58.01
7	3	1	3	2	$A_3B_1C_3$	2.090	55.31
8	3	2	1	3	$A_3B_2C_1$	2.186	55.52
9	3	3	2	1	$A_3B_3C_2$	2.040	60.25
Y_1　$\overline{K}_1$	2.091	2.081	2.067				
$\overline{K}_2$	2.023	2.189	2.112				
$\overline{K}_3$	2.105	1.948	2.039				
R_j	0.082	0.241	0.073				
Y_2　$\overline{K}_1$	53.22	54.94	55.75				
$\overline{K}_2$	56.41	54.90	56.59				
$\overline{K}_3$	57.03	56.82	54.32				
R_j	4.81	1.92	2.27				

从龙胆苦苷百分含量的结果分析,因素对实验指标影响的主次顺序为:B,A,C,其较佳工艺应为 $A_3B_2C_2$,即炮制温度为 120℃、黄酒用量比例为 15%、加热时间为 40 分钟;而对水溶性浸出物百分含量的结果分析,因素对实验指标影响的主次顺序为:A,C,B,其较佳工艺应为 $A_3B_3C_2$,即加热温度为 120℃、黄酒用量比例为 20%、加热时间为 40 分钟。综合上述分析,以龙胆苦苷百分含量为主要指

标,综合平衡,最佳方案应为 $A_3B_2C_2$。总之,综合平衡时的原则:次服从主;少数服从多数;降低消耗、提高效率。

点滴积累 ∨

1. 综合加权评分法是将每个实验所得各指标实测值转化成一个总评分,然后以此评分作为单指标来进行统计的分析方法。主要根据实际生产的要求及按其指标的重要程度,采用加权评分法,有了分数就可按照单指标的方法进行分析。
2. 综合平衡法就是对测得的各个指标,先逐一分别按单指标进行分析,找出其因素水平的最优组合,再根据各项指标重要性及其各项指标中因素主次、水平优劣等进行综合平衡,最后确定整体最优组合。

第四节　有交互作用的实验设计

一、交互作用

(一)交互作用的概念

在多因素实验中,不仅因素对指标有影响,而且因素之间的联合搭配也对指标产生影响,我们把因素间的联合搭配对实验指标产生的影响作用称为交互作用。因素之间的交互作用总是存在的,一般地,当交互作用很小时,我们就认为因素间不存在交互作用。

在实验设计中,表示因素 A、B 间的交互作用记作 $A×B$,称为 1 级交互作用;表示因素 A、B、C 之间的交互作用记作 $A×B×C$,称为 2 级交互作用;依此类推,还有 3 级、4 级交互作用等。

(二)交互作用的处理原则

1. 用于考察交互作用的列不影响实验方案及其实施。

2. 表头设计时,交互作用所占列数与因素的水平有关,与交互作用级数有关。2 水平因素的各级交互作用均占 1 列;对于 3 水平因素,一级交互作用占 2 列,二级交互作用占 4 列……,可见,因素的水平和交互作用级数越大,交互作用所占列数越多。

(三)交互作用一般选择原则

1. 忽略高级交互作用。

2. 有选择地考察一级交互作用。通常只考察那些作用效果较明显的,或实验要求必须考察的。

3. 实验允许的条件下,实验因素尽量取 2 水平。

(四)有交互作用的表头设计

交互作用的表头设计时,为了避免混杂(在正交表的某一列中,安排 2 个或 2 个以上因素的交互作用,如 $A×B$、$A×B×C$ 等),对于主要因素和涉及交互作用较多的因素,应该优先安排。

二、有交互作用的正交实验设计

有交互作用的正交实验设计程序除表头设计与前面介绍略有不同外,其他基本相同。

案例 10-8　为了使用方便,欲将紫草油改为紫草涂膜剂,对原处方中的紫草、白芷、忍冬藤的有效成分进行提取,并筛选涂膜剂的处方量、制备条件,根据有关资料及经验,考察聚乙烯醇、甘泊、吐温-80 及灭菌时间 4 个因素,其余因素固定较好水平,以成膜时间(分钟)为考察指标,时间越短越好。确定考察 4 个因素:聚乙烯膜、甘泊、吐温-80 和灭菌时间,分别用 A、B、C、D 表示,且因素 A 与因素 B、因素 A 与因素 C 间存在相互作用。每个因素取两个水平,分别用进行 A_1、A_2,B_1、B_2,C_1、C_2,D_1、D_2 表示。试问:(1)如何选择正交表进行实验设计?(2)怎样进行直观分析?

分析:(1)实验设计

1)本次实验目的:将紫草油改为紫草涂膜剂。

2)实验指标:成膜时间。

3)选用正交表:由于本实验有 4 个 2 水平的因素,且因素 A 与因素 B、因素 A 与因素 C 间存在相互作用,因此可选用 $L_8(2^7)$ 来安排实验方案。

4)表头设计:如果将 A 因素放在第 1 列,B 因素放在第 2 列,将 A 与 B 的交互作用 $A×B$ 放在第 3 列。然后将 C 放在第 4 列,$A×C$ 放在第 5 列,第 6 列为空列,因素 D 放在第 7 列。见表 10-13。

表 10-13　表头设计

实验号	列号(因素)							实验结果
	1 (A)	2 (B)	3 ($A×B$)	4 (C)	5 ($A×C$)	6	7 (D)	

5)列出实验方案:根据表头设计,将 A、B、C、D 各列对应的数字"1""2"换成各因素的具体水平,见表 10-14。

表 10-14　因素水平表

水平	因素			
	聚乙烯醇(g)(A)	甘油(ml)(B)	吐温-80(ml)(C)	灭菌时间(min)(D)
1	10	2	10	60
2	15	4	15	100

(2)有交互作用的直观分析

1)求均值、极差:把交互作用当成因素处理,按表 10-15 所列的实验方案进行实验,对实验结果进行直观分析。

表 10-15　直观分析计算表

实验号	列号(因素)							成膜时间
	1(A)	2(B)	3($A×B$)	4(C)	5($A×C$)	6	7(D)	
1	1	1	1	1	1	1	1	3.5
2	1	1	1	2	2	2	2	4.5
3	1	2	2	1	1	2	2	5.0
4	1	2	2	2	2	1	1	4.5

实验号	列号（因素）							成膜时间
	1（A）	2（B）	3（$A×B$）	4（C）	5（$A×C$）	6	7（D）	
5	2	1	2	1	2	1	2	4.0
6	2	1	2	2	1	2	1	3.0
7	2	2	1	1	2	2	1	3.0
8	2	2	1	2	1	1	2	4.0
K_1	17.5	15.0	15.0	15.5	15.5		14.0	
K_2	14.0	16.5	16.5	16.0	16.0		17.5	
$\overline{K}_1$	4.4	3.8	3.8	3.9	3.9		3.5	
$\overline{K}_2$	3.5	4.1	4.1	4.0	4.0		4.4	
R_j	0.9	0.3	0.3	0.1	0.1		0.9	

2）确定最优实验方案：由极差值大小得因素和交互作用的主次顺序为 $A=D$、$B=A×B$、$C=A×C$，表明 A、D、B 为主要因素，$A×B$ 与 B 影响一样大、B 因素水平的选取应根据 A 与 B 水平搭配来决定。表 10-16 为 A 与 B 二元表。

表 10-16 A 与 B 二元表

B	A	
	A_1	A_2
B_1	$(3.5+4.5)×\dfrac{1}{2}=4$	$(3+4)×\dfrac{1}{2}=3.5$
B_2	$(5+4.5)×\dfrac{1}{2}=4.75$	$(3+4)×\dfrac{1}{2}=3.5$

由于成膜时间越短越好，故可选 A_2B_1 或 A_2B_2，结合表 10-16，最优方案为 $A_2B_1C_1D_1$ 或 $A_2B_2C_1D_1$。

难点释疑

有交互作用的正交实验设计注意事项

1. 有交互作用的正交实验，因素的水平数尽量取 2 水平；

2. 有选择地考察作用效果明显或实验要求必须考察的交互作用；

3. 有交互作用的正交实验，表头设计时两个因素的交互作用单独设置一列；

4. 当交互作用水平的选取与因素水平的选取有矛盾时，根据因素和交互作用的主次顺序选取水平。

点滴积累 ∨

1. 有交互作用的正交实验设计步骤：①明确实验目的；②确定实验指标；③选用合适的正交表；④表头设计；⑤列出实验方案。

2. 实验结果直观分析法：①计算每个因素各水平的实验结果平均值，求出极差；②确定因素的主次，得到最优实验条件。

第五节 实验结果的方差分析

前面介绍了正交实验设计及实验结果直观分析法,简单明了,通俗易懂,计算工作量少,便于普及推广。但这种方法不能把实验中由实验条件变化引起的数据变异,同实验误差引起的数据变异区分开来。即不能区分因素各水平对应的实验结果间的差异,究竟是由于因素水平不同引起的,还是由实验误差引起的。而且,对影响实验结果的各个因素的重要程度,既不能给出精确的定量估计,也不能提供一个标准,用来判断所考察的因素的作用是否显著。为了弥补直观分析法的不足,对实验结果的分析可采用方差分析法。本节仅介绍正交实验设计的无重复实验的方差分析和有重复实验的方差分析。

一、无重复实验的方差分析

依实验条件选定正交表,根据正交表的实验号,随机顺序做规定的实验次数,无需重复任一实验方案的实验,称为无重复实验。在此基础上对实验结果进行方差分析,称为无重复实验的方差分析。

案例 10-9 为了了解正氟醚对不同性别大鼠细胞色素 b_5(nmol/mg)的影响,同时研究生理盐水和戊巴比妥作为诱导药物对正氟醚毒性作用的影响,实验条件如下:

诱导药物(因素 A):1 水平,生理盐水;2 水平,戊巴比妥。

正氟醚(因素 B):1 水平,不用;2 水平,用。

大鼠性别(因素 C):1 水平,雄性;2 水平,雌性。

试作正交实验设计及方差分析。

分析:依题意,拟定因素和水平,见表 10-17。

表 10-17 因素水平表

水平	因素		
	诱导药物 (A)	正氟醚 (B)	大鼠性别 (C)
1	生理盐水	不用	雄性
2	戊巴比妥	用	雌性

根据条件,可选用 $L_8(2^7)$ 正交表,因本实验未考虑交互作用,故可将因素 A、B、C 分别放入 1、2、4 列中,实验设计及实验结果如表 10-18。

表 10-18 实验设计及实验结果

实验号	列号(因素)							细胞色素 b_5
	1(A)	2(B)	3	4(C)	5	6	7	
1	1	1	1	1	1	1	1	0.66
2	1	1	1	2	2	2	2	0.23
3	1	2	2	1	1	2	2	0.11
4	1	2	2	2	2	1	1	0.13

续表

实验号	列号（因素）							细胞色素 b₅
	1（A）	2（B）	3	4（C）	5	6	7	b₅
5	2	1	2	1	2	1	2	0.64
6	2	1	2	2	1	2	1	0.95
7	2	2	1	1	2	2	1	0.15
8	2	2	1	2	1	1	2	0.12
K_1	1.13	2.48	1.16	1.56	1.84	1.55	1.89	
K_2	1.86	0.51	1.83	1.43	1.15	1.44	1.10	
SS_j	0.0666	0.4851	0.0561	0.0021	0.0595	0.0015	0.0780	

表 10-18 中 K_1 表示某因素取 1 水平时实验结果数据之和，K_2 表示某因素取 2 水平时实验结果数据之和，$SS_j=\sum_{j=1}^{k} n_j(\bar{x}_j-\bar{x})^2$ 表示 j 因素的变异，k 为因素水平数，$\bar{x}_j$ 为 j 因素 $j=1,2,\cdots,k$ 水平实验结果平均值，n_j 为 j 因素 $j=1,2,\cdots,k$ 水平的样本含量，$\bar{x}$ 为实验结果的平均值。

对于所有 2 水平的正交表，每一列的离均差平方和的自由度都为 1。用 $L_8(2^7)$ 正交表做实验时，总自由度为 7，现在第 3、5、6、7 列都是空列，因此，误差自由度为 4，误差平方和为此 4 空列对应的 SS 之和。最后列出方差分析表，见表 10-19。

表 10-19　正氟醚对细胞色素 b₅ 影响的方差分析表

变异来源	SS	df	MS	F 值	P 值	F 临界值
A	0.0666	1	0.0666	1.36	$P>0.05$	$F_{0.05}(1,4)=7.71$
B	0.4851	1	0.4851	9.94	$P<0.05$	$F_{0.05}(1,4)=7.71$
C	0.0021	1	0.0021	0.04	$P>0.05$	$F_{0.05}(1,4)=7.71$
误差	0.1951	4	0.0488			
合计	0.7489	7				

据表 10-19，诱导药物和大鼠性别 P 值均大于 0.05，按 $\alpha=0.05$ 的显著性水平，无统计学意义，尚不能认为诱导药物和大鼠性别对大鼠细胞色素 b₅ 有影响；正氟醚 P 值小于 0.05，按 $\alpha=0.05$ 的显著性水平，有统计学意义，可认为正氟醚对大鼠细胞色素 b₅ 有影响。

二、有重复实验的方差分析

所谓重复实验，就是每个实验号对应的实验都重复 m 次。在进行方差分析时，误差平方和可从两个途径计算：一是空列，二是重复实验。

案例 10-10　假定在胃蛋白酶生产过程中，产品质量指标是残留蛋白，影响因素是水解温度（℃）、水解时间（h）、加盐酸量（%）和烘房温度（℃），每个因素取 3 水平：

水解温度（因素 A）：1 水平，43℃；2 水平，46℃；3 水平，49℃。

水解时间（因素 B）：1 水平，3.5h；2 水平，4.0h；3 水平，4.5h。

加盐酸量（因素 C）：1 水平，2.0%；2 水平，2.6%；3 水平，3.2%。

烘房温度(因素 D):1 水平,55℃;2 水平,60℃;3 水平,65℃。

试作正交实验设计及方差分析。

分析:依题意,拟定因素和水平,见表 10-20。

表 10-20　因素水平表

水平	因素			
	水解温度 (A)	水解时间 (B)	加盐酸量 (C)	烘房温度 (D)
1	43	3.5	2.0	55
2	46	4.0	2.6	60
3	49	4.5	3.2	65

结合本案例内容,不考虑交互作用,可选 $L_9(3^4)$ 正交表。为了能计算误差均方,做了 3 次重复实验。实验设计及实验结果如表 10-21。

表 10-21　实验设计及实验结果

实验号	列号(因素)				残留蛋白			合计
	1(A)	2(B)	3(C)	4(D)	x			
1	1	1	1	1	1.5	1.3	1.4	4.2
2	1	2	2	2	0.7	0.5	0.2	1.4
3	1	3	3	3	0.4	0.5	0.3	1.2
4	2	1	2	3	0.8	0.6	0.7	2.1
5	2	2	3	1	1.1	1.2	1.0	3.3
6	2	3	1	2	0.9	0.9	0.8	2.6
7	3	1	3	2	0.7	0.7	0.8	2.2
8	3	2	1	3	0.3	0.3	0.4	1.0
9	3	3	2	1	3.2	3.0	3.1	9.3
K_1	6.8	8.5	7.8	16.8				
K_2	8.0	5.7	12.8	6.2				
K_3	12.5	13.1	6.7	4.3				
SS_j	2.0067	3.1023	2.3489	10.0823				

表 10-21 中 K_1 表示某因素取 1 水平时实验结果数据(合计)之和,K_2 表示某因素取 2 水平时实验结果数据(合计)之和,K_3 表示某因素取 3 水平时实验结果数据(合计)之和,SS 的计算方法同案例 10-9。

对于所有 3 水平的正交表,每一列的离均差平方和的自由度都为 2。本案例用 $L_9(3^4)$ 正交表为有重复的实验,每个实验重复 $m=3$ 次,总样本含量为 $n=9\times3=27$,总自由度为 26,误差自由度为 18。方差分析结果见表 10-22。

表 10-22 胃蛋白酶生产影响因素方差分析表

变异来源	SS	df	MS	F	P	F临界值
A	2.0067	2	1.0034	73.2	$P<0.05$	$F_{0.05}(2,18)=3.55$
B	3.1023	2	1.5513	113.2	$P<0.05$	$F_{0.05}(2,18)=3.55$
C	2.3489	2	1.1745	85.7	$P<0.005$	$F_{0.05}(2,18)=3.55$
D	10.0823	2	5.0412	368.0	$P<0.005$	$F_{0.05}(2,18)=3.55$
误差	0.2467	18	0.0137			
合计	17.7869	26				

表 10-22 中，P 值均小于 0.05，按 $\alpha=0.05$ 的显著性水平，显然 4 个因素都有统计学意义。可认为水解温度、水解时间、加盐酸量及烘房温度对胃蛋白酶生产过程中残留蛋白量均有影响。

难点释疑

方差分析注意问题

无重复实验方差分析，重点关注变异 SS 的分解问题。表 10-18 中，第 3、5、6、7 列都是空列，误差自由度为 4（列数），误差平方和为此 4 空列对应的变异 SS 之和，表示除实验因素之外其它因素对实验结果的影响。

有重复实验方差分析，$df_T=n-1$，n 为重复实验的总次数；各因素自由度为其相应水平数减 1；df_E 为总自由度减各因素自由度之和。

点滴积累 ∨

1. 无重复实验方差分析，根据正交表的实验号，随机顺序做规定的实验，各因素的变异 SS 是以各实验的结果进行计算，误差 SS_E 为各空列变异 SS 之和。

2. 有重复实验方差分析，根据正交表的实验号，随机顺序做规定次数的重复实验，各因素的变异 SS 是以各重复实验结果的总和进行计算，总变异 SS 则是以所有重复实验结果进行计算。

3. 无论是无重复实验还是有重复实验的方差分析，皆依据方差分析的基本原理（详见本教材第七章），对变异 SS 和自由度 df 进行分解。

目标检测

一、单项选择题

1. 正交实验设计 $L_9(3^4)$ 所表示因素数是（　　　）

　A. 3　　　　　　　B. 4　　　　　　　C. 9　　　　　　　D. 12

2. $L_8(2^7)$ 实验数是（　　）

　A. 2　　　　　　　B. 7　　　　　　　C. 8　　　　　　　D. 16

3. 正交表不具有的基本性质是(　　)

　　A. 正交性　　　　　　B. 对比性　　　　　C. 代表性　　　　　D. 综合可比性

4. 正交设计直观分析法不包括(　　)

　　A. 计算每个因素各水平的实验结果平均值　　B. 求出极差,确定因素的主次

　　C. 计算每个因素的自由度　　　　　　　　　D. 选取最优组合,得到最优实验条件

5. 正交实验设计 $L_{16}(2^{15})$ 所表示的水平数是(　　)

　　A. 2　　　　　　　　B. 3　　　　　　　　C. 15　　　　　　　D. 16

6. 正交实验设计 $L_8(4^1 \times 2^4)$ 表示(　　)

　　A. 全面实验次数为 8 次

　　B. 正交实验次数为 64 次

　　C. 最多可安排 4 个 1 水平、2 个 4 水平因素的正交实验

　　D. 最多可安排 1 个 4 水平、4 个 2 水平因素的正交实验

二、问答题

1. 正交表各符号的含义?

2. 正交表的特点是什么?

3. 简述正交表进行实验设计的一般步骤。

4. 简述直观分析法的基本步骤。

5. 多指标实验的常用分析方法有哪些?

三、实例分析

1. 设有 A、B、C、D 共 4 个因素,每个因素取 3 个水平,另有 E 为 2 水平的因素,试问选用哪个正交表合适?

2. 制药厂在试制某种新药的过程中,为提高收率(收率越高越好),考虑 A、B、C、D 共 4 个因素,每个因素各取 3 个水平,选用正交表 $L_9(3^4)$,实验方案及结果见表 10-23。

表 10-23　实验设计及实验结果

实验号	列号（因素）				实验结果 收率（%）
	1 (A)	2 (B)	3 (C)	4 (D)	
1	1	1	1	1	51
2	1	2	2	2	71
3	1	3	3	3	58
4	2	1	2	3	82
5	2	2	3	1	69
6	2	3	1	2	59
7	3	1	3	2	77
8	3	2	1	3	85
9	3	3	2	1	84

试用直观分析法判断因素的主次顺序,并求出最优方案。

3. 某矿对精矿粉进行造球配方实验,选取水分(%)、粒度(%)、碱度(%)及膨润土(%)4个因素,每个因素取3水平。各因素水平如下:

水分(因素 A):1 水平,9%;2 水平,10%;3 水平,8%。

粒度(因素 B):1 水平,30%;2 水平,60%;3 水平,80%。

碱度(因素 C):1 水平,1.2%;2 水平,1.4%;3 水平,1.6%。

膨润土(因素 D):1 水平,1.0%;2 水平,1.5%;3 水平,2.0%。

不考虑交互作用。以抗压强度 X_1(kg/个)、落下强度 X_2(次/0.5m)、裂纹度 X_3(共分 4 级)为实验指标,抗压强度、落下强度、裂纹度的权重分别为 0.5、0.4、0.1,即 $Y=0.5X_1+0.4X_2+0.1X_3$。选择 $L_9(3^4)$ 正交表安排实验,实验结果见表 10-24,试利用综合加权评分法对实验结果进行分析。

表 10-24 造球配方实验正交实验设计及实验结果

实验号	列号(因素)				实验指标			综合分
	1(A)	2(B)	3(C)	4(D)	X_1	X_2	X_3	
1	1	1	1	1	11.3	1.0	2	
2	1	2	2	2	4.4	3.5	3	
3	1	3	3	3	10.8	4.5	3	
4	2	1	2	3	7.0	1.0	2	
5	2	2	3	1	7.8	1.5	1	
6	2	3	1	2	23.6	15.0	0	
7	3	1	3	2	9.0	1.0	2	
8	3	2	1	3	8.0	4.5	1	
9	3	3	2	1	13.2	20.0	0	

4. 设有 A、B、C、D、E 五个因素,每个因素取两个水平,还须考虑 A、B、C、D、E 之间两两的交互作用,试问选用哪个正交表合适?并作表头设计。

5. 茵陈蒿汤由茵陈蒿、栀子和大黄三味中药组成,它有利胆作用。为研究三味中药的最佳配方,取成年大白鼠做实验。在近左右肝管处切开胆总管插入内径约 1mm 的硬质塑料管引流胆汁,以每 10 分钟的胆汁充盈长度(cm)为指标进行给药前后的对比,给药后连续观察半小时,以每 10 分钟的胆汁充盈长度(cm)的均数减去给药前 20 分钟内的均数作为供统计分析用的指标值,确定考察三个因素:茵陈蒿、栀子和大黄,分别用 A、B、C 表示,且三个因素间又存在相互作用。每个因素取两个水平,分别用 A_1、A_2、B_1、B_2、C_1、C_2 表示。实验设计及实验结果如表 10-25,试进行直观分析。

表 10-25 实验设计及实验结果

实验号	列号(因素)							实验结果
	1(A)	2(B)	3($A \times B$)	4(C)	5($A \times C$)	6($B \times C$)	7	
1	1	1	1	1	1	1	1	3.67
2	1	1	1	2	2	2	2	-3.00
3	1	2	2	1	1	2	2	9.15

续表

实验号	1（A）	2（B）	3（A×B）	4（C）	5（A×C）	6（B×C）	7	实验结果
	列号（因素）							
4	1	2	2	2	2	1	1	3.62
5	2	1	2	1	2	1	2	0.35
6	2	1	2	2	1	2	1	1.87
7	2	2	1	1	2	2	1	4.00
8	2	2	1	2	1	1	2	2.33

6. 探讨蛇毒抑瘤作用，以蛇毒成分（峰）、瘤株、剂量为实验因素进行正交实验设计。各因素水平如下：

峰（因素 A）：1 水平，Ⅻ峰；2 水平，Ⅰ峰；3 水平，Ⅶ峰；4 水平，原毒。

瘤株（因素 B）：1 水平，小白鼠肉瘤；2 水平，小白鼠艾氏腹水瘤。

剂量（因素 C）：1 水平，0；2 水平，0.075mg/kg。

不考虑交互作用。以瘤重（g）为实验指标，选择混合正交表 $L_8(4^1 \times 2^4)$ 安排实验，为了减少实验误差的干扰，每次实验重复 5 次。实验结果见表 10-26，试对实验结果进行方差分析（显著性水平 $\alpha = 0.05$）。

表 10-26　蛇毒抑瘤作用正交实验设计及实验结果

实验号	1（A）	2（B）	3（C）	4	5	瘤重（g）					合计
	列号（因素）										
1	1	1	1	1	1	1.5	2.0	1.6	2.0	1.7	8.8
2	1	2	2	2	2	0.6	0.6	0.8	0.5	0.5	3.0
3	2	1	1	2	2	1.7	0.9	1.4	1.6	1.7	7.3
4	2	2	2	1	1	0.7	0.9	0.8	1.1	0.7	4.1
5	3	1	2	1	2	0.6	0.7	0.5	0.7	1.0	3.5
6	3	2	1	2	1	1.0	1.1	0.6	0.9	0.7	4.3
7	4	1	2	2	1	0.4	0.6	0.9	0.6	0.5	3.0
8	4	2	1	1	2	1.0	0.9	1.1	1.8	1.5	6.3

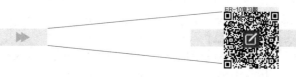

ER-10章习题

（吕兴汉）

实训项目——SPSS 统计软件应用

SPSS 是 Statistical Package for Social Sciences 的缩写,即社会科学统计软件包,是美国 SPSS 公司开发的大型统计软件包,是世界上最早和应用最广泛的统计分析软件之一,2000 年改名为 Statistical Product and Service Solutions(统计产品与服务解决方案)。熟悉掌握一个统计软件包,根据实际资料正确选用分析方法,自己操作统计软件包完成有关计算,并对计算结果做出合理的解释,在实际操作过程中可以加深对统计方法的理论和应用条件的理解,有助于提高统计方法的应用能力和解决实际问题的能力。

SPSS 的突出特点是操作界面友好,采用类似 Excel 表格的方式输入与管理数据,通过对话框展示出各种功能选择项,输出结果美观,便于结果分析推断。本书实训操作以中文版 SPSS 23.0 统计软件为蓝本,通过十个实训项目的操作,详细讲解了 SPSS 统计软件在医药数理统计中的应用,做到理论指导与实践操作相结合,避免了统计学理论与实际运算相脱节的困扰。实训项目包括:频数表编制和直方图绘制;样本资料描述统计和总体均数的区间估计;单个样本均值 t 检验;配对设计样本 t 检验;两个独立样本 t 检验;单因素方差分析及两两比较;双因素方差分析;线性相关分析和线性回归;四格表资料的卡方检验;行×列表资料的卡方检验。

实训项目一　频数表编制和直方图绘制

【实训目的】

将调查或试验搜集来的原始资料进行整理,运用 SPSS 设置变量和输入数据,应用统计模块中"单变量频数分布分析(Frequencies)"功能进行编制频数分布表(简称频数表),并绘制直方图,以便直观地反映出频率分布的特征,揭示资料分布类型和分布特征,便于发现某些特大或特小的可疑值、选取适当的统计方法、进行计算统计指标和统计推断。

【实训内容】

某市随机抽取 100 名 18 岁女孩,对其身高(cm)进行测量,结果见实训表 1。试应用 SPSS 编制频数表和绘制频数分布直方图,并对输出结果进行分析。

实训表 1　某市 100 名 18 岁女孩身高(cm)测量结果

161.5	162.6	158.3	165.1	170.5	166.8	165.8	164.5	167.5	162.8	160.0	161.3	165.0	160.4
168.9	165.0	164.2	165.2	162.6	164.5	165.2	169.0	162.3	164.6	163.4	170.6	162.8	163.1
164.0	161.2	159.9	169.7	162.7	162.2	167.4	162.9	163.5	163.0	160.4	170.2	166.2	166.1
156.8	166.6	161.5	162.0	160.6	164.3	161.9	167.2	158.2	159.4	158.0	159.8	173.6	160.7
161.8	164.2	163.6	162.8	166.1	167.5	166.0	158.5	161.2	167.5	158.2	154.7	155.6	168.2
163.1	163.7	157.2	167.3	159.0	161.0	167.1	168.5	166.3	161.5	165.1	164.0	159.9	171.2
169.1	168.0	160.6	157.1	162.5	165.8	160.9	166.5	163.0	169.6	165.1	156.6	169.3	165.9
162.0	165.3												

【实训步骤】

1. 在"变量视图(Variable View)"窗中,设置变量"身高",如实训图 1 所示。

注:数据编辑窗是 SPSS 的一个常用窗口,由"变量视图"和"数据视图"组成,看上去和 Excel 的窗口非常相似,有菜单栏和工具栏。其中"变量视图"作用是定义和编辑变量的属性,在数据录入前,应对变量属性进行设置。

频数表编制和直方图绘制

实训图 1　"变量视图"中输入变量名"身高"

2. 切换到"数据视图(Data View)"界面,在变量"身高"的一列中逐个输入 100 名女孩身高的数据,如实训图 2 所示。

实训图 2　"数据视图"中输入数据的形式

注:"数据视图"作用是对设定变量进行数据录入、修改、删除等编辑。

3. 菜单栏中选择【分析(Analyze)】→【描述统计(Descriptive)】→【频率(Frequencies)】选项,如实训图 3 所示,打开"频率"对话框。

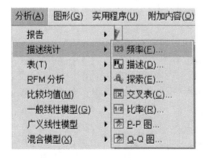

实训图 3　菜单栏中"频率"选项

4. 在"频率"对话框中,将左框中"身高"移至"变量(Variable)"列表框中,选中左下角"显示频率表格(Display frequency tables)"复选框,表示在结果查看器中输出频率表,如实训图4所示。

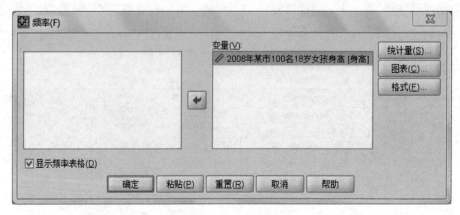

实训图4 "频率"对话框

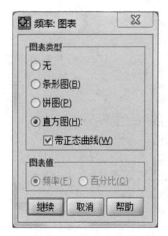

实训图5 "频率:图表"对话框

5. 点击实训图4对话框中"图表(Chart)"按钮,打开"频率:图表"对话框,选中图表类型"直方图(Histograms)",并选"带正态曲线(with normal curve)"复选框,表示在结果中输出一条正态曲线,有助于判断是否呈正态分布,如实训图5所示。

然后点击 继续 (Continue)按钮,返回到实训图4"频率"对话框。

6. 点击实训图4对话框中 确定 按钮,则在查看器中输出频率表和直方图结果,见实训图6和实训图7。

注:SPSS统计分析的结果多数是以表格或图形的形式显示在"查看器"中,输出的图表可以进行编辑、复制或粘贴。

【实训结果】

某市100名18岁女孩身高

		频率	百分比	有效百分比	累积百分比
有效	154.7	1	1.0	1.0	1.0
	155.6	1	1.0	1.0	2.0
	156.6	1	1.0	1.0	3.0
	156.8	1	1.0	1.0	4.0
	157.1	1	1.0	1.0	5.0
	157.2	1	1.0	1.0	6.0
	158.0	1	1.0	1.0	7.0
	158.2	2	2.0	2.0	9.0
	158.3	1	1.0	1.0	10.0
	158.5	1	1.0	1.0	11.0
	159.0	1	1.0	1.0	12.0
	159.4	1	1.0	1.0	13.0
	159.8	1	1.0	1.0	14.0
	159.9	2	2.0	2.0	16.0
	160.4	2	2.0	2.0	18.0
	160.6	2	2.0	2.0	20.0

实训图6 查看器中输出的"频率表"

实训图 6 给出 100 名 18 岁女生的身高的频数分布表:表中列出了各有效的频数(Frequency)、百分比(Percent)、有效百分比(Valid Percent)、累积百分比(Cumulative Percent)。从累积百分比可知身高在 160cm 以下人数占 16%,158~160cm 人数占 10%。

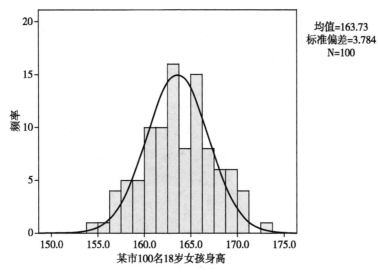

实训图 7 查看器中输出的"直方图"

实训图 7 显示的是 100 名 18 岁女生的身高频数分布直方图:图的横轴为身高,纵轴为频数,该组身高资料的频数分布曲线接近于正态曲线。

【实训提示】

对样本数据进行基本统计描述,操作步骤如下:

在实训图 4"频率"对话框中,点击"统计量(Statistics)"按钮,打开如实训图 8 所示的"频率:统计量"对话框。

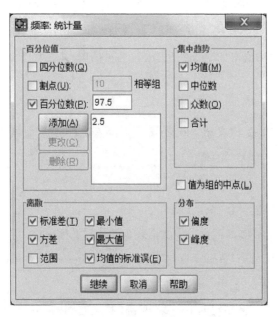

实训图 8 "频率:统计量"对话框

在"集中趋势（Centrol Tendency）"框中可选中"均值（Mean）、中位数（Median）、合计（Sum）";在"离散（Dispersion）"框中可选中"标准差（Std. deviation）、方差（Variance）、范围（Rang）、最小值（Minimum）、最大值（Maximum）、均值的标准误（S.E.Mean）"。

在"百分位值（Percentile Values）"框中可选中百分位数（Percentile），在旁边对应框中输入数值2.5，点击"添加（Add）"按钮，即表示计算百分位数 $P_{2.5}$；同样操作方法可以设置百分位数 $P_{97.5}$。

在"分布（Distribution）"框中可选中"偏度（Skewness）、峰度（Kurtosis）"。选择这两项表示计算分布偏度系数和峰度系数，如果它们的数值接近于 0，表明变量分布接近于正态分布；如果偏度系数大于 0，表明变量分布为正偏态；如果峰度系数大于 0，表明数值分布具有比正态分布曲线更尖峭的峰态。

然后点击实训图 8 对话框中的 继续 按钮，返回到实训图 4"频数"对话框，再点击 确定 按钮，在查看器中输出样本统计量描述，见实训图 9。

注：基本统计量计算也可采用实训项目二中样本统计描述的操作步骤。

统计量

某市100名18岁女孩身高

N	有效	100
	缺失	0
均值		163.726
均值的标准误		.3784
标准差		3.7836
方差		14.315
偏度		.012
偏度的标准误		.241
峰度		−.261
峰度的标准误		.478
极小值		154.7
极大值		173.6
百分位数	2.5	156.125
	97.5	170.885

实训图 9　查看器中样本统计描述的结果

实训项目二　样本资料统计描述和总体均数的区间估计

【实训目的】

运用 SPSS 统计模块中"描述统计"功能对样本资料进行统计量描述，计算样本资料的集中趋势和离散趋势指标的大小，如样本均数 $\bar{X}$，方差 S^2、标准差 S、均值的标准误 $S_{\bar{x}}$ 等。运用 SPSS 统计模块中"探索分析"功能按一定的概率如 95% 或 99%（称为可信度）来估计未知的总体均数 μ 可能存在的范围（称为可信区间）。

【实训内容】

根据实训项目一中实训表 1"某市 100 名 18 岁女孩身高（cm）测量结果"数据，对样本资料进行统计描述，并估计出置信度为 95% 的可信区间。

【实训步骤】

1. 样本资料统计量描述 SPSS 操作步骤

（1）在 SPSS 中打开上节实训项目一中实训表 1 的数据文件。

（2）在菜单栏中选择【分析（Analyze）】→【描述统计（Descriptive Statistics）】→【描述（Descriptives）】选项，如实训图 10 所示，打开"描述"对话框。

（3）在"描述"对话框中，将左侧框中变量"身高"移至右侧的"变量（Variable）"列表框中，如实训图 11 所示。

正态性检验

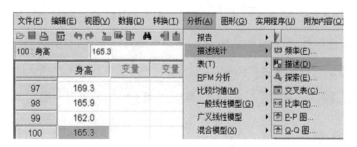

实训图 10　菜单栏"描述"选项

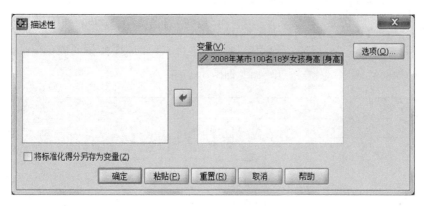

实训图 11　"描述"对话框

点击 选项（Options）按钮，打开"描述:选项"对话框，选中"均值（Mean）、标准差（Std.deviation）、方差（Variance）、均值的标准误（S.E.Mean）"等统计量，如实训图 12 所示。

实训图 12　"描述:选项"对话框

（4）点击实训图 12 对话框中 继续 按钮，返回到实训图 11"描述"对话框，再点击 确定 按钮，在查看器中输出样本的统计量结果，见实训图 16。

2. 估计总体均数的可信区间操作步骤：

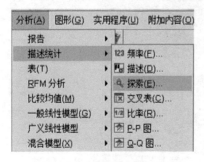

实训图 13　菜单栏"探索"选项

（1）继续选用上节实训项目一中实训表 1 的数据文件。

（2）在菜单栏中选择【分析（Analyze）】→【描述统计（Descriptive Statistics）】→【探索（Explore）】选项，如实训图 13 所示，打开"探索"对话框。

（3）在"探索"对话框中，将左侧框中需要进行区间估计的变量"身高"移至右侧的"因变量列表（Dependent List）"框中，如实训图 14 所示。

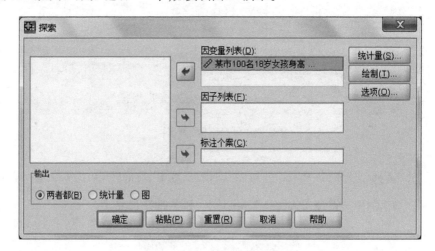

实训图 14　"探索"对话框

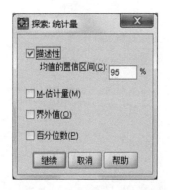

实训图 15　"探索：统计量"对话框

点击 统计量 （Statistics）按钮，打开"探索：统计量"对话框，选中"描述性（Descriptives）"选项后，可在"均值的置信区间（Confidence Interval for Mean）"框中设定置信水平，本例默认为 95%，如实训图 15 所示。

（4）点击实训图 15 中 继续 按钮，返回到实训图 14"探索"对话框，再点击 确定 按钮，在查看器中输出样本的统计量结果和可信区间的估计结果，见实训图 16 和实训图 17。

【实训结果】

描述统计量

	N	均值		标准差	方差
	统计量	统计量	标准误	统计量	统计量
某市100名18岁女孩身高	100	163.726	.3784	3.7836	14.315
有效的*N*（列表状态）	100				

实训图 16　查看器中描述统计量的结果

由实训图 16 中可知,基本统计量:样本均值 $\bar{X}=163.726$,标准差 $S=3.7836$,方差 $S^2=14.315$。

描述

			统计量	标准误
某市100名18岁女孩身高	均值		163.726	.3784
	均值的95%置信区间	下限	162.975	
		上限	164.477	
	5%修整均值		163.730	
	中值		163.550	
	方差		14.315	
	标准差		3.7836	
	极小值		154.7	
	极大值		173.6	
	范围		18.9	
	四分位距		5.1	
	偏度		.012	.241
	峰度		-.261	.478

实训图 17　查看器中可信区间估计的结果

由实训图 17 可知:某市 18 岁女孩身高的统计量值和总体均值 95%的置信区间下限、上限,即区间为(162.975,164.477)cm。

【实训提示】

1. 若改变置信水平为 99%(即显著性水平 $\alpha=0.01$),观察置信区间的变化,解释置信区间与置信水平的关系,即置信水平越大则置信区间也大,置信水平越小则置信区间也小。

2. 对变量"身高"进行正态性检验,即推断变量是否符合正态分布,操作步骤如下:

(1)在实训图 13"探索"对话框中,点击 绘制 (Plots)按钮,打开"探索:图"对话框,如实训图 18 所示,选中"带检验的正态图(Normality plots with test)"复选框,其他项默认。

(2)点击实训图 18 对话框中 继续 按钮,返回到实训图 14"探索"对话框,再点击 确定 按钮,在查看器中输出变量值的正态性检验结果,见实训图 19。

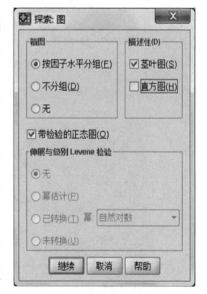

实训图 18　"探索:图"对话框

正态性检验

	Kolmogorov-Smirnov[a]			Shapiro-Wilk		
	统计量	df	Sig.	统计量	df	Sig.
某市100名18岁女孩身高	.046	100	.200*	.996	100	.992

　　a. Lilliefors显著水平修正。

　　*. 这是真实显著水平的下限。

实训图 19　查看器中正态性检验结果

解释:当样本容量 $n>30$ 时,正态性检验结果看"Kolmogorov-Smirnov"列;当样本容量 $n \leqslant 30$ 时,正态性检验结果看"Shapiro-Wilk"列。df 为自由度,Sig.为 P 值,若 $P>0.05$,则认为资料服从正态分布;反之,$P \leqslant 0.05$,则不能认为资料服从正态分布。本例样本容量为 $n=100$,故选择 Kolmogorov-Smirnov 法,Sig.(即 P 值)= $0.200>0.05$,可以认为实训表 1 资料中女孩身高的变量值服从正态分布。

实训项目三 单个样本均值 t 检验

【实训目的】

运用 SPSS 统计模块中"单样本 T 检验"功能进行单个样本 t 检验,目的是推断样本是否来自某已知总体,表现为检验样本均数所代表的未知总体均数 μ 是否与已知总体均数 μ_0 有差别,即应用统计量 $t=\dfrac{\bar{X}-\mu_0}{S_{\bar{X}}}$ 对原假设 $H_0: \mu=\mu_0$ 是否成立进行统计推断。

【实训内容】

某制药厂原来用旧设备生产六味地黄丸,已知药丸重量的总体均数为 8.9g。更新设备后,从所产品中随机抽取 9 粒药丸,测得重量(g)为:9.2、10.0、9.6、9.8、8.6、10.3、9.9、9.1、8.9,得样本均数为 9.5g。能否认为设备更新前后药丸平均重量有变化?

【实训步骤】

1. 在"变量视图"中设置变量"药丸重量",切换到"数据视图",输入本例数据。

2. 在菜单栏中选择【分析(Analyze)】→【比较均值(Compare Means)】→【单样本 T 检验(One-Sample T Test)】选项,如实训图 20 所示,打开"单样本 T 检验"对话框。

单样本 t 检验

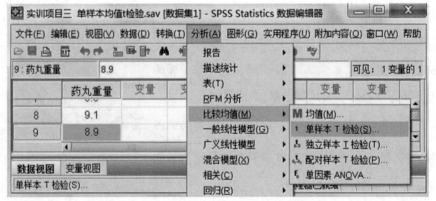

实训图 20 菜单栏"单样本 T 检验"选项

3. 在"单样本 T 检验"对话框中,将左侧框中的变量"药丸重量"移至右侧的"检验变量(Test Variable)"框中。并在"检验变量"框下面的"检验值(Test Value)"框中输入已知的总体均数 μ_0(即检验值)。本例应将此处系统默认值 0 改为 8.9,如实训图 21 所示。

4. 在实训图 21 对话框中,点击 选项 (Options)按钮,打开如实训图 22 所示的"单样本 T 检验:选项"对话框,在"置信区间(Confidence Interval)"框中可输入置信度,此处系统默认置信度为 95%。

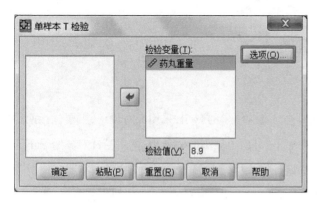

实训图 21 "单样本 T 检验"对话框

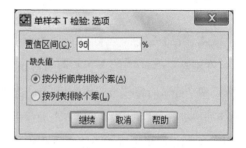

实训图 22 "单样本 T 检验:选项"对话框

注:若需要更改置信度为 99%,操作本步骤;若默认置信度为 95%,本步骤可以省略。

5. 点击实训图 22 对话框中 继续 按钮,返回到实训图 21"单样本 T 检验"对话框,再点击 确定 按钮,则在查看器中输出单样本 t 检验的统计结果,见实训图 23。

【实训结果】

单个样本统计量

	N	均值	标准差	均值的标准误
药丸重量	9	9.489	.5667	.1889

单个样本检验

	检验值=8.9					
					差分的95%置信区间	
	t	df	Sig.（双侧）	均值差值	下限	上限
药丸重量	3.118	8	.014	.5889	.153	1.024

实训图 23 查看器中单样本 t 检验结果

由实训图 23 可知:样本均值 $\bar{X}=9.489$,标准差 $S=0.5667$,均值的标准误 $S_{\bar{x}}=0.1889$;统计量 $t=3.118$,自由度 $df=8$,Sig.(双侧)(即 P 值)= 0.014,即 $P<0.05$,按检验水准 $\alpha=0.05$,拒绝原假设 H_0,接受备择假设 H_1,可以认为设备更新前后药丸的平均重量有显著变化。

【实训提示】

在实训图 23 单个样本检验表中:最后一列显示的是样本所在总体均数与已知总体均数之差的 95% 置信区间为(0.153,1.024),由此可计算出样本所在总体均数的 95% 置信区间为(0.153+8.9,1.024+8.9)=(9.053,9.924)。从最后一列中 95%的置信区间(0.153,1.024)可以看出,0 在区间之外,或者说 8.9 在区间(9.053,9.924)之外,也可以说明拒绝原假设 H_0,与用统计量 t 对应的 P 值来判断是否拒绝原假设 H_0 方法一致。

注:在实践操作中可以改变"检验值 $\mu_0=9.2$"来观察输出结果,并解释置信区间的变化与 Sig.(即 P 值)的对应关系。

实训项目四　配对设计样本 t 检验

【实训目的】

在医药科学研究中,为了控制某些非处理因素对实验结果的影响,采用配对设计,主要包括两种情形:两个受试对象按某些特征相同或相近配成对子,分别给予不同的处理;同一受试对象给予不同的处理或处理前后的比较。本节实训运用 SPSS 统计模块中"配对样本 T 检验"功能进行操作,对配对 t 检验输出结果进行统计分析和推断,其目的是推断接受的处理有无作用或两种处理的结果有无差别,表现为检验两个相关样本均数所代表的两总体均数是否有差别。配对设计样本 t 检验是对每对数据的差值进行检验,通过检验该差值的总体均数是否为 0,即" $H_0:\mu_d=0,H_1:\mu_d\neq0$ ",选取统计量 $t=d/S_{\bar{d}}$ 。

【实训内容】

某医院用银楂丹桃合剂治疗高血压患者,测得 8 名患者的治疗前后舒张压数据,见实训表 2,判断该中药治疗高血压是否有效。

实训表 2　银楂丹桃合剂治疗高血压患者前后舒张压数据(kPa)

编号	1	2	3	4	5	6	7	8
治疗前	13.6	14.9	17.2	17.3	16.5	14.2	14.5	14.6
治疗后	11.9	15.3	13.4	17.2	14.6	11.5	12.2	13.8

【实训步骤】

1. 在"变量视图"中定义两个变量,名称分别为"治疗前舒张压"和"治疗后舒张压"。切换到"数据视图",将实训表 2 中的数据按每组占一列的方式录入。

配对 t 检验

2. 在菜单栏中选择【分析(Analyze)】→【比较均值(Compare Means)】→【配对样本 T 检验(Paired-Samples T Test)】选项,如实训图 24 所示,打开"配对样本 T 检验"对话框。

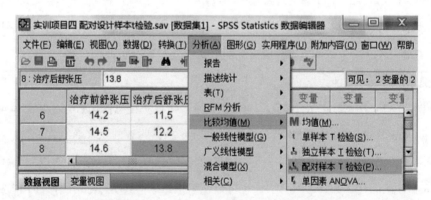

实训图 24　"数据视图"中两个变量数据和菜单栏"配对样本 T 检验"选项

3. 在"配对样本 T 检验"对话框中,将左框中的两个变量"治疗前舒张压"和"治疗后舒张压"移至对话框中部的"成对变量(Paired Variables)"框同一行的 Variable1 和 Variable2 中,如实训图 25 所示。

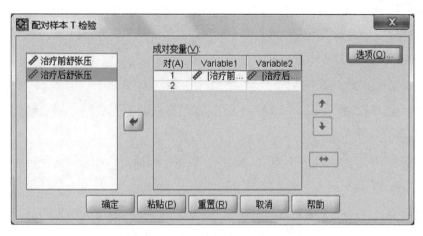

实训图 25 "配对样本 T 检验"对话框

4. 点击实训图 25 中 确定 按钮,在查看器中输出配对样本 t 检验统计结果,见实训图 26。

【实训结果】

成对样本统计量

		均值	N	标准差	均值的标准误
对1	治疗前舒张压	15.350	8	1.4353	.5074
	治疗后舒张压	13.737	8	1.9287	.6819

成对样本相关系数

		N	相关系数	Sig.
对1	治疗前舒张压&治疗后舒张压	8	.695	.056

成对样本检验

		成对差分					t	df	Sig.(双侧)
					差分的95%置信区间				
		均值	标准差	均值的标准误	下限	上限			
对1	治疗前舒张压－治疗后舒张压	1.6125	1.3902	.4915	.4503	2.7747	3.281	7	.13

实训图 26 查看器中配对 t 检验统计结果

实训图 26 中第一个表列出 8 名高血压患者治疗前后舒张压的均值、例数、标准差和均值的标准误。第二个表列出两组的相关性检验结果,给出了成对样本相关系数(Paired Samples Correlations) $r = 0.695$,P 值(Sig.)$= 0.056$,$P > 0.05$,表明配对样本相关性不显著;反之,则表明配对样本相关性显著。

实训图 26 中第三个表:前六列给出差值 d 的基本统计描述,可知样本差值的均数 $\bar{d} = 1.6125$,标准差 $S_d = 1.3902$,标准误 $S_{\bar{d}} = 0.4915$,置信区间(0.4503,2.7747)。后三列给出的是配对设计样本 t 检验结果,统计量 $t = 3.281$,自由度 $df = 7$,双侧检验 Sig.(即 P 值)$= 0.013$,则 $P < 0.05$,拒绝原假设 H_0,可以认为用银楂丹桃合剂治疗高血压,患者治疗前后舒张压的变化有显著性差异。又由于治疗前与治疗后舒张压的差值均数 $\bar{d} = 1.6125 > 0$,可认为银楂丹桃合剂有降血压的作用。

【实训提示】

配对设计样本 t 检验前提条件要求差值 d 所在的总体服从正态分布,在研究实际问题时,先要对差值进行正态性检验。操作步骤如下:

(1)在"数据视图"中计算差值。

在菜单栏中选择【转换(Transform)】→【计算变量(Compute)】选项,打开"计算变量(Compute Variable)"对话框。

在"计算变量"对话框中,将左上侧"目标变量(Target Variable)"框中输入差值变量名,本例取目标变量为"差值 d"。

右上侧"数字表达式(Numeric Explexion)"框设置:在左侧"类型与标签(Type&Label)"框中选中变量"治疗前舒张压",单击向右箭头按钮,将变量"治疗前舒张压"移至"数字表达式"框中;然后单击符号区的减号按钮;再选中变量"治疗后舒张压",单击向右箭头按钮,将变量"治疗后舒张压"移至"数字表达式"框中,如实训图 27 所示。表示计算"差值 d=治疗前舒张压−治疗后舒张压"。

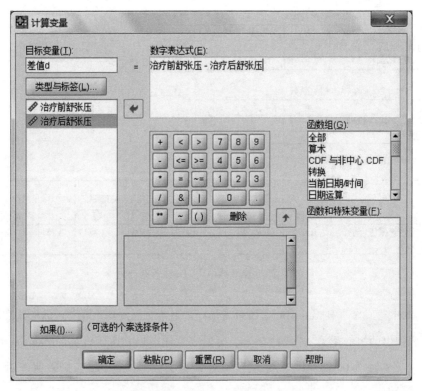

实训图 27 "计算变量"对话框

点击实训图 27 对话框中 确定 按钮,则在"数据视图"中显示如实训图 28 所示的差值 d 结果。

(2)对差值 d 进行正态性检验。

在菜单栏中选择【分析(Analyze)】→【描述统计(Descriptive Statistics)】→【探索(Explore)】选项,如实训图 29 所示,打开"探索"对话框。

	治疗前舒张压	治疗后舒张压	差值d
1	13.6	11.9	1.70
2	14.9	15.3	-0.40
3	17.2	13.4	3.80
4	17.3	17.2	0.10
5	16.5	14.6	1.90
6	14.2	11.5	2.70
7	14.5	12.2	2.30
8	14.6	13.8	0.80

实训图 28 "数据视图"中差值 d 的数据

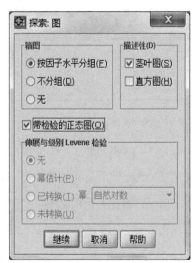

实训图 29 菜单栏"探索"选项

在"探索"对话框中,将左侧框中的变量"差值 d"移至右侧"因变量列表(Dependent List)"框中,如实训图 30 所示。

点击实训图 30 中 绘制 (Plots)按钮,打开"探索:图"对话框,选中"带检验的正态图(Normality plots with test)"复选框,如实训图 31 所示。

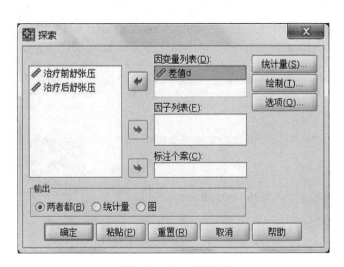

实训图 30 "探索"对话框

实训图 31 "探索:图"对话框

点击实训图 31 中 继续 按钮,返回到实训图 30"探索"对话框;再点击"确定"按钮,在查看器中输出对差值 d 的正态性检验结果,见实训图 32。

	正态性检验					
	Kolmogorov–Smirnov^a			Shapiro–Wilk		
	统计量	df	Sig.	统计量	df	Sig.
差值d	.150	8	.200*	.978	8	.953

a. Lilliefors显著水平修正。
*. 这是真实显著水平的下限。

实训图 32 查看器中差值 d 的正态性检验结果

由实训图 32 可知:本例样本容量 $N = 8$,故选择 Shapiro-wilk 法,Sig.(即 P 值)= 0.953,则 $P >$ 0.05,可以认为差值 d 服从正态分布。

实训项目五　两个独立样本 t 检验

【实训目的】

运用 SPSS 统计模块"独立样本 T 检验"功能进行完全随机设计两样本均数的比较 t 检验,检验假设为" $H_0 : \mu_1 = \mu_2, H_1 : \mu_1 \neq \mu_2$ ",其比较的目的是检验两个独立样本 $(\bar{X}_1, \bar{X}_2)$ 所代表的两总体 (μ_1, μ_2) 均数是否有差别,在结果分析中能根据方差的齐性检验来选取统计量 t 值,来推断是否拒绝原假设 H_0。

【实训内容】

某医生随机抽取慢性支气管炎患者和健康人各 12 例,测定尿 17 酮类固醇排出量(mg/dl),结果如实训表 3 所示,试推断慢性支气管炎患者和健康人的尿 17 酮类固醇排出量是否有显著差异。

实训表 3　慢性支气管炎患者和正常人尿 17 酮类固醇排出量(mg/dl)测定结果

分组	尿 17 酮类固醇排出量（mg/dl）											
患者	5.83	7.35	4.62	5.08	4.98	4.32	3.14	4.35	5.55	4.41	3.83	2.89
健康人	4.12	3.24	6.36	3.48	6.74	4.67	7.28	4.95	4.08	5.34	4.62	5.18

【实训步骤】

1. 在"变量视图"中定义第一个变量名"组别",注意对应的第 6 列属性中"值"设置方法:单击"值"单元格的右侧出现图标 ⋯ ,打开"值标签(Value Labels)"对话框。

独立样本
t 检验

2. 在"值标签"对话框中,"值"框中填入数字 1,"标签"框中填入"患者组",点击 添加 (Add)按钮,则在中部的框中出现 1.00 = "患者组";按照同样的操作方法添加 2.00 = "健康人组",如实训图 33 所示。

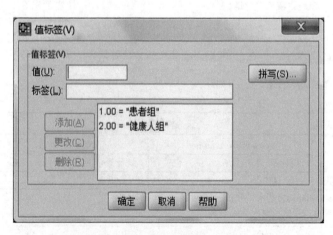

实训图 33　"值标签"对话框中设置分组变量

3. 点击实训图 33 中 确定 按钮,返回到"变量视图"界面,定义第二个变量名"尿 17 酮类固醇排出量",如实训图 34 所示。

	名称	类型	宽度	小数	标签	值	缺失	列	对齐
1	组别	数值(N)	8	0		{1,患者…	无	8	臺居中
2	尿17酮类固醇排出量	数值(N)	8	2		无	无	8	臺居中

实训图 34 "变量视图"定义的两个变量

4. 切换到"数据视图"界面,在变量"组别"这一列中输入12 个"1"和 12 个"2",分别代表"患者组"和"健康人组";在变量"尿 17 酮类固醇排出量"这一列中按照实训表 3 对应输入12 个"患者组"和 12 个"健康人组"的数据,如实训图 35所示。

5. 在菜单栏中选择【分析(Analyze)】→【比较均值(Compare Means)】→【独立样本 T 检验(Independent-Sample T Test)】选项,如实训图 36 所示,打开"独立样本 T 检验"对话框。

24 : 尿17酮类固醇…		5.18
	组别	尿17酮类固醇排出量
8	1	4.35
9	1	5.55
10	1	4.41
11	1	3.83
12	1	2.89
13	2	4.12
14	2	3.24
15	2	6.36

数据视图 变量视图

实训图 35 "数据视图"中输入的
两组数据格式

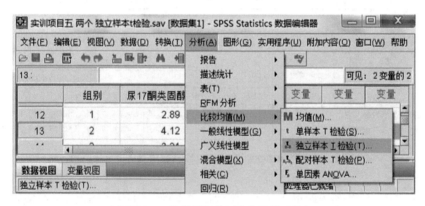

实训图 36 菜单栏"独立样本 T 检验"选项

6. 在"独立样本 T 检验"对话框,将左侧框中的变量"尿 17 酮类固醇排出量"移至右侧"检验变量(Test Variable)"列表框中;将左侧框中另一个变量"组别"移至右下侧的"分组变量(Grouping Variable)"框中,如实训图 37 所示。

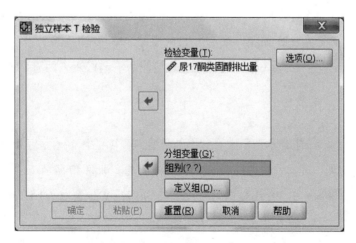

实训图 37 "独立样本 T 检验"对话框

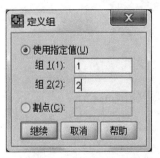

实训图 38　"定义组"对话框

7. 点击实训图 37 中的 定义组… (Define Groups)按钮,打开"定义组"对话框。在默认选中的"使用指定值(Use Specified Values)"框下,在"组 1"框中填入数字 1,代表"患者组";在"组 2"框中填入数字 2,代表"健康人组"。表示要对组别变量值为 1 和 2 的两个组做独立样本 t 检验。如实训图 38 所示。

8. 点击实训图 38 中 继续 按钮,返回到实训图 37"独立样本 T 检验"对话框,再点击 确定 按钮,则在查看器中输出独立样本 t 检验的统计结果,见实训图 39。

【实训结果】

组统计量

	组别	N	均值	标准差	均值的标准误
尿17酮类固醇排出量	患者组	12	4.6958	1.20862	.34890
	健康人组	12	5.0050	1.26160	.36419

独立样本检验

		方差方程的 Levene检验		均值方程的t检验					差分的95%置信区间	
		F	Sig.	t	df	Sig.(双侧)	均值差值	标准误差值	下限	上限
尿17酮类固醇排出量	假设方差相等	.092	.764	-.613	22	.546	-.30917	.50435	-1.35512	.73679
	假设方差不相等			-.613	21.960	.546	-.30917	.50435	-1.35523	.73690

实训图 39　查看器中两组样本统计量描述和两独立样本 t 检验结果

实训图 39 中第一个表给出两组样本基本统计量:"患者组"的样本均数 $\bar{X}_1 = 4.6958$,标准差 $S_1 = 1.20862$;"健康人组"的样本均数 $\bar{X}_2 = 5.0050$,标准差 $S_2 = 1.26160$。

实训图 39 中第二个表给出两个独立样本 t 检验统计结果:结果分两行给出,第一行是假设方差相等,第二行是假设方差不等,表示首先对两组样本的总体方差进行了齐性检验。如果方差齐(即 $\sigma_1^2 = \sigma_2^2$),则选用第一行的统计量 t 值;如果方差不齐(即 $\sigma_1^2 \neq \sigma_2^2$),则选用第二行的统计量 t 值。本例方差方程齐性检验(Levene 检验):$F = 0.092$,P 值(Sig.)= 0.764 > 0.05,表明两组的总体方差齐,故结果取第一行数据,即 $t = -0.613$,自由度 $df = 22$,双侧检验 P 值(Sig.)= 0.546,按照 $\alpha = 0.05$ 检验水准,不拒绝 H_0,尚不能认为慢性支气管炎患者与健康人的尿 17 酮类固醇排出量有显著性差异。

【实训提示】

两个独立样本 t 检验要求样本两组来自正态总体且判断两总体方差是否相等。本例运用统计模块中"探索"功能对两组样本资料进行正态性检验,结果如实训图 40 所示。

因为两组样本容量均小于 30(小样本),所以采用 Shapiro-Wilk 方法,结果对应 P 值(Sig.)分别为 0.765 和 0.681,均大于检验水准 $\alpha = 0.05$,表明两组样本均来自正态总体。

正态性检验						
	Kolmogorov–Smirnov[a]			Shapiro–Wilk		
	统计量	df	Sig.	统计量	df	Sig.
患者组	.128	12	.200*	.959	12	.765
健康人组	.145	12	.200*	.953	12	.681

a. Lilliefors显著水平修正。
*. 这是真实显著水平的下限。

实训图 40　两组样本正态性检验结果

实训项目六　单因素方差分析及两两比较

【实训目的】

运用 SPSS 统计模块中"单因素方差分析"功能推断两组以上计量资料的总体均数有无差别,根据得出的统计量 F 值及 P 值,推断原假设 H_0 是否成立。若方差分析结果拒绝 H_0,表明多个总体均数存在显著差异,本节采用 LSD 和 SNK 两种检验方法进行两两比较。

【实训内容】

研究 A、B、C 三种解毒药对大白鼠血液中胆碱酯酶含量(U/ml)的影响是否有显著差异,研究者将 24 只大白鼠完全随机分成 4 组,每组 6 只,其中 D 组为对照组,实验结果见实训表 4。

实训表 4　4 组大白鼠血液中胆碱酯酶含量(U/ml)的测定结果

实验号	A 解毒药组	B 解毒药组	C 解毒药组	D 对照组
1	23	28	14	8
2	12	31	24	12
3	18	23	17	21
4	16	24	19	19
5	28	28	16	14
6	14	34	22	15

注:本例检验假设为"H_0:四个总体均数相等,即 $\mu_1 = \mu_2 = \mu_3 = \mu_4$;$H_1$:四个总体均数不全相同",选取统计量 $F = MS_{组间}/MS_{组内}$。

【实训步骤】

1. 在"变量视图"中:设置"分组"和"胆碱酯酶含量"两个变量。

变量"分组"的"值"属性设置方法和上一节实训项目五"两个独立样本 t 检验"中第一步变量"组别"的设置操作方法相似:即在"分组"变量这一行中的"值(Value)"列对应的单元格中,点击右侧出现的图标▢,打开"值标签"对话框,在"值"框中输入数字"1",在"标签"框中输入"A 解毒药组",点击 添加 按钮,则在中间框中显示

EB-实训-6-1

单因素的
方差分析

1.00 = "A 解毒药组";依照同样操作方法分别用"2、3、4"代表"B 解毒药组、C 解毒药组、D 对照组",如实训图 41 所示。

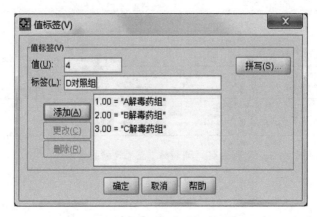

实训图 41 "值标签"对话框

2. 点击实训图 41 中 确定 按钮,返回到"变量视图",再切换到"数据视图"界面,分别输入"分组"数据和实训表 4 中四组"胆碱酯酶含量"数据。

3. 在菜单栏中选择【分析(Analyze)】→【比较均值(Compare Means)】→【单因素 ANOVA(One-Way ANOVA)】选项,如实训图 42 所示,打开"单因素方差分析"对话框。

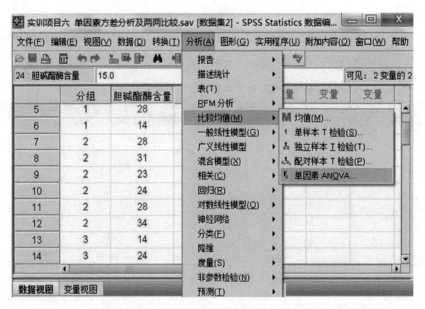

实训图 42 "数据视图"中四组数据形式和菜单栏"单因素方差分析"选项

4. 在"单因素方差分析"对话框中,将左框中变量"胆碱酯酶含量"移至右侧"因变量列表(Dependent List)"框中;将变量"分组"移至"因子(Factor)"框中,如实训图 43 所示。

5. 在实训图 43 中,点击 选项 按钮,打开"单因素 ANOVA:选项"对话框,选中"描述性"和"方差同质性检验"复选框,表示输出各组的均值、标准差等描述性统计量和输出方差齐性检验统计量,如实训图 44 所示。

6. 点击 继续 按钮,返回到实训图 43"单因素方差分析"对话框,再点击 确定 按钮,则在查看器中输出单因素方差分析的统计结果,见实训图 45。

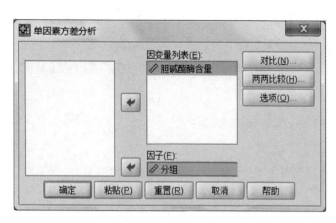

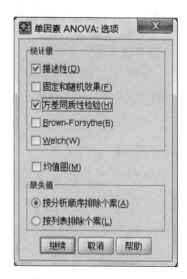

实训图 43 "单因素方差分析"对话框　　　实训图 44 "单因素方差分析：选项"对话框

【实训结果】

描述

胆碱酯酶含量

	N	均值	标准差	标准误	下限	上限	极小值	极大值
					均值的95%置信区间			
A解毒药组	6	18.50	5.992	2.446	12.21	24.79	12	28
B解毒药组	6	28.00	4.147	1.693	23.65	32.35	23	34
C解毒药组	6	18.67	3.777	1.542	14.70	22.63	14	24
D对照组	6	14.83	4.708	1.922	9.89	19.77	8	21
总数	24	20.00	6.646	1.357	17.19	22.81	8	34

方差齐性检验

胆碱酯酶含量

Levene统计量	df1	df2	显著性
.547	3	20	.656

ANOVA

胆碱酯酶含量

	平方和	df	均方	F	显著性
组间	568.333	3	189.444	8.464	.001
组内	447.667	20	22.383		
总数	1016.000	23			

实训图 45　查看器中单因素方差分析的结果

实训图 45 中第一个表给出四组的均值、标准差等描述性统计量。

实训图 45 中第二个表是方差齐性检验结果，统计量值 = 0.547，P 值 = 0.656>0.05，可以认为四组的总体方差齐，符合方差分析的条件。

实训图 45 中第三个表给出单因素方差分析结果：$SS_{组间}$ = 568.333，$SS_{组内}$ = 447.667，$SS_{总}$ = 1016.000，统计量 $F=\dfrac{MS_{组间}}{MS_{组内}}=\dfrac{189.444}{22.383}=8.464$，P = 0.001，按 α = 0.05，拒绝原假设 H_0，接受备择假设

H_1，因此可以认为四组之间的胆碱酯酶含量有显著性差异。

【实训提示】

1. 应用方差分析的前提条件要求各样本资料服从正态分布且各组方差齐，方差齐性检验结果见实训图 45 中第二个表结果，正态性检验步骤可参见第四节实训项目四的操作方法。

2. 进行多组均数比较的方差分析，统计结果若 $P>0.05$，则不拒绝 H_0，可以认为各组总体均数相等，则不需要进行两两比较。

如果 $P \leqslant 0.05$，拒绝原假设 H_0，表明各组总体均数不全相等。此时，要进一步知道哪些组有显著差异，哪些组无差异，可以采用 LSD 和 SNK 等比较方法。

本节实训主要采用 LSD 检验（又称最小显著性差异 t 检验）和 SNK（又称 q 检验）两种方法进行两两比较，具体操作步骤如下：

在实训图 43"单因素方差分析"对话框中，点击 两两比较… （Post Hoc）按钮，打开"单因素 ANOVA：两两比较（Post Hoc Multiple Comparisons）"对话框，选中"LSD（L）"和"S-N-K（S）"复选项，如实训图 46 所示。

实训图 46 "单因素 ANOVA：两两比较"对话框

点击实训图 46 中 继续 按钮，返回到实训图 43"单因素方差分析"对话框，再点击 确定 按钮，则在查看器中输出四组资料的 LSD 和 SNK 检验两两比较结果，见实训图 47 和实训图 48 所示。

实训图 47 是采用 LSD 检验方法进行两两比较结果：

A 与 B 比较，$P=0.002<0.05$，表明这两组总体均值有显著性差异；

A 与 C 比较，$P=0.952>0.05$，表明这两组总体均值无显著性差异；

A 与 D 比较，$P=0.195>0.05$，表明这两组总体均值无显著性差异；

B 与 C 比较，$P=0.003<0.05$，表明这两组总体均值有显著性差异；

B 与 D 比较，$P=0.000<0.05$，表明这两组总体均值有显著性差异；

C 与 D 比较，$P=0.176>0.05$，表明这两组总体均值无显著性差异。

多重比较

因变量：胆碱酯酶含量

	(I) 分组	(J) 分组	均值差 (I-J)	标准误	显著性	95%置信区间 下限	95%置信区间 上限
LSD	A解毒药组	B解毒药组	−9.500*	2.732	.002	−15.20	−3.80
		C解毒药组	−.167	2.732	.952	−5.86	5.53
		D对照组	3.667	2.732	.195	−2.03	9.36
	B解毒药组	A解毒药组	9.500*	2.732	.002	3.80	15.20
		C解毒药组	9.333*	2.732	.003	3.64	15.03
		D对照组	13.167*	2.732	.000	7.47	18.86
	C解毒药组	A解毒药组	.167	2.732	.952	−5.53	5.86
		B解毒药组	−9.333*	2.732	.003	−15.03	−3.64
		D对照组	3.833	2.732	.176	−1.86	9.53
	D对照组	A解毒药组	−3.667	2.732	.195	−9.36	2.03
		B解毒药组	−13.167*	2.732	.000	−18.86	−7.47
		C解毒药组	−3.833	2.732	.176	−9.53	1.86

*. 均值差的显著性水平为0.05。

实训图 47　LSD 检验方法两两比较结果

胆碱酯酶含量

	分组	N	alpha=0.05的子集 1	alpha=0.05的子集 2
Student–Newman–Keuls[a]	D对照组	6	14.83	
	A解毒药组	6	18.50	
	C解毒药组	6	18.67	
	B解毒药组	6		28.00
	显著性		.358	1.000

将显示同类子集中的组均值。

a. 将使用调和均值样本大小=6.000。

实训图 48　SNK 检验方法两两比较结果

实训图 48 是采用 SNK 检验方法进行两两比较结果：表中从上到下将各组均数从小到大排列，其中 A 解毒药组的均数 = 18.50，B 解毒药组的均数 = 28.00，C 解毒药组的均数 = 18.67，D 解毒药组的均数 = 14.83。表中从左到右将各组组合分成两个亚组，由表头"$\alpha = 0.05$ 的子集"可知：处于不同亚组之间 P 值小于 0.05，表示这两组有显著性差异；处于同一亚组之间 P 值则大于 0.05，表示该两组无显著性差异。本例，B 组与 A、C、D 组处于不同亚组，表示 B 解毒药组与 A、C、D 组都有显著性差异；A、C、D 组处于同一亚组，表示这三组无显著性差异。

由上可知，LSD 和 SNK 的检验方法进行两两比较结果结论一致。

3. 对于多个样本均数的两两比较，应采用方差分析方法中 LSD 或 SNK 法，而不能采用两个独立样本 t 检验。原因是：比如 4 个样本采用两个独立样本 t 检验，则需要进行 $C_4^2 = 6$ 次 t 检验，假设每次检验水准 $\alpha = 0.05$，则每次拒绝 H_0，不犯第一类错误的概率为 $1 - 0.05 = 0.95$，根据概率的乘法法则，那么 6 次检验都不犯第一类错误的概率为 $0.95^6 = 0.7351$，而犯第一类错误的概率为 $1 - 0.7351 = 0.2649$。

实训项目七　双因素方差分析

【实训目的】

运用 SPSS 统计模块中"一般线性模型:单变量"功能进行双因素方差分析,用于分析随机区组设计(也称配伍组设计)的多组资料总体均数是否有显著差异,该分析设计了两个因素是主要的处理因素和配伍因素。本节实训主要对双因素无重复实验的方差分析进行操作。

【实训内容】

为比较不同产地石棉毒性的大小,取雌性 Wistar 大鼠 24 只,将月龄相同、体重相近的 3 只分为一组。每组的 3 只动物随机分别接受不同产地石棉处理后,以肺泡巨噬细胞(PAM)存活率(%)评价石棉毒性大小。结果见实训表 5。

实训表 5　经不同产地石棉处理后大鼠的巨噬细胞存活率(%)

区组号 (因素 B)	石棉产地(因素 A)		
	甲地	乙地	丙地
1	50.88	44.01	66.97
2	48.02	66.27	71.92
3	45.26	59.99	69.89
4	38.38	52.49	67.05
5	52.70	60.69	56.35
6	60.22	66.12	70.08
7	44.49	55.36	86.60
8	49.31	53.39	68.20

试运用 SPSS 进行双因素方差分析,推断不同产地石棉毒性以及不同组大鼠的石棉毒性是否有显著差异?

【实训步骤】

1. 在"变量视图"中,定义三个变量"产地""区组"和"存活率"。变量"产地"的"值"属性设置方法和实训项目五中第一步变量"组别"的设置操作方法相似,即定义 1=甲地,2=乙地,3=丙地。变量"产地"和"区组"的小数位数为 0。再切换到"数据视图"界面,输入实训表 5 中三个变量的数据,如实训图 49 所示。

双因素无重复实验的方差分析

2. 在菜单栏中选择【分析(Analyze)】→【一般线性模型(General Linear Model)】→【单变量(Univariate)】选项,如实训图 50 所示,打开"单变量"对话框。

3. 在"单变量"对话框中,将左侧框中的变量"存活率"移至右侧"因变量(Dependent Variable)"列表框中;将变量"产地"和"区组"移至"固定因子(Fixed Factor)"列表框中,如实训图 51 所示。

	产地	区组	存活率	变量
7	1	7	44.49	
8	1	8	49.31	
9	2	1	44.01	
10	2	2	66.27	
11	2	3	59.99	
12	2	4	52.49	
13	2	5	60.69	
14	2	6	66.12	
15	2	7	55.36	
16	2	8	53.39	
17	3	1	66.97	
18	3	2	71.92	

数据视图　变量视图

实训图 49　"数据视图"中三个变量数据

实训图 50　菜单栏"一般线性模型:单变量"选项

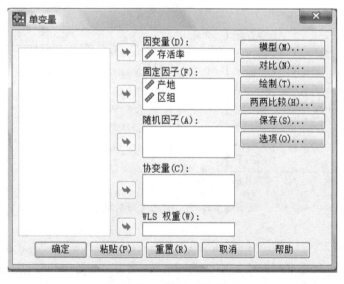

实训图 51　"单变量"对话框

4. 在实训图 51 中，单击 模型… (Model)按钮，打开"单变量:模型"对话框。单击选中"设定(Custom)"选项，并将左侧"因子与协变量(Factors & Covariates)"列表框中的变量"产地"和"区组"移至右侧"模型"列表框中；再单击中间"类型"的向下箭头，展开下拉列表，选中"主效应(Main effects)"选项(即不考虑交互作用)，如实训图 52 所示。

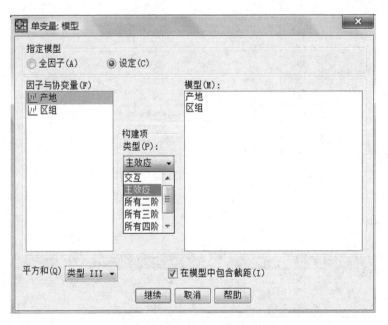

实训图 52　"单变量:模型"对话框

5. 单击 继续 按钮，返回到实训图 51"单变量"对话框中，单击 确定 按钮，则在查看器中输出双因素方差分析结果，见实训图 53 所示。

【实训结果】

实训图 53 是双因素方差分析表。

主体间效应的检验

因变量：存活率

源	Ⅲ型平方和	df	均方	F	Sig.
校正模型	2185.413ᵃ	9	242.824	4.447	.007
截距	82208.897	1	82208.897	1505.446	.000
产地	1778.155	2	889.077	16.281	.000
区组	407.258	7	58.180	1.065	.433
误差	764.508	14	54.608		
总计	85158.818	24			
校正的总计	2949.921	23			

a. R方=0.741（调整R方=0.574）

实训图 53　双因素方差分析结果

由表中第一行可知，统计量 $F=4.447$，$P=0.007$，小于显著性水平 $\alpha=0.05$，表明方差分析模型具有显著性。第三行列出变量"产地"的统计量，即"组间"的方差检验，其 $F=16.281$，Sig 值（即 P 值）小于 0.001，按显著性水平 $\alpha=0.05$，说明具有显著性，即甲、乙、丙三个产地的石棉毒性不全相同，至少有两个产地之间不等。要比较哪两个产地之间有显著差异,需要采用方差分析的两两比较,操作参见本节实训提示1。表中第四行是配伍因素"区组"个体间差异的方差检验,$F=1.065$,$P=0.433$,大于0.05,表明无显著性差异,即1、2、3、…、8八区组大鼠之间的石棉毒性总体相同,不需要进行方差分析的两两比较。

【实训提示】

1. 欲比较哪两个产地之间的石棉毒性有显著差异,需要进行两两比较,可在实训图51"单变量"对话框中,点击 两两比较 按钮,打开实训图54所示的"单因素:双侧均数的两两比较"对话框。将左侧"因子"框中的变量"产地"移至右侧"两两比较检验"列表框中,作为要做两两比较的因子。然后选中"S-N-K"选项做 q 检验。点击 继续 按钮,返回到实训图51对话框,单击 确定 按钮,则在查看器中输出两两比较的结果,如实训图55所示。

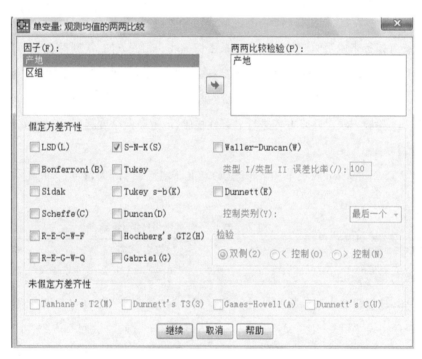

实训图54 "单因素:双侧均数的两两比较"对话框

存活率

Student–Newman–Keuls[a,b]

产地	N	子集		
		1	2	3
甲地	8	48.6575		
乙地	8		57.2900	
丙地	8			69.6325
Sig.		1.000	1.000	1.000

实训图55 S-N-K两两比较结果

实训图55中列出的是S-N-K两两比较方差分析的统计量。可知三个实验组被分成三个亚组,其中"甲地"为第一亚组,"乙地"为第二亚组,"丙地"为第三亚组,均在不同亚组中,表明三组的均数来自不同总体,故每两组之间均有显著差异,即三个产地的石棉毒性均不同。

2. 双因素方差分析有两种类型:①无重复实验的双因素方差分析(随机区组设计);②有重复实验的双因素方差分析(析因设计)。析因设计不仅可以分析每个因素的单独效应、主效应,还可以考察实验因素之间交互作用的效应,其中最简单的析因设计方案可以考察两个因素(分别记为 A 和 B),每个因素考察两个水平,共有 $2×2=4$ 种不同的因素水平组合。具体实践操作可选择菜单栏中【分析(Analyze)】→【一般线性模型(General Linear Model)】→【单变量(Univariate)】选项,操作方法与随机区组设计相似,此处略讲。

有重复实验
的方差分析

实训项目八　线性相关分析和线性回归

【实训目的】

运用 SPSS 统计模块中"相关分析"功能进行线性相关分析,分析变量间有无直线关系,并能根据相关系数 r 统计指标来说明两变量间相关关系密切程度和相关方向,推断两变量间是否存在线性相关关系。同时应用 SPSS 菜单栏中"制图"功能来绘制散点图,直观了解变量间的关系。

运用 SPSS 统计模块中"回归"功能建立直线回归方程 $\hat{y}=a+bx$,来描述两个变量间数量关系,并采用方差分析和 t 检验方法对回归方程进行显著性检验,以推断两个变量间的线性关系是否存在。

【实训内容】

英国统计学家 K. Pearson 收集了父亲身高(x)与儿子身高(y)的大量资料,其中 10 对数据见实训表 6。

实训表6　10 对父亲与儿子身高(cm)的测量结果

x	152.4	157.5	162.6	165.1	167.7	170.2	172.7	177.8	182.9	187.9
y	161.5	165.5	167.6	166.4	169.9	170.4	171.2	173.5	178.0	177.8

试运用 SPSS 进行线性相关分析和线性回归分析,求出父亲身高(x)与儿子身高(y)的相关系数,并推断是否存在线性相关;建立父亲身高(x)与儿子身高(y)的线性回归方程,并对线性回归方程进行显著性检验。

【实训步骤】

1. 在"变量视图"中,定义两个变量"父亲身高"和"儿子身高"。再切换到"数据视图"界面,输入实训表 6 中两个变量的数据,如实训图 56 所示。

2. 绘制散点图

(1) 在菜单栏中选择【图形(Graphs)】→【旧对话框】→【散点(Scatter)】选项,如实训图 57 所示,打开"散点图/点图"对话框。

(2) 在"散点图/点图"对话框中,选中"简单分布(Simple)",点击 定义 按钮,打开"简单散点图"对话框,将左侧框中变量"儿子身高"移至右侧第一个"Y 轴(Y Axis)"框中,将变量"父亲身高"移至右侧第二个"X 轴(X Axis)"框中,如实训图 58 所示。

(3) 点击实训图 58 对话框中 确定 按钮,则在查看器中输出散点图,见实训图 59。

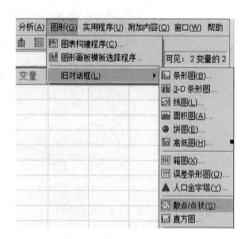

	父亲身高	儿子身高
1	152.4	161.5
2	157.5	165.5
3	162.6	167.6
4	165.1	166.4
5	167.7	169.9
6	170.2	170.4
7	172.7	171.2
8	177.8	173.5
9	182.9	178.0
10	187.9	177.8

数据视图 变量视图

实训图 56 "数据视图"中两个变量数据

实训图 57 菜单栏"散点图"选项

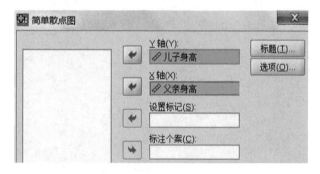

实训图 58 "简单散点图"对话框

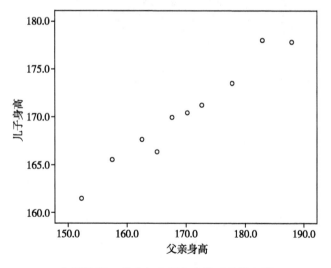

实训图 59 父亲与儿子身高关系的散点图

3. 进行线性相关分析

（1）在菜单栏中选择【分析（Analyze）】→【相关（Correlate）】→【双变量（Bivariate）】选项，如实训图 60 所示，打开"双变量相关"的对话框。

（2）在"双变量相关"对话框中，将左侧框中两个变量"父亲身高"和"儿子身高"都移至右侧"变量（Variable）"框中，如实训图 61 所示。

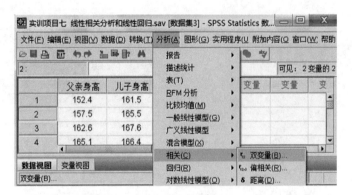

实训图 60 菜单栏"双变量相关"选项

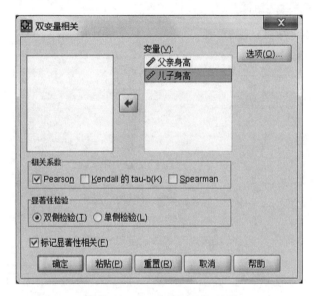

实训图 61 "双变量相关"对话框

注:相关系数(Correlation Coefficients)默认为"Pearson"选项。

(3)点击实训图 61 对话框中 确定 按钮,则在查看器中输出线性相关分析结果,见实训图 64。

4. 建立回归方程和进行假设检验

(1)在菜单栏中选择【分析(Analyze)】→【回归(Regressions)】→【线性(Linear)】选项,如实训图 62 所示,打开"线性回归"对话框。

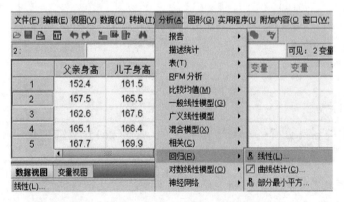

实训图 62 菜单栏"线性回归"选项

（2）在"线性回归"对话框中，将左侧框中变量"儿子身高"移至右侧"因变量（Dependent）"框中，再将变量"父亲身高"移至右侧"自变量（Independent）"框中，如实训图 63 所示。

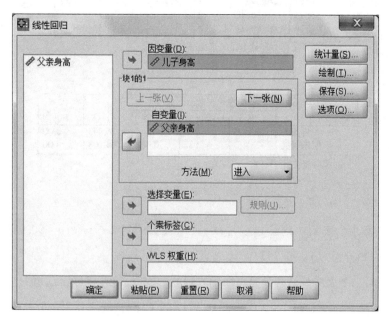

实训图 63　"线性回归"对话框

（3）点击实训图 63 对话框中 确定 按钮，则在查看器中输出线性回归分析结果，见实训图 65。

【实训结果】

1. 线性相关分析结果，如实训图 64 所示。

相关性

		父亲身高	儿子身高
父亲身高	Pearson相关性	1	.982**
	显著性（双侧）		.000
	N	10	10
儿子身高	Pearson相关性	.982**	1
	显著性（双侧）	.000	
	N	10	10

**. 在.01水平（双侧）上显著相关。

实训图 64　线性相关分析结果

实训图 64 给出线性相关分析结果：相关系数 $r = 0.982$，P 值 $= 0.000 < 0.05$，拒绝原假设 $H_0: \rho = 0$，接受备择假设 $H_1: \rho \neq 0$，表明父亲和儿子身高之间呈明显正相关关系。

2. 线性回归方程统计分析结果，如实训图 65 所示。

实训图 65 中第一个表列出对回归方程进行假设检验的方差分析计算结果：总变异 $SS_{总} = 249.596$，回归平方和 $SS_{回} = 240.695$，残差平方和 $SS_{残} = 8.901$，统计量 $F = MS_{回}/MS_{残} = \dfrac{240.695}{1.113} = 216.335$，$P$ 值（Sig.）$= 0.000$，按 $\alpha = 0.01$ 检验水准，拒绝原假设 H_0，接受备择假设 H_1，说明父亲身高和儿子身高之间有非常显著的线性关系，所求的线性回归方程成立。

Anova^b

模型		平方和	df	均方	F	Sig.
1	回归	240.695	1	240.695	216.335	.000^a
	残差	8.901	8	1.113		
	总计	249.596	9			

a. 预测变量：（常量），父亲身高。
b. 因变量：儿子身高。

系数^a

模型		非标准化系数		标准系数	t	Sig.
		B	标准误差	试用版		
1	（常量）	90.953	5.397		16.853	.000
	父亲身高	.467	.032	0.982	14.708	.000

a. 因变量：儿子身高

实训图 65　线性回归分析结果

实训图 65 中第二个表第 1 列给出线性回归方程的常量（Constant）$a = 90.953$，回归系数 $b = 0.467$，所以线性回归方程为 $\hat{y} = 90.953 + 0.467x$。

实训图 65 中第二个表中最后两列是对回归方程的常数项 a 和回归系数 b 进行 t 检验，常数项检验的统计量 t 值 $= 16.853$，$P(\text{Sig.}) = 0.000 < 0.05$；回归系数检验的统计量 t 值 $= 14.708$，$P(\text{Sig.}) = 0.000 < 0.05$。说明建立的线性回归方程 $\hat{y} = 90.953 + 0.467x$ 成立。

【实训提示】

1. 如果实训图 65 第二个表中最后两列给出常数项检验的 $P(\text{Sig.}) > 0.05$，表示常数项无显著性，则在回归方程中应去掉常数项 a，回归方程为 $\hat{y} = bx$。具体操作如下：在图 56"线性回归"对话框中，点击 选项 （Options）按钮，打开如实训图 66 所示的"线性回归：选项"对话框。

在实训图 66 对话框中，去掉默认的"在等式中包含常量"复选项，即不选择该项。然后点击 继续 按钮，返回实训图 63"线性回归"对话框，再点击 确定 按钮，则得到新的输出统计分析结果，这样回归方程不含常数项。

2. 多元线性回归分析基本操作步骤：①设置因变量 y 和自变量 x_1、x_2、$\cdots$、x_i，对应录入实测数据；②在菜单栏中选择【分析（Analyze）】→【回归（Regressions）】→【线性（Linear）】选项，打开"线性回归"对话框；③将变量"y"移至"因变量（Dependent）"列表框中，将变量"x_1、x_2、$\cdots$、x_i"移至"自变量（Independent）"列表框中；④点击 确定 按钮，输出多元线性回归分析结果；⑤对结果进行分析，确定回归方程。

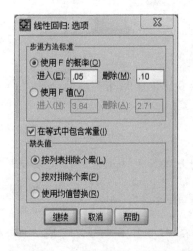

实训图 66　"线性回归：选项"对话框

注：如果自变量较多，则对无显著意义的自变量逐个剔除比较费力，可以采用 SPSS 提供的逐步回归法（Stepwise）来对自变量进行筛选，即在实训图 63"线性回归"对话框中，单击"方法（Method）"右边的向下箭头，弹出下拉菜单，选用"逐步（Stepwise）"选项。

实训项目九 四格表资料的 χ^2 检验

【实训目的】

运用 SPSS 统计模块中"统计描述—交叉表"功能进行计数资料的统计分析,χ^2 检验是以 χ^2 值为检验统计量的计数资料的假设检验方法,χ^2 值反映实际频数(A)和理论频数(T)的符合程度,根据计数资料的不同(样本容量 n 和 T 值)采用相应的公式,通过输出结果分析确定相应的 P 值,做出统计推断。

【实训内容】

某医师为了比较蓝芩口服液与银黄口服液治疗慢性咽炎的疗效,随机抽取 80 例慢性咽炎患者分成两组,结果见实训表7。

实训表7 两种药物治疗慢性咽炎的疗效比较

药物	有效	无效	合计
蓝芩口服液	41	4	45
银黄口服液	24	11	35
合计	65	15	80

试运用 SPSS 操作进行卡方检验分析,根据输出结果推断蓝芩口服液与银黄口服液治疗慢性咽炎的疗效是否存在显著差异。

【实训步骤】

1. 在"变量视图"中,定义三个变量"药物""效果"和"人数"。点击变量"药物"的"值标签"按钮,定义标签值"1=蓝芩口服液"、"2=银黄口服液";同样方法点击变量"效果"的"值标签"按钮,定义标签值"1=有效"、"2=无效",如实训图 67 所示。

四格表资料的卡方检验

	名称	类型	宽度	小数	标签	值	缺失	列	对齐
1	药物	数值(N)	8	0		{1,蓝芩口服液}...	无	5	右(R)
2	效果	数值(N)	8	0		{1,有效}...	无	5	右(R)
3	人数	数值(N)	8	0		无	无	7	右(R)

文件(F) 编辑(E) 视图(V) 数据(D) 转换(T) 分析(A) 图形(G) 实用程序(U) 附加内容(O) 窗口(W) 帮助(H)

值标签(V)

值标签(V)

值(U): 1

标签(L): 蓝芩口服液

拼写(S)...

1 = "蓝芩口服液"
2 = "银黄口服液"

添加(A)
更改(C)
删除(R)

确定 取消 帮助

实训图 67 "变量视图"中定义变量和值标签

	药物	效果	人数
1	1	1	41
2	1	2	4
3	2	1	24
4	2	2	11
5			

数据视图　变量视图

实训图 68　"变量视图"中输入数据

2. 在"数据视图"中,输入三个变量的数据,即 A_{11} 表示第一行第一列数据为 41, A_{22} 表示第二行第二列数据为 11,如实训图 68 所示。

3. 在菜单栏中选择【数据(Data)】→【加权个案】选项,如实训图 69 所示,打开"加权个案"对话框,点击"加权个案"按钮,将变量"人数"选入"频率变量"中,如实训图 69 所示,并单击确定。

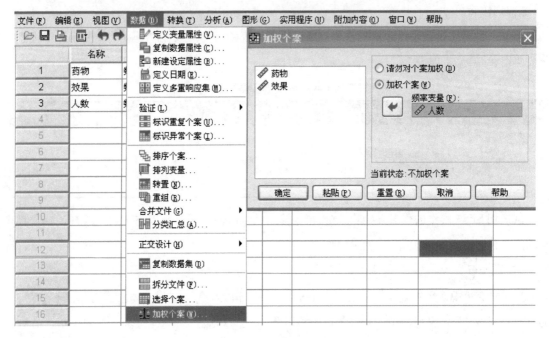

实训图 69　"交叉表"对话框

4. 在菜单栏中选择【分析(Analyze)】→【描述统计(Descriptive Statistics)】→【交叉表(Crosstabs)】选项,如实训图 70 所示,打开"交叉表"对话框。

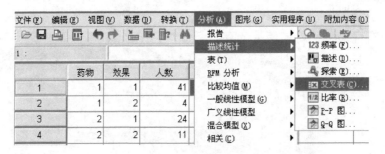

实训图 70　"交叉表"对话框

将变量"药物"和"效果"分别移入行与列框中,单击右侧的"统计量"按钮,打开对话框,选中第一个"卡方",如实训图 71 所示。单击确定输出结果。

【实训结果】

四格表资料的 χ^2 检验结果,如实训图 72 所示。

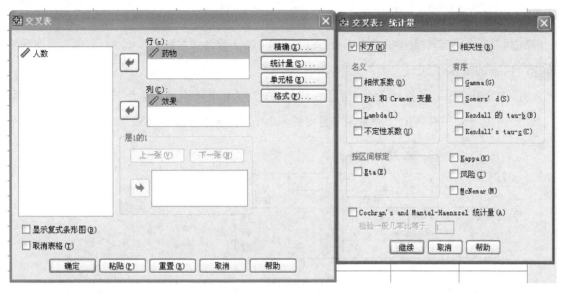

实训图 71 "交叉表"对话框的行与列变量选择

药物*效果交叉制表

计数

		效果		合计
		有效	无效	
药物	兰苓口服液	41	4	45
	银黄口服液	24	11	35
合计		65	15	80

卡方检验

	值	df	渐进Sig.（双侧）	精确Sig.（双侧）	精确Sig.（单侧）
Pearson卡方	6.565ᵃ	1	.010		
连续校正ᵇ	5.169	1	.023		
似然比	6.642	1	.010		
Fisher的精确检验				.019	.011
线性和线性组合	6.483	1	.011		
有效案例中的N	80				

a. 0单元格（.0%）的期望计数少于5。最小期望计数为6.56。

b. 仅对2×2表计算。

实训图 72 四格表资料卡方检验的输出结果

实训图 72 给出实训表 7 中的卡方检验结果,根据四格表资料的条件,存在三种情况：①当 $n \geq 40, T \geq 5$ 时,用四格表 χ^2 检验的基本公式或专用公式计算 χ^2 值；②当 $n \geq 40$, $1 \leq T < 5$ 时,需要用四格表 χ^2 检验的校正公式计算 χ^2 值；③当上述两种情况都不满足时, 即 $n < 40$ 或 $T < 1$ 时,不宜计算 χ^2 值,需采用四格表确切概率法直接计算概率 P 值。

四格表资料
的校正

本例满足第一种情况,输出结果的图 72 中可以看出样本容量 $n = 80 > 40$,且最小的理论值（即最小期望计数）$T = 6.56 > 5$,因此选取第一行的值,即 Pearson 卡方, $\chi^2 = 6.565$,对应的 P 值 $= 0.010$。按 $\alpha = 0.05$ 检验水准,拒绝原假设 H_0,可以认为两种药物治疗效果存在显著差异。

【实训提示】

1. 假设实训图 72 的最小的期望计数（理论值 T）小于 5 且大于等于 1,则选取第二行的值,即连续校正，$\chi^2 = 5.169$，对应的 P 值 $= 0.023$。

2. 假设实训图 72 的最小的期望计数（理论值 T）小于 1 或者样本容量 $n < 40$ 时，则选取第四行的值，即 Fisher 的精确检验，对应的 P 值 $= 0.019$。

例如实训图 73 中，虽然最小的期望计数（理论值 T）为 4.33（小于 5 且大于 1），但样本容量为 27，小于 40，属于第三种情况，则选取第三行中的 Fisher 的精确检验，P 值为 0.046。

药物*成效交叉制表

计数

		成效		
		有效	无效	合计
药物	中药	12	2	14
	西药	6	7	13
合计		18	9	27

卡方检验

	值	df	渐进Sig.（双侧）	精确Sig.（双侧）	精确Sig.（单侧）
Pearson卡方	4.747ᵃ	1	.029		
连续校正ᵇ	3.134	1	.077		
似然比	4.944	1	.026		
Fisher的精确检验				.046	.037
线性和线性组合	4.571	1	.033		
有效案例中的N	27				

a. 2 单元格（50.0%）的期望计数少于5。最小期望计数为4.33。
b. 仅对 2×2 表计算。

实训图 73　四格表的确切概率法案例

3. 采用配对 χ^2 检验（或 McNemar 检验），选用 (8-3) 或 (8-4) 公式，软件操作步骤中变量设置和数据输入的方法一样，选择菜单步骤基本相同，只是在将行与列变量分别移入行与列表框中，单击右侧的"统计量"按钮，打开对话框，选中的是"McNemar"，如实训图 74 所示。

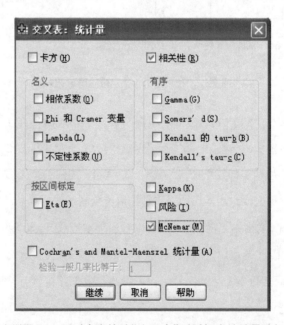

配对卡方
检验

实训图 74　配对卡方检验"交叉表"对话框中统计量选择

单击"确定"输出结果如实训图 75 所示。

测定方法*结果交叉制表

计数

		结果		合计
		阳性	阴性	
测定方法	甲法	16	26	42
	乙法	7	11	18
合计		23	37	60

卡方检验

	值	精确Sig.（双侧）
McNemar检验		.001ª
有效案例中的N	60	

a. 使用的二项式分布。

实训图 75　配对卡方检验的结果

实训项目十　行 × 列表资料的 x^2 检验

【实训目的】

进行多个样本率(或构成比)比较的 x^2 检验,如 2×4 表或 3×2 表等计数资料,并可以进一步进行组间的两两比较,利用统计软件输出结果分析并推断各总体率(或构成比)之间是否存在显著差异。

【实训内容】

某医生为了比较某种药物治疗三种类型关节炎的效果,306 例患者治疗的结果见实训表 8。

实训表 8　某药治疗三种类型关节炎的疗效比较

组别	有效	无效	合计
类风湿性关节炎	148	22	170
骨性关节炎	20	24	44
风湿性关节炎	62	30	92
合计	230	76	306

试运用 SPSS 操作进行卡方检验分析,根据输出结果推断该药治疗三种类型关节炎的疗效是否存在显著差异。

【实训步骤】

1. 在"变量视图"中,定义三个变量"组别""效果"和"人数"。点击变量"组别"的"值标签"按钮,定义标签值"1 = 类风湿性关节炎""2 = 骨性关节炎""3 = 风湿性关节炎";同样方法点击变量"效果"的"值标签"按钮,定义标签值"1 = 有效""2 = 无效"。

2. 在"数据视图"中,输入三个变量的数据,如实训图 76 所示。

3. 在菜单栏中选择【数据（Data）】→【加权个案】选项,打开"加权个案"对话框,点击"加权个案"按钮,将变量"人数"选入"频率变量"中。

行×列表的
卡方检验

	组别	效果	人数	变量
1	1	1	148	
2	1	2	22	
3	2	1	20	
4	2	2	24	
5	3	1	62	
6	3	2	30	

实训图 76 "变量视图"中输入数据

4. 在菜单栏中选择【分析(Analyze)】→【描述统计(Descriptive Statistics)】→【交叉表(Crosstabs)】选项。将变量"组别"和"效果"分别移入行与列表框中,单击右侧的"统计量"按钮,打开对话框,选中第一个"卡方",单击确定输出结果。

【实训结果】

本例的卡方检验结果如实训图 77 所示。

组别*效果交叉制表

计数

		效果		合计
		有效	无效	
组别	类风湿性关节炎	148	22	170
	骨性关节炎	20	24	44
	风湿性关节炎	62	30	92
合计		230	76	306

卡方检验

	值	df	渐进Sig.（双侧）
Pearson卡方	36.666^a	2	.000
似然比	35.250	2	.000
线性和线性组合	16.523	1	.000
有效案例中的N	306		

a. 0单元格（.0%）的期望计数少于5。最小期望计数为10.93。

实训图 77 卡方检验的输出结果

实训图 77 给出本例的卡方检验结果,选取第一行的值,即 Pearson 卡方, $\chi^2 = 36.666$,对应的 P 值 < 0.001。按 $\alpha = 0.01$ 检验水准,拒绝原假设 H_0,可以认为该药物治疗三种类型的关节炎有效率不全相同。

【实训提示】

进行多个样本率比较时,拒绝原假设时,只能认为各总体率总的有差别,而不能认为每两组之间都有差异。如果需要知道各组之间是否不同,需要进一步进行组间的两两比较,但这时的两两比较的检验水准要进行调整,计算方法为 $\alpha' = \dfrac{2\alpha}{k(k-1)}$, k 为比较的样本组数。如本例 α 取 0.05,则 $\alpha' = 0.05/3 = 0.0167$。

实训检测

1. 随机抽取某地 25 名正常成年男子,测得其血红蛋白含量(g/L)如下,见实训表 9。运用 SPSS 对样本资料进行基本统计描述(如样本均值、方差、标准差和标准误等),并利用样本资料估计该地正常成年男子血红蛋白含量总体均数的 99% 可信区间。

实训表 9 某地 25 名正常成年男子血红蛋白含量(g/L)测量结果

137	139	128	146	139	153	138	137	125	142	134	133	122
137	128	140	131	158	138	151	147	144	151	117	118	

2. 某药厂生产复方维生素,要求每 50g 维生素含铁 2400mg。从该厂某批产品随机抽取 5 个样品,测得含铁量(mg/50g)为:2372、2409、2395、2399、2411。判断该批产品含铁量是否合格。

3. 18 名黑热病兼贫血患者被随机分成两组,每组各 9 名,分别用葡萄糖锑钠(A)和复方葡萄糖锑钠(B)治疗,观察治疗前后血红蛋白(%)的变化,测定结果见实训表 10。问:(1)A、B 两药是否都有效?(2)A、B 两药的疗效有无差别?

实训表 10 A、B 两药治疗黑热病贫血患者治疗前后血红蛋白变化(%)

	患者号	1	2	3	4	5	6	7	8	9
A 药	治疗前	36	45	55	55	65	60	42	45	25
	治疗后	45	65	66	85	70	55	70	45	50
B 药	治疗前	55	50	65	60	70	40	45	35	30
	治疗后	80	80	70	60	85	75	60	50	60

4. 某研究者为研究茶多酚保健饮料对急性缺氧的影响,将 30 只小白鼠随机分为低剂量组、中剂量组和一个对照组,每组 10 只小白鼠。对照组每天给予蒸馏水 0.25ml 灌胃,低、中剂量组分别给予 2.0g/kg、4.0g/kg 的饮料溶于 0.2~0.3ml 蒸馏水后灌胃。每天一次,40 天后,对小白鼠进行耐缺氧存活时间实验,测量结果见实训表 11。

实训表 11 三组小白鼠耐缺氧存活时间(min)

编号	1	2	3	4	5	6	7	8	9	10
对照组	21.31	23.41	27.48	19.54	18.03	24.03	22.82	16.01	18.72	23.46
低剂量组	20.16	24.49	21.32	19.46	25.63	28.81	18.74	18.42	26.13	25.24
中剂量组	35.07	28.11	24.74	29.79	25.68	23.01	28.32	29.04	29.33	33.97

问:(1)分析不同剂量的茶多酚保健饮料对延长小白鼠耐缺氧存活时间有无差别?

(2)如果三组存在显著差异,试进行两两比较。

5. 某人想研究温度对蛙的心率的影响,收集了 9 只蛙的温度(x)及心率(y)的资料,数据见实训表 12,试应用 SPSS 进行线性相关分析和回归分析,并推断回归方程是否成立。

实训表 12　9 只蛙温度与心率的测量值

温度（℃）	2	4	6	8	10	12	14	16	18
心率（次/分钟）	5	11	11	14	22	23	32	29	32

6. 某医师为了比较中药和西药治疗慢性胃炎的疗效情况,将 40 例慢性胃炎患者分成两组,结果见实训表 13。

实训表 13　中药和西药治疗慢性胃炎的疗效比较数据

药物	有效	无效	合计
中药	14	14	28
西药	2	10	12
合计	16	24	40

试用四格表的卡方检验,分析两种药物治疗慢性胃炎的疗效是否存在显著差异?

（叶 海）

附录 常用统计表

附表1 随机数表

编号	1~10	11~20	21~30	31~40	41~50
1	03 47 43 73 86	36 96 47 36 61	46 98 63 71 62	33 26 16 80 45	60 11 14 10 95
2	97 74 24 67 62	42 81 14 57 20	42 53 32 37 32	27 07 36 07 51	24 51 79 89 73
3	16 76 62 27 66	56 50 26 71 07	32 90 79 78 53	13 55 38 58 39	88 97 54 14 10
4	12 56 85 99 26	99 96 68 27 31	05 03 72 93 15	57 12 10 14 21	88 26 49 81 76
5	55 59 56 35 64	38 54 82 46 22	31 62 43 09 90	06 18 44 32 53	23 83 01 30 30
6	16 22 77 94 39	49 54 43 54 82	17 37 93 23 78	87 35 20 96 43	84 36 34 91 64
7	84 42 17 53 31	57 24 55 06 88	77 04 74 47 67	21 76 33 50 35	83 92 12 06 76
8	63 01 63 78 59	16 95 55 67 19	98 10 50 71 75	12 86 73 58 07	44 39 52 38 79
9	33 21 12 34 29	78 64 56 07 82	52 42 07 44 38	15 51 00 13 42	99 66 02 79 54
10	57 60 86 32 44	09 47 27 96 54	49 17 46 09 62	90 52 84 77 27	08 02 73 42 28
11	18 18 07 92 45	44 17 16 58 09	79 83 86 19 62	06 76 50 03 10	55 23 64 05 05
12	26 62 33 97 75	84 16 07 44 99	83 11 46 32 24	20 14 85 88 45	10 93 72 88 71
13	23 42 40 64 74	82 97 77 77 81	07 45 32 14 08	32 98 94 07 72	93 85 79 10 75
14	52 36 28 19 95	50 92 26 11 97	00 56 76 31 38	80 22 02 53 53	86 60 42 04 53
15	37 85 94 35 12	83 39 50 08 30	52 34 07 96 88	54 42 06 87 98	35 85 29 48 39
16	70 29 17 12 13	40 33 20 38 26	13 89 51 03 74	17 76 37 14 04	07 74 21 19 30
17	56 62 18 37 35	96 83 50 87 75	97 12 25 93 47	70 33 24 03 54	97 77 46 44 80
18	99 49 57 22 77	88 42 95 45 72	16 64 36 16 00	04 43 18 66 79	94 77 24 21 90
19	16 08 15 04 72	33 27 14 34 09	45 59 34 68 49	12 72 07 34 45	99 27 72 75 14
20	31 16 93 32 43	50 27 89 87 19	20 15 37 00 49	52 85 66 60 44	38 68 88 11 80
21	68 34 30 13 70	55 74 30 77 40	44 22 78 84 26	04 33 46 09 52	68 07 97 06 57
22	74 57 25 65 76	59 29 97 68 60	71 97 38 67 54	13 58 18 24 76	15 54 55 95 52
23	27 42 37 86 53	48 55 90 65 72	96 57 69 36 10	96 46 92 42 45	97 60 49 04 91
24	00 39 68 29 61	66 37 32 20 30	77 84 57 03 29	10 45 65 04 26	11 05 46 67 24
25	29 94 98 94 24	68 49 69 10 82	53 75 91 93 30	34 25 20 57 27	40 48 73 51 92
26	16 90 82 66 59	93 62 64 11 12	67 19 00 71 74	60 47 21 29 68	02 02 37 03 31
27	11 27 94 75 06	06 09 19 74 66	02 94 37 34 02	76 70 90 30 86	38 45 94 30 38
28	35 24 10 16 20	33 32 51 26 38	79 78 45 04 91	16 92 53 56 16	02 75 50 95 98
29	38 23 16 86 38	42 38 97 01 50	87 75 66 81 41	40 01 74 91 62	48 51 84 08 32
30	31 96 25 91 47	96 44 33 49 13	34 86 82 53 91	00 52 43 48 85	27 55 26 89 62

编号	1~10	11~20	21~30	31~40	41~50
31	66 67 40 67 14	64 05 71 95 86	11 05 65 09 68	76 83 20 37 90	57 16 00 11 66
32	14 90 84 45 11	75 73 88 05 90	52 27 41 14 86	22 98 12 22 08	07 52 74 95 80
33	68 05 51 18 00	33 96 02 75 09	07 60 62 93 55	59 33 82 43 90	49 37 38 44 59
34	20 46 78 73 90	97 51 40 14 02	04 02 33 31 08	39 54 16 49 36	47 95 93 13 30
35	64 19 58 97 79	15 06 15 93 20	01 90 10 75 06	40 78 78 89 62	62 67 74 17 33
36	05 26 93 70 60	22 35 85 15 13	92 03 51 59 77	59 56 78 06 83	52 91 05 70 74
37	07 97 10 88 23	09 98 42 99 64	61 71 62 99 15	06 51 29 16 93	58 05 77 09 51
38	68 71 86 85 85	54 87 66 47 54	73 32 08 11 12	44 95 92 63 16	29 56 24 29 48
39	26 99 61 65 53	58 37 78 80 70	42 10 50 67 42	32 17 55 85 74	94 44 67 16 94
40	14 65 52 68 75	87 59 36 22 41	26 78 63 06 55	13 08 27 01 50	15 29 39 39 47
41	17 53 77 58 71	71 41 61 50 72	12 41 94 96 26	44 95 27 36 99	02 96 74 30 83
42	90 26 59 21 19	23 52 23 33 12	96 93 02 18 39	07 02 18 36 07	25 99 32 70 23
43	41 23 52 55 99	31 04 49 69 96	10 47 48 45 88	13 41 43 89 20	97 17 14 49 17
44	60 20 50 81 69	31 99 73 68 68	35 81 33 03 26	24 30 12 48 60	18 99 10 72 34
45	91 25 38 05 90	94 58 28 41 36	45 37 59 03 09	90 35 57 29 12	82 62 54 65 60
46	34 50 57 74 37	98 80 33 00 91	09 77 93 19 82	74 94 80 04 04	45 07 31 66 49
47	85 22 04 39 43	73 81 53 94 79	33 62 46 86 28	08 31 54 46 31	53 94 13 38 47
48	09 79 13 77 48	73 82 97 22 21	05 03 27 24 83	72 89 44 05 60	35 80 39 94 88
49	88 75 80 18 14	22 95 75 42 49	39 32 82 22 49	02 48 07 70 37	16 04 61 67 87
50	90 96 23 70 00	39 00 03 06 96	55 85 78 38 36	94 37 30 69 32	90 89 00 76 33

附表 2　随机排列表（$n=20$）

编号	1	2	3	4	5	6	7	8	9	10	11	12	13	14	15	16	17	18	19	20	r_k
1	8	6	19	13	5	18	12	1	4	3	9	2	17	14	11	7	16	15	10	0	-0. 0632
2	8	19	7	6	11	14	2	13	5	17	9	12	0	16	15	1	4	10	18	3	-0. 0632
3	18	1	10	13	17	2	0	3	8	15	7	4	19	12	5	14	9	11	6	16	0. 1053
4	6	19	1	5	18	12	4	0	13	10	16	17	7	14	11	15	8	3	9	2	-0. 0842
5	1	2	7	4	18	0	15	13	5	12	19	10	9	14	16	8	6	11	3	17	0. 2000
6	11	19	2	15	14	10	8	12	1	17	4	3	0	9	16	6	13	7	18	5	-0. 1053
7	14	3	16	7	9	2	15	12	11	4	13	19	8	1	18	6	0	5	17	10	-0. 0526
8	3	2	16	6	1	13	17	19	8	14	0	15	9	18	11	5	4	10	7	12	0. 0526
9	16	9	10	3	15	0	11	2	1	5	18	8	19	13	6	12	17	4	7	14	0. 0947
10	4	11	18	6	0	8	12	16	17	3	2	9	5	7	19	10	15	13	14	1	0. 0947
11	5	15	18	13	7	3	10	14	16	1	8	2	17	6	9	4	0	12	19	11	-0. 0526
12	0	18	10	15	11	12	3	13	14	1	17	2	6	9	16	4	7	8	19	5	-0. 0105
13	10	9	14	18	12	17	15	3	5	2	11	19	8	0	1	4	7	13	6	16	-0. 1579
14	11	9	13	0	14	12	18	7	2	10	4	17	19	6	5	8	3	15	1	16	-0. 0526
15	17	1	0	16	9	12	2	4	5	18	14	15	7	19	6	8	11	3	10	13	0. 1053
16	17	1	5	2	8	12	15	13	19	14	7	16	6	3	9	10	4	11	0	18	0. 0105
17	5	16	15	7	18	10	12	9	11	6	13	17	14	1	0	4	3	2	19	8	-0. 2000
18	16	19	0	8	6	10	13	17	4	3	15	18	11	1	12	9	5	7	2	14	-0. 1368
19	13	9	17	12	15	4	3	1	16	2	10	18	8	6	7	19	14	11	0	5	-0. 1263
20	11	12	8	16	3	19	14	7	9	17	4	1	10	0	18	15	6	5	13	2	-0. 2105
21	19	12	13	8	4	15	16	7	0	11	1	5	14	18	3	6	10	9	2	17	-0. 1368
22	2	18	8	14	6	11	1	9	15	0	17	10	4	7	13	3	12	5	16	19	0. 1158
23	9	16	17	18	5	7	12	2	4	10	0	13	8	3	14	15	6	11	1	19	-0. 0632
24	15	0	14	6	1	2	9	8	18	4	10	17	3	12	16	11	19	13	7	5	0. 1789
25	14	0	9	18	19	16	10	4	5	1	6	2	12	3	11	13	7	8	17	15	0. 0526

附表3 标准正态分布表

$$\Phi(u) = \int_{-\infty}^{u} \frac{1}{\sqrt{2\pi}} e^{-\frac{u^2}{2}} du$$

u	0.00	0.01	0.02	0.03	0.04	0.05	0.06	0.07	0.08	0.09
0.0	0.5000	0.5040	0.5080	0.5120	0.5160	0.5199	0.5239	0.5279	0.5319	0.5359
0.1	0.5398	0.5438	0.5478	0.5517	0.5557	0.5596	0.5636	0.5675	0.5714	0.5753
0.2	0.5793	0.5832	0.5871	0.5910	0.5948	0.5987	0.6026	0.6064	0.6103	0.6141
0.3	0.6179	0.6217	0.6255	0.6293	0.6331	0.6368	0.6406	0.6443	0.6480	0.6517
0.4	0.6554	0.6591	0.6628	0.6664	0.6700	0.6736	0.6772	0.6808	0.6844	0.6879
0.5	0.6915	0.6950	0.6985	0.7019	0.7054	0.7088	0.7123	0.7157	0.7190	0.7224
0.6	0.7257	0.7291	0.7324	0.7357	0.7389	0.7422	0.7454	0.7486	0.7517	0.7549
0.7	0.7580	0.7611	0.7642	0.7673	0.7703	0.7734	0.7764	0.7794	0.7823	0.7852
0.8	0.7881	0.7910	0.7939	0.7967	0.7995	0.8023	0.8051	0.8078	0.8106	0.8133
0.9	0.8159	0.8186	0.8212	0.8238	0.8264	0.8289	0.8315	0.8340	0.8365	0.8389
1.0	0.8413	0.8438	0.8461	0.8485	0.8508	0.8531	0.8554	0.8577	0.8599	0.8621
1.1	0.8643	0.8665	0.8686	0.8708	0.8729	0.8749	0.8770	0.8790	0.8810	0.8830
1.2	0.8849	0.8869	0.8888	0.8907	0.8925	0.8944	0.8962	0.8980	0.8997	0.9015
1.3	0.9032	0.9049	0.9066	0.9082	0.9099	0.9115	0.9131	0.9147	0.9162	0.9177
1.4	0.9192	0.9207	0.9222	0.9236	0.9251	0.9265	0.9278	0.9292	0.9306	0.9319
1.5	0.9332	0.9345	0.9357	0.9370	0.9382	0.9394	0.9406	0.9418	0.9430	0.9441
1.6	0.9452	0.9463	0.9474	0.9484	0.9495	0.9505	0.9515	0.9525	0.9535	0.9545
1.7	0.9554	0.9564	0.9573	0.9582	0.9591	0.9599	0.9608	0.9616	0.9625	0.9633
1.8	0.9641	0.9648	0.9656	0.9664	0.9671	0.9678	0.9686	0.9693	0.9700	0.9706
1.9	0.9713	0.9719	0.9726	0.9732	0.9738	0.9744	0.9750	0.9756	0.9762	0.9767
2.0	0.9772	0.9778	0.9783	0.9788	0.9793	0.9798	0.9803	0.9808	0.9812	0.9817
2.1	0.9821	0.9826	0.9830	0.9834	0.9838	0.9842	0.9846	0.9850	0.9854	0.9857
2.2	0.9861	0.9864	0.9868	0.9871	0.9874	0.9878	0.9881	0.9884	0.9887	0.9890
2.3	0.9893	0.9896	0.9898	0.9901	0.9904	0.9906	0.9909	0.9911	0.9913	0.9916
2.4	0.9918	0.9920	0.9922	0.9925	0.9927	0.9929	0.9931	0.9932	0.9934	0.9936
2.5	0.9938	0.9940	0.9941	0.9943	0.9945	0.9946	0.9948	0.9949	0.9951	0.9952
2.6	0.9953	0.9955	0.9956	0.9957	0.9959	0.9960	0.9961	0.9962	0.9963	0.9964
2.7	0.9965	0.9966	0.9967	0.9968	0.9969	0.9970	0.9971	0.9972	0.9973	0.9974
2.8	0.9974	0.9975	0.9976	0.9977	0.9977	0.9978	0.9979	0.9979	0.9980	0.9981
2.9	0.9981	0.9982	0.9982	0.9983	0.9984	0.9984	0.9985	0.9985	0.9986	0.9986
u	0	0.1	0.2	0.3	0.4	0.5	0.6	0.7	0.8	0.9
3.0	0.9987	0.9990	0.9993	0.9995	0.9997	0.9998	0.9998	0.9999	0.9999	1.0000

注:1. 本表对于 u 给出正态分布函数 $\Phi(u)$ 的值。例:对于 $u = 2.35$,$\Phi(u) = 0.9906$。

2. 本表最后二行自左至右依次表示 $\Phi(3.0)$、$\cdots$、$\Phi(3.9)$ 的值。

附表 4　标准正态分布的双侧临界值表

$$P\{\,|u|>u_{\alpha/2}\,\}=\alpha$$

α	0.00	0.01	0.02	0.03	0.04	0.05	0.06	0.07	0.08	0.09
0.0	∞	2.575 829	2.326 348	2.170 090	2.053 749	1.959 964	1.880 794	1.811 911	1.750 686	1.695 398
0.1	1.644 854	1.598 193	1.554 774	1.514 102	1.475 791	1.439 531	1.405 072	1.372 204	1.340 755	1.310 179
0.2	1.281 552	1.253 565	1.226 528	1.200 539	1.174 987	1.150 349	1.126 391	1.103 063	1.080 319	1.058 122
0.3	1.036 433	1.015 222	0.994 458	0.974 114	0.954 165	0.934 589	0.915 365	0.896 473	0.877 896	0.859 617
0.4	0.841 621	0.823 894	0.806 421	0.789 192	0.772 193	0.755 415	0.738 847	0.722 479	0.706 303	0.690 309
0.5	0.674 490	0.658 838	0.643 345	0.628 006	0.612 813	0.597 760	0.582 841	0.568 051	0.553 385	0.538 836
0.6	0.524 401	0.510 073	0.495 850	0.481 727	0.467 699	0.453 762	0.439 913	0.426 148	0.412 463	0.398 855
0.7	0.385 320	0.371 856	0.358 459	0.345 125	0.331 853	0.318 639	0.305 481	0.292 375	0.279 319	0.266 311
0.8	0.253 374	0.240 426	0.227 545	0.214 702	0.201 893	0.189 118	0.176 374	0.163 658	0.150 969	0.138 304
0.9	0.125 661	0.113 039	0.100 434	0.087 845	0.075 270	0.062 707	0.050 154	0.037 608	0.025 069	0.012 533

α	0.001	0.0001	0.000 01	0.000 001	0.000 000 1	0.000 000 01
$u_{\alpha/2}$	3.290 53	3.890 59	4.417 17	4.891 64	5.326 72	5.730 73

附表5 χ^2 分布的临界值表

$$P\{\chi^2(n) > \chi^2_\alpha(n)\} = \alpha$$

n \ α	0.995	0.99	0.975	0.95	0.90	0.75	0.25	0.10	0.05	0.025	0.01	0.005
1	—	—	0.001	0.004	0.016	0.102	1.323	2.706	3.841	5.024	6.635	7.879
2	0.010	0.020	0.051	0.103	0.211	0.575	2.773	4.605	5.991	7.378	9.210	10.597
3	0.072	0.115	0.216	0.352	0.584	1.213	4.108	6.251	7.815	9.348	11.345	12.838
4	0.207	0.297	0.484	0.711	1.064	1.923	5.385	7.779	9.488	11.143	13.277	14.860
5	0.412	0.554	0.831	1.145	1.610	2.675	6.626	9.236	11.071	12.833	15.086	16.750
6	0.676	0.872	1.237	1.635	2.204	3.455	7.841	10.645	12.592	14.449	16.812	18.548
7	0.989	1.239	1.690	2.167	2.833	4.255	9.037	12.017	14.067	16.013	18.475	20.278
8	1.344	1.646	2.180	2.733	3.490	5.071	10.219	13.362	15.507	17.535	20.090	21.955
9	1.735	2.088	2.700	3.325	4.168	5.899	11.389	14.684	16.919	19.023	21.666	23.589
10	2.156	2.558	3.247	3.940	4.865	6.737	12.549	15.987	18.307	20.483	23.209	25.188
11	2.603	3.053	3.816	4.575	5.578	7.584	13.701	17275	19.675	21.920	24.725	26.757
12	3.074	3.571	4.404	5.226	6.304	8.438	14.845	18.549	21.026	23.337	26.217	28.299
13	3.565	4.107	5.009	5.892	7.042	9.299	15.984	19.812	22.362	24.736	27.688	29.819
14	4.075	4.660	5.629	6.571	7.790	10.165	17.117	21.064	23.685	16.119	29.141	31.319
15	4.601	5.229	6.262	7.261	8.547	11.037	18.245	22.307	24.966	27.488	30.578	32.801
16	5.142	5.812	6.908	7.962	9.312	11.912	19.369	23.542	26.296	28.845	32.000	34.267
17	5.697	6.408	7.564	8.672	10.085	12.792	20.489	24.769	27.587	30.191	33.409	35.718
18	6.265	7.015	8.231	9.390	10.865	13.675	21.605	25.989	28.869	31.526	34.805	37.156
19	6.844	7.633	8.907	10.117	11.651	14.562	22.718	27.204	30.144	32.852	36.191	38.582
20	7.434	8.260	9.591	10.851	12.443	15.452	23.828	28.412	31.410	34.170	37.566	39.997
21	8.034	8.897	10.283	11.591	13.240	16.344	24.935	29.615	32.671	35.479	38.932	41.401
22	8.643	9.542	10.982	12.338	14.042	17.240	26.039	30.813	33.924	36.781	40.289	42.796
23	9.260	10.196	11.689	13.091	14.848	18.137	27.141	32.007	35.172	38.076	41.638	44.181
24	9.886	10.856	12.401	13.848	15.659	19.037	28.241	33.196	36.415	39.364	42.980	45.559
25	10.520	11.524	13.120	14.611	16.473	19.939	29.339	34.382	37.652	40.646	44.314	46.928
26	11.160	12.198	13.844	15.379	17.292	20.843	30.435	35.563	38.885	41.923	45.642	48.290
27	11.808	12.879	14.573	16.151	18.114	21.749	31.528	36.741	40.113	43.194	46.963	49.645
28	12.461	13.565	15.308	16.928	18.939	22.657	32.620	37.916	41.337	44.461	48.278	50.993
29	13.121	14.257	16.047	17.708	19.768	23.567	33.711	39.087	42.557	45.722	49.588	52.336
30	13.787	14.954	16.791	18.493	20.599	24.478	34.800	40.256	43.773	46.979	50.892	53.672

α ⟍ n	0.995	0.99	0.975	0.95	0.90	0.75	0.25	0.10	0.05	0.025	0.01	0.005
31	14.458	15.655	17.539	19.281	21.434	25.390	35.887	41.422	44.985	48.232	52.191	55.003
32	15.134	16.362	18.291	20.072	22.271	26.304	36.973	42.585	46.194	49.480	53.486	56.328
33	15.815	17.074	19.047	20.867	23.100	27.219	38.058	43.745	47.400	50.725	54.776	57.648
34	16.501	17.789	19.806	21.664	23.952	28.136	39.141	44.903	48.602	51.966	56.061	58.964
35	17.192	18.509	20.569	22.465	24.797	29.054	40.223	46.059	49.802	53.203	57.342	60.275
36	17.887	19.233	21.336	23.269	25.643	29.973	41.304	47.212	50.998	54.437	58.619	61.581
37	18.586	19.960	22.106	24.075	26.492	30.893	42.383	48.363	52.192	55.668	59.892	62.883
38	19.289	20.691	22.878	24.884	27.343	31.815	43.462	49.513	53.384	56.896	61.162	64.181
38	19.996	21.426	23.654	25.695	28.196	32.737	44.539	50.660	54.572	58.120	62.428	65.476
40	20.707	22.164	24.433	26.509	29.051	33.660	45.616	51.805	55.758	59.342	63.691	66.766
41	21.421	22.906	25.215	27.326	29.907	34.585	46.692	52.949	56.942	60.561	64.950	68.053
42	22.138	23.650	25.999	28.144	30.765	35.510	47.766	54.090	58.124	61.777	66.206	69.336
43	22.859	24.398	26.785	28.965	31.625	36.436	48.840	55.230	59.304	62.990	67.459	70.616
44	23.584	25.148	27.575	29.987	32.487	37.363	49.913	56.369	60.481	64.201	68.710	71.893
45	24.311	25.901	28.366	30.612	33.350	38.291	50.985	57.505	61.656	65.410	69.957	73.166

附表6　t 分布的临界值表

$$P\{t(n)>t_\alpha(n)\}=\alpha$$

α \ n	0.25	0.10	0.05	0.025	0.01	0.005
1	1.0000	3.0777	6.3138	12.7062	31.8207	63.6574
2	0.8165	1.8856	2.9200	4.3207	6.9646	9.9248
3	0.7649	1.6377	2.3534	3.1824	4.5407	5.8409
4	0.7407	1.5332	2.1318	2.7764	3.7469	4.6041
5	0.7267	1.4759	2.0150	2.5706	3.3649	4.0322
6	0.7176	1.4398	1.9432	2.4469	3.1427	3.7074
7	0.7111	1.4149	1.8946	2.3646	2.9980	3.4995
8	0.7064	1.3968	1.8595	2.3060	2.8965	3.3554
9	0.7027	1.3830	1.8331	2.2622	2.8214	3.2498
10	0.6998	1.3722	1.8125	2.2281	2.7638	3.1693
11	0.6974	1.3634	1.7959	2.2010	2.7181	3.1058
12	0.6955	1.3562	1.7823	2.1788	2.6810	3.0545
13	0.6938	1.3502	1.7709	2.1604	2.6503	3.0123
14	0.6924	1.3450	1.7613	2.1448	2.6245	2.9768
15	0.6912	1.3406	1.7531	2.1315	2.6025	2.9467
16	0.6901	1.3368	1.7459	2.1199	2.5835	2.9028
17	0.6892	1.3334	1.7396	2.1098	2.5669	2.8982
18	0.6884	1.3304	1.7341	2.1009	2.5524	2.8784
19	0.6876	1.3277	1.7291	2.0930	2.5395	2.8609
20	0.6870	1.3253	1.7247	2.0860	2.5280	2.8453
21	0.6864	1.3232	1.7207	2.0796	2.5177	2.8314
22	0.6858	1.3212	1.7171	2.0739	2.5083	2.8188
23	0.6853	1.3195	1.7139	2.0687	2.4999	2.8073
24	0.6848	1.3178	1.7109	2.0639	2.4922	2.7969
25	0.6844	1.3163	1.7081	2.0595	2.4851	2.7874
26	0.6840	1.3150	1.7056	2.0555	2.4786	2.7787
27	0.6837	1.3137	1.7033	2.0518	2.4727	2.7707
28	0.6834	1.3125	1.7011	2.0484	2.4671	2.7633
29	0.6830	1.3114	1.6991	2.0452	2.4620	2.7564
30	0.6828	1.3104	1.6973	2.0423	2.4573	2.7500

附表 7　F 分布的临界值表

$$P\{F(n_1,n_2)>F_\alpha(n_1,n_2)\}=\alpha$$

$$\alpha=0.10$$

n_2 \ n_1	1	2	3	4	5	6	7	8	9	10	12	15	20	24	30	40	60	120	∞
1	39.86	49.50	53.59	55.83	57.24	58.20	58.91	59.44	59.86	60.19	60.71	61.22	61.74	62.00	62.26	62.53	62.79	63.06	63.33
2	8.53	9.00	9.16	9.24	9.29	9.33	9.35	9.37	9.38	9.39	9.41	9.42	9.44	9.45	9.46	9.47	9.47	9.48	9.49
3	5.54	5.46	5.39	5.34	5.31	5.28	5.27	5.25	5.24	5.23	5.22	5.20	5.18	5.18	5.17	5.16	5.15	5.14	5.13
4	4.54	4.32	4.19	4.11	4.05	4.01	3.98	3.95	3.94	3.92	3.90	3.87	3.84	3.83	3.82	3.80	3.79	3.78	3.76
5	4.06	3.78	3.62	3.52	3.45	3.40	3.37	3.34	3.32	3.30	3.27	3.24	3.21	3.19	3.17	3.16	3.14	3.12	3.10
6	3.78	3.46	3.29	3.18	3.11	3.05	3.01	2.98	2.96	2.94	2.90	2.87	2.84	2.82	2.80	2.78	2.76	2.74	2.72
7	3.59	3.26	3.07	2.96	2.88	2.83	2.78	2.75	2.72	2.70	2.67	2.63	2.59	2.58	2.56	2.54	2.51	2.49	2.47
8	3.46	3.11	2.92	2.81	2.73	2.67	2.62	2.59	2.56	2.54	2.50	2.46	2.42	2.40	2.38	2.36	2.34	2.32	2.29
9	3.36	3.01	2.81	2.69	2.61	2.55	2.51	2.47	2.44	2.42	2.38	2.34	2.30	2.28	2.25	2.23	2.21	2.18	2.16
10	3.29	2.92	2.73	2.61	2.52	2.46	2.41	2.38	2.35	2.32	2.28	2.24	2.20	2.18	2.16	2.13	2.11	2.08	2.06
11	3.23	2.86	2.66	2.54	2.45	2.39	2.34	2.30	2.27	2.25	2.21	2.17	2.12	2.10	2.08	2.05	2.03	2.00	1.97
12	3.18	2.81	2.61	2.48	2.39	2.33	2.28	2.24	2.21	2.19	2.15	2.10	2.06	2.04	2.01	1.99	1.96	1.93	1.90
13	3.14	2.76	2.56	2.43	2.35	2.28	2.23	2.20	2.16	2.14	2.10	2.05	2.01	1.98	1.96	1.93	1.90	1.88	1.85
14	3.10	2.73	2.52	2.39	2.31	2.24	2.19	2.15	2.12	2.10	2.05	2.01	1.96	1.94	1.91	1.89	1.86	1.83	1.80
15	3.07	2.70	2.49	2.36	2.27	2.21	2.16	2.12	2.09	2.06	2.02	1.97	1.92	1.90	1.87	1.85	1.82	1.79	1.76
16	3.05	2.67	2.46	2.33	2.24	2.18	2.13	2.09	2.06	2.03	1.99	1.94	1.89	1.87	1.84	1.81	1.78	1.75	1.72
17	3.03	2.64	2.44	2.31	2.22	2.15	2.10	2.06	2.03	2.00	1.96	1.91	1.86	1.84	1.81	1.78	1.75	1.72	1.69
18	3.01	2.62	2.42	2.29	2.20	2.13	2.08	2.04	2.00	1.98	1.93	1.89	1.84	1.81	1.78	1.75	1.72	1.69	1.66
19	2.99	2.61	2.40	2.27	2.18	2.11	2.06	2.02	1.98	1.96	1.91	1.86	1.81	1.79	1.76	1.73	1.70	1.67	1.63
20	2.97	2.59	2.38	2.25	2.16	2.09	2.04	2.00	1.96	1.94	1.89	1.84	1.79	1.77	1.74	1.71	1.68	1.64	1.61
21	2.96	2.57	2.36	2.23	2.14	2.08	2.02	1.98	1.95	1.92	1.87	1.83	1.78	1.75	1.72	1.69	1.66	1.62	1.59
22	2.95	2.56	2.35	2.22	2.13	2.06	2.01	1.97	1.93	1.90	1.86	1.81	1.76	1.73	1.70	1.67	1.64	1.60	1.57
23	2.94	2.55	2.34	2.21	2.11	2.05	1.99	1.95	1.92	1.89	1.84	1.80	1.74	1.72	1.69	1.66	1.62	1.59	1.55
24	2.93	2.54	2.33	2.19	2.10	2.04	1.98	1.94	1.91	1.88	1.83	1.78	1.73	1.70	1.67	1.64	1.61	1.57	1.53
25	2.92	2.53	2.32	2.18	2.09	2.02	1.97	1.93	1.89	1.87	1.82	1.77	1.72	1.69	1.66	1.63	1.59	1.56	1.52
26	2.91	2.52	2.31	2.17	2.08	2.01	1.96	1.92	1.88	1.86	1.81	1.76	1.71	1.68	1.65	1.61	1.58	1.54	1.50
27	2.90	2.51	2.30	2.17	2.07	2.00	1.95	1.91	1.87	1.85	1.80	1.75	1.70	1.67	1.64	1.60	1.57	1.53	1.49
28	2.89	2.50	2.29	2.16	2.06	2.00	1.94	1.90	1.87	1.84	1.79	1.74	1.69	1.66	1.63	1.59	1.56	1.52	1.48
29	2.89	2.50	2.28	2.15	2.06	1.99	1.93	1.89	1.86	1.83	1.78	1.73	1.68	1.65	1.62	1.58	1.55	1.51	1.47
30	2.88	2.49	2.28	2.14	2.05	1.98	1.93	1.88	1.85	1.82	1.77	1.72	1.67	1.64	1.61	1.57	1.54	1.50	1.46
40	2.84	2.44	2.23	2.09	2.00	1.93	1.87	1.83	1.79	1.76	1.71	1.66	1.61	1.57	1.54	1.51	1.47	1.42	1.38
60	2.79	2.39	2.18	2.04	1.95	1.87	1.82	1.77	1.74	1.71	1.66	1.60	1.54	1.51	1.48	1.44	1.40	1.35	1.29
120	2.75	2.35	2.13	1.99	1.90	1.82	1.77	1.72	1.68	1.65	1.60	1.55	1.48	1.45	1.41	1.37	1.32	1.26	1.19
∞	2.71	2.30	2.08	1.94	1.85	1.77	1.72	1.67	1.63	1.60	1.55	1.49	1.42	1.38	1.34	1.30	1.24	1.17	1.00

续表

$\alpha = 0.05$

n_2 \ n_1	1	2	3	4	5	6	7	8	9	10	12	15	20	24	30	40	60	120	∞
1	161.4	199.5	215.7	224.6	230.2	234.0	236.8	238.9	240.5	241.9	243.9	245.9	248.0	249.1	250.1	251.1	252.2	253.3	254.3
2	18.51	19.00	19.16	19.25	19.30	19.33	19.35	19.37	19.38	19.40	19.41	19.43	19.45	19.45	19.26	19.47	19.48	19.49	19.50
3	10.13	9.55	9.28	9.12	9.01	8.94	8.89	8.84	8.81	8.79	8.74	8.70	8.66	8.64	8.62	8.59	8.57	8.55	8.53
4	7.71	6.94	6.59	6.39	6.26	6.16	6.09	6.04	6.00	5.96	5.91	5.86	5.80	5.77	5.75	5.72	5.69	5.66	5.63
5	6.61	5.79	5.41	5.19	5.05	4.95	4.88	4.82	4.77	4.74	4.68	4.62	4.56	4.53	4.50	4.46	4.43	4.40	4.36
6	5.99	5.14	4.76	4.53	4.39	4.28	4.21	4.15	4.10	4.06	4.00	3.94	3.87	3.84	3.81	3.77	3.74	3.70	3.67
7	5.59	4.74	4.35	4.12	3.97	3.87	3.79	3.73	3.68	3.64	3.57	3.51	3.44	3.41	3.38	3.34	3.30	3.27	3.23
8	5.32	4.46	4.07	3.84	3.69	3.58	3.50	3.44	3.39	3.35	3.28	3.22	3.15	3.12	3.08	3.04	3.01	2.97	2.93
9	5.12	4.26	3.86	3.63	3.48	3.37	3.29	3.23	3.18	3.14	3.07	3.01	2.94	2.90	2.86	2.83	2.79	2.75	2.71
10	4.96	4.10	3.71	3.48	3.33	3.22	3.14	3.07	3.02	2.98	2.91	2.85	2.77	2.74	2.70	2.66	2.62	2.58	2.54
11	4.84	3.98	3.59	3.36	3.20	3.09	3.01	2.95	2.90	2.85	2.79	2.72	2.65	2.61	2.57	2.53	2.49	2.45	2.40
12	4.75	3.88	3.49	3.26	3.11	3.00	2.91	2.85	2.80	2.75	2.69	2.62	2.54	2.51	2.47	2.43	2.38	2.34	2.30
13	4.67	3.80	3.41	3.18	3.02	2.92	2.83	2.77	2.71	2.67	2.60	2.53	2.46	2.42	2.38	2.34	2.30	2.25	2.21
14	4.60	3.74	3.34	3.11	2.96	2.85	2.76	2.70	2.65	2.60	2.53	2.46	2.39	2.35	2.31	2.27	2.22	2.18	2.13
15	4.54	3.68	3.29	3.06	2.90	2.79	2.71	2.64	2.59	2.54	2.48	2.40	2.33	2.29	2.25	2.20	2.16	2.11	2.07
16	4.49	3.63	3.24	3.01	2.85	2.74	2.66	2.59	2.54	2.49	2.42	2.35	2.28	2.24	2.19	2.15	2.11	2.06	2.01
17	4.45	3.59	3.20	2.96	2.81	2.70	2.61	2.55	2.49	2.45	2.38	2.31	2.23	2.19	2.15	2.10	2.06	2.01	1.96
18	4.41	3.55	3.16	2.93	2.77	2.66	2.58	2.51	2.46	2.41	2.34	2.27	2.19	2.15	2.11	2.06	2.02	1.97	1.92
19	4.38	3.52	3.13	2.90	2.74	2.63	2.54	2.48	2.42	2.38	2.31	2.23	2.16	2.11	2.07	2.03	1.98	1.93	1.88
20	4.35	3.49	3.10	2.87	2.71	2.60	2.51	2.45	2.39	2.35	2.28	2.20	2.12	2.08	2.04	1.99	1.95	1.90	1.84
21	4.32	3.47	3.07	2.84	2.68	2.57	2.49	2.42	2.37	2.32	2.25	2.18	2.10	2.05	2.01	1.96	1.92	1.87	1.81
22	4.30	3.44	3.05	2.82	2.66	2.55	2.46	2.40	2.34	2.30	2.23	2.15	2.07	2.03	1.98	1.94	1.89	1.84	1.78
23	4.28	3.42	3.03	2.80	2.64	2.53	2.44	2.38	2.32	2.27	2.20	2.13	2.05	2.01	1.96	1.91	1.86	1.81	1.76
24	4.26	3.40	3.01	2.78	2.62	2.51	2.42	2.36	2.30	2.25	2.18	2.11	2.03	1.98	1.94	1.89	1.84	1.79	1.73
25	4.24	3.38	2.99	2.76	2.60	2.49	2.40	2.34	2.28	2.24	2.16	2.09	2.01	1.96	1.92	1.87	1.82	1.77	1.71
26	4.22	3.37	2.98	2.74	2.59	2.47	2.39	2.32	2.27	2.22	2.15	2.07	1.99	1.95	1.90	1.85	1.80	1.75	1.69
27	4.21	3.35	2.96	2.73	2.57	2.46	2.37	2.30	2.25	2.20	2.13	2.06	1.97	1.93	1.88	1.84	1.79	1.73	1.67
28	4.20	3.34	2.95	2.71	2.56	2.44	2.36	2.29	2.24	2.19	2.12	2.04	1.96	1.91	1.87	1.82	1.77	1.71	1.65
29	4.18	3.33	2.93	2.70	2.54	2.43	2.35	2.28	2.22	2.18	2.10	2.03	1.94	1.90	1.85	1.81	1.75	1.70	1.64
30	4.17	3.32	2.92	2.69	2.53	2.42	2.33	2.27	2.21	2.16	2.09	2.01	1.93	1.89	1.84	1.79	1.74	1.68	1.62
40	4.08	3.23	2.84	2.61	2.45	2.34	2.25	2.18	2.12	2.08	2.00	1.92	1.84	1.79	1.74	1.69	1.64	1.58	1.51
60	4.00	3.15	2.76	2.52	2.37	2.25	2.17	2.10	2.04	1.99	1.92	1.84	1.75	1.70	1.65	1.59	1.53	1.47	1.39
120	3.92	3.07	2.68	2.45	2.29	2.17	2.09	2.02	1.96	1.91	1.83	1.75	1.66	1.61	1.55	1.50	1.43	1.35	1.25
∞	3.84	2.99	2.60	2.37	2.21	2.09	2.01	1.94	1.88	1.83	1.75	1.67	1.57	1.52	1.46	1.39	1.32	1.22	1.00

续表

$\alpha = 0.025$

n_2 \ n_1	1	2	3	4	5	6	7	8	9	10	12	15	20	24	30	40	60	120	∞
1	647.8	799.5	864.2	899.6	921.8	937.1	948.2	956.7	963.339	968.6	976.7	984.9	933.1	997.2	1001	1006	1010	1014	1018
2	38.51	39.00	39.17	39.25	39.30	39.33	39.36	39.37	39.39	39.40	39.41	39.43	39.45	39.46	39.46	39.47	39.48	39.49	39.50
3	17.44	16.04	15.44	15.10	14.88	14.73	14.62	14.54	14.47	14.42	14.34	14.25	14.17	14.12	14.08	14.04	13.99	13.95	13.90
4	12.22	10.65	9.98	9.60	9.36	9.20	9.07	8.98	8.90	8.84	8.75	8.66	8.56	8.51	8.46	8.41	8.36	8.31	8.26
5	10.01	8.43	7.76	7.39	7.15	6.98	6.85	6.76	6.68	6.62	6.52	6.43	6.33	6.28	6.23	6.18	6.12	6.07	6.02
6	8.81	7.26	6.60	6.23	5.99	5.82	5.70	5.60	5.52	5.46	5.37	5.27	5.17	5.12	5.07	5.01	4.96	4.90	4.85
7	8.07	6.54	5.89	5.52	5.29	5.12	4.99	4.90	4.82	4.76	4.67	4.57	4.47	4.42	4.36	4.31	4.25	4.20	4.14
8	7.57	6.06	5.42	5.05	4.82	4.65	4.53	4.43	4.36	4.30	4.20	4.10	4.00	3.95	3.89	3.84	3.78	3.73	3.67
9	7.21	5.71	5.08	4.72	4.48	4.32	4.20	4.10	4.03	3.96	3.87	3.77	3.67	3.61	3.56	3.51	3.45	3.39	3.33
10	6.94	5.46	4.83	4.47	4.24	4.07	3.95	3.85	3.78	3.72	3.62	3.52	3.42	3.37	3.31	3.26	3.20	3.14	3.08
11	6.72	5.26	4.63	4.28	4.04	3.88	3.76	3.66	3.59	3.53	3.43	3.33	3.23	3.17	3.12	3.06	3.00	2.94	2.88
12	6.55	5.10	4.47	4.12	3.89	3.73	3.61	3.51	3.44	3.37	3.28	3.18	3.07	3.02	2.96	2.91	2.85	2.79	2.72
13	6.41	4.97	4.35	4.00	3.77	3.60	3.48	3.39	3.31	3.25	3.15	3.05	2.95	2.89	2.84	2.78	2.72	2.66	2.60
14	6.30	4.86	4.24	3.89	3.66	3.50	3.38	3.29	3.21	3.15	3.05	2.95	2.84	2.79	2.73	2.67	2.61	2.55	2.49
15	6.20	4.77	4.15	3.80	3.58	3.41	3.29	3.20	3.12	3.06	2.96	2.86	2.76	2.70	2.64	2.59	2.52	2.46	2.40
16	6.12	4.69	4.08	3.73	3.50	3.34	3.22	3.12	3.05	2.99	2.89	2.79	2.68	2.63	2.57	2.51	2.45	2.38	2.32
17	6.04	4.62	4.01	3.66	3.44	3.28	3.16	3.06	2.98	2.92	2.82	2.72	2.62	2.56	2.50	2.44	2.38	2.32	2.25
18	5.98	4.56	3.95	3.61	3.38	3.22	3.10	3.01	2.93	2.87	2.77	2.67	2.56	2.50	2.44	2.38	2.32	2.26	2.19
19	5.92	4.51	3.90	3.56	3.33	3.17	3.05	2.96	2.88	2.82	2.72	2.62	2.51	2.45	2.39	2.33	2.27	2.20	2.13
20	5.87	4.46	3.86	3.51	3.29	3.13	3.01	2.91	2.84	2.77	2.68	2.57	2.46	2.41	2.35	2.29	2.22	2.16	2.09
21	5.83	4.42	3.82	3.48	3.25	3.09	2.97	2.87	2.80	2.73	2.64	2.53	2.42	2.37	2.31	2.25	2.18	2.11	2.04
22	5.79	4.38	3.78	3.44	3.22	3.05	2.93	2.84	2.76	2.70	2.60	2.50	2.39	2.33	2.27	2.21	2.14	2.08	2.00
23	5.75	4.35	3.75	3.41	3.18	3.02	2.90	2.81	2.73	2.67	2.57	2.47	2.36	2.30	2.24	2.18	2.11	2.04	1.97
24	5.72	4.32	3.72	3.38	3.15	2.99	2.87	2.78	2.70	2.64	2.54	2.44	2.33	2.27	2.21	2.15	2.08	2.01	1.94
25	5.69	4.29	3.69	3.35	3.13	2.97	2.85	2.75	2.68	2.61	2.51	2.41	2.30	2.24	2.18	2.12	2.05	1.98	1.91
26	5.66	4.27	3.67	3.33	3.10	2.94	2.82	2.73	2.65	2.59	2.49	2.39	2.28	2.22	2.16	2.09	2.03	1.95	1.88
27	5.63	4.24	3.65	3.31	3.08	2.92	2.80	2.71	2.63	2.57	2.47	2.36	2.25	2.19	2.13	2.07	2.00	1.93	1.85
28	5.61	4.22	3.63	3.29	3.06	2.90	2.78	2.69	2.61	2.55	2.45	2.34	2.23	2.17	2.11	2.05	1.98	1.91	1.83
29	5.59	4.20	3.61	3.27	3.04	2.88	2.76	2.67	2.59	2.53	2.43	2.32	2.21	2.15	2.09	2.03	1.96	1.89	1.81
30	5.57	4.18	3.59	3.25	3.03	2.87	2.75	2.65	2.57	2.51	2.41	2.31	2.20	2.14	2.07	2.01	1.94	1.87	1.79
40	5.42	4.05	3.46	3.13	2.90	2.74	2.62	2.53	2.45	2.39	2.29	2.18	2.07	2.01	1.94	1.88	1.80	1.72	1.64
60	5.29	3.93	3.34	3.01	2.79	2.63	2.51	2.41	2.33	2.27	2.17	2.06	1.94	1.88	1.82	1.74	1.67	1.58	1.48
120	5.15	3.80	3.23	2.89	2.67	2.52	2.39	2.30	2.22	2.16	2.05	1.94	1.82	1.76	1.69	1.61	1.53	1.43	1.31
∞	5.02	3.69	3.12	2.79	2.57	2.41	2.29	2.19	2.11	2.05	1.94	1.83	1.71	1.64	1.57	1.48	1.39	1.27	1.00

续表

$\alpha=0.01$

n_1 n_2	1	2	3	4	5	6	7	8	9	10	12	15	20	24	30	40	60	120	∞
1	4052	4999	5403	5625	5764	5859	5928	5982	6022	6056	6106	6157	6209	6235	6261	6287	6313	6339	6366
2	98.49	99.01	99.17	99.25	99.30	99.33	99.36	99.37	99.39	99.40	99.42	99.43	99.45	99.46	99.47	99.47	99.48	99.49	99.50
3	34.12	30.81	29.46	28.71	28.24	27.91	27.67	27.49	27.35	27.23	27.05	26.97	26.69	26.60	26.50	26.41	26.32	26.22	26.12
4	21.20	18.00	16.69	15.98	15.52	15.21	14.98	14.80	14.66	14.55	14.37	14.20	14.02	13.93	13.84	13.75	13.65	13.56	13.46
5	16.26	13.27	12.06	11.39	10.97	10.67	10.46	10.29	10.16	10.05	9.89	9.72	9.55	9.47	9.38	9.29	9.20	9.11	9.02
6	13.74	10.92	9.78	9.15	8.75	8.47	8.26	8.10	7.98	7.87	7.72	7.56	7.40	7.31	7.23	7.14	7.06	6.97	6.88
7	12.25	9.55	8.45	7.85	7.46	7.19	6.99	6.84	6.72	6.62	6.47	6.31	6.16	6.07	5.99	5.91	5.82	5.74	5.65
8	11.26	8.65	7.59	7.01	6.63	6.37	6.18	6.03	5.91	5.81	5.67	5.52	5.36	5.28	5.20	5.12	5.03	4.95	4.86
9	10.56	8.02	6.99	6.42	6.06	5.80	5.61	5.47	5.35	5.26	5.11	4.96	4.81	4.73	4.65	4.57	4.48	4.40	4.31
10	10.04	7.56	6.55	5.99	5.64	5.39	5.20	5.06	4.94	4.85	4.71	4.56	4.41	4.33	4.25	4.17	4.08	4.00	3.91
11	9.65	7.20	6.22	5.67	5.32	5.07	4.89	4.74	4.63	4.54	4.40	4.25	4.10	4.02	3.94	3.86	3.78	3.69	3.60
12	9.33	6.93	5.95	5.41	5.06	4.82	4.64	4.50	4.39	4.30	4.16	4.01	3.86	3.78	3.70	3.62	3.54	3.45	3.36
13	9.07	6.70	5.74	5.20	4.86	4.62	4.44	4.30	4.19	4.10	3.96	3.82	3.66	3.59	3.51	3.43	3.34	3.25	3.16
14	8.86	6.51	5.56	5.03	4.69	4.46	4.28	4.14	4.03	3.94	3.80	3.66	3.51	3.43	3.35	3.27	3.18	3.09	3.00
15	8.68	6.36	5.42	4.89	4.56	4.32	4.14	4.00	3.89	3.80	3.67	3.52	3.37	3.29	3.21	3.13	3.05	2.96	2.87
16	8.53	6.23	5.29	4.77	4.44	4.20	4.03	3.89	3.78	3.69	3.55	3.41	3.26	3.18	3.10	3.02	2.93	2.84	2.75
17	8.40	6.11	5.18	4.67	4.34	4.10	3.93	3.79	3.68	3.59	3.46	3.31	3.16	3.08	3.00	2.92	2.83	2.75	2.65
18	8.28	6.01	5.09	4.58	4.25	4.01	3.84	3.71	3.60	3.51	3.37	3.23	3.08	3.00	2.92	2.84	2.75	2.66	2.57
19	8.18	5.93	5.01	4.50	4.17	3.94	3.77	3.63	3.52	3.43	3.30	3.15	3.00	2.92	2.84	2.76	2.67	2.58	2.49
20	8.10	5.85	4.94	4.43	4.10	3.87	3.70	3.56	3.46	3.37	3.23	3.09	2.94	2.86	2.78	2.69	2.61	2.52	2.42
21	8.02	5.78	4.87	4.37	4.04	3.81	3.64	3.51	3.40	3.31	3.17	3.03	2.88	2.80	2.72	2.64	2.55	2.46	2.36
22	7.94	5.72	4.82	4.31	3.99	3.76	3.59	3.45	3.35	3.26	3.12	2.98	2.83	2.75	2.67	2.58	2.50	2.40	2.31
23	7.88	5.66	4.76	4.26	3.94	3.71	3.54	3.41	3.30	3.21	3.07	2.93	2.78	2.70	2.62	2.54	2.45	2.35	2.26
24	7.82	5.61	4.72	4.22	3.90	3.67	3.50	3.36	3.26	3.17	3.03	2.89	2.74	2.66	2.58	2.49	2.40	2.31	2.21
25	7.77	5.57	4.68	4.18	3.86	3.63	3.46	3.32	3.22	3.13	2.99	2.85	2.70	2.62	2.54	2.45	2.36	2.27	2.17
26	7.72	5.53	4.64	4.14	3.82	3.59	3.42	3.29	3.18	3.09	2.96	2.81	2.66	2.58	2.50	2.42	2.33	2.23	2.13
27	7.68	5.49	4.60	4.11	3.78	3.56	3.39	3.26	3.15	3.06	2.93	2.78	2.63	2.55	2.47	2.38	2.29	2.20	2.10
28	7.64	5.45	4.57	4.07	3.75	3.53	3.36	3.23	3.12	3.03	2.90	2.75	2.60	2.52	2.44	2.35	2.26	2.17	2.06
29	7.60	5.42	4.54	4.04	3.73	3.50	3.33	3.20	3.09	3.00	2.87	2.73	2.57	2.49	2.41	2.33	2.23	2.14	2.03
30	7.56	5.39	4.51	4.02	3.70	3.47	3.30	3.17	3.07	2.98	2.84	2.70	2.55	2.47	2.39	2.30	2.21	2.11	2.01
40	7.31	5.18	4.31	3.83	3.51	3.29	3.12	2.99	2.89	2.80	2.66	2.52	2.37	2.29	2.20	2.11	2.02	1.92	1.80
60	7.08	4.98	4.13	3.65	3.34	3.12	2.95	2.82	2.72	2.63	2.50	2.35	2.20	2.12	2.03	1.94	1.84	1.73	1.60
120	6.85	4.79	3.95	3.48	3.17	2.96	2.79	2.66	2.56	2.47	2.34	2.19	2.03	1.95	1.86	1.76	1.66	1.53	1.38
∞	6.64	4.60	3.78	3.32	3.02	2.80	2.64	2.51	2.41	2.32	2.18	2.04	1.88	1.79	1.70	1.59	1.47	1.32	1.00

续表

$\alpha = 0.005$

n_2 \ n_1	1	2	3	4	5	6	7	8	9	10	12	15	20	24	30	40	60	120	∞
1	16 211	20 000	21 615	22 500	23 056	23 437	23 715	23 925	24 091	24 224	24 426	24 630	24 836	24 940	25 044	25 148	25 253	25 359	25 465
2	198.5	199.0	199.2	199.2	199.3	199.3	199.4	199.4	199.4	199.4	199.4	199.4	199.4	199.5	199.5	199.5	199.5	199.5	199.5
3	55.55	49.80	47.47	46.19	45.39	44.84	44.43	44.13	43.88	43.69	43.39	43.08	42.78	42.62	42.47	42.31	42.15	41.99	41.83
4	31.33	26.28	24.26	23.15	22.46	21.97	21.62	21.35	21.14	20.97	20.70	20.44	20.17	20.03	19.89	19.75	19.61	19.47	19.32
5	22.78	18.31	16.53	15.56	14.94	14.51	14.20	13.96	13.77	13.62	13.38	13.15	12.90	12.78	12.66	12.53	12.40	12.27	12.14
6	18.63	14.45	12.92	12.03	11.46	11.07	10.79	10.57	10.39	10.25	10.03	9.81	9.59	9.47	9.36	9.24	9.12	9.00	8.88
7	16.24	12.40	10.88	10.05	9.52	9.16	8.89	8.68	8.51	8.38	8.18	7.97	7.75	7.65	7.53	7.42	7.31	7.19	7.08
8	14.69	11.04	9.60	8.81	8.30	7.95	7.69	7.50	7.34	7.21	7.01	6.81	6.61	6.50	6.40	6.29	6.18	6.06	5.95
9	13.61	10.11	8.72	7.96	7.47	7.13	6.88	6.69	6.54	6.42	6.23	6.03	5.83	5.73	5.62	5.52	5.41	5.30	5.19
10	12.83	9.43	8.08	7.34	6.87	6.54	6.30	6.12	5.97	5.85	5.66	5.47	5.27	5.17	5.07	4.97	4.86	4.75	4.64
11	12.23	8.91	7.60	6.88	6.42	6.10	5.86	5.68	5.54	5.42	5.24	5.05	4.86	4.76	4.65	4.55	4.44	4.34	4.23
12	11.75	8.51	7.23	6.52	6.07	5.76	5.52	5.35	5.20	5.09	4.91	4.72	4.53	4.43	4.33	4.23	4.12	4.01	3.90
13	11.37	8.19	6.93	6.23	5.79	5.48	5.25	5.08	4.94	4.82	4.64	4.46	4.27	4.17	4.07	3.97	3.87	3.76	3.65
14	11.06	7.92	6.68	6.00	5.56	5.26	5.03	4.86	4.72	4.60	4.43	4.25	4.06	3.96	3.86	3.76	3.66	3.55	3.44
15	10.80	7.70	6.48	5.80	5.37	5.07	4.85	4.67	4.54	4.42	4.25	4.07	3.88	3.79	3.69	3.58	3.48	3.37	3.26
16	10.58	7.51	6.30	5.64	5.21	4.91	4.69	4.52	4.38	4.27	4.10	3.92	3.73	3.64	3.54	3.44	3.33	3.22	3.11
17	10.38	7.35	6.16	5.50	5.07	4.78	4.56	4.39	4.25	4.14	3.97	3.79	3.61	3.51	3.41	3.31	3.21	3.10	2.98
18	10.22	7.21	6.03	5.37	4.96	4.66	4.44	4.28	4.14	4.03	3.86	3.68	3.50	3.40	3.30	3.20	3.10	2.99	2.87
19	10.07	7.09	5.92	5.27	4.85	4.56	4.34	4.18	4.04	3.93	3.76	3.59	3.40	3.31	3.21	3.11	3.00	2.89	2.78
20	9.94	6.99	5.82	5.17	4.76	4.47	4.26	4.09	3.96	3.85	3.68	3.50	3.32	3.22	3.12	3.02	2.92	2.81	2.69
21	9.83	6.89	5.73	5.09	4.68	4.39	4.18	4.01	3.88	3.77	3.60	3.43	3.24	3.15	3.05	2.95	2.84	2.73	2.61
22	9.73	6.81	5.65	5.02	4.61	4.32	4.11	3.94	3.81	3.70	3.54	3.36	3.18	3.08	2.98	2.88	2.77	2.66	2.55
23	9.63	6.73	5.58	4.95	4.54	4.26	4.05	3.88	3.75	3.64	3.47	3.30	3.12	3.02	2.92	2.82	2.71	2.60	2.48
24	9.55	6.66	5.52	4.89	4.49	4.20	3.99	3.83	3.69	3.59	3.42	3.25	3.06	2.97	2.87	2.77	2.66	2.55	2.43
25	9.48	6.60	5.46	4.84	4.43	4.15	3.94	3.78	3.64	3.54	3.37	3.20	3.01	2.92	2.82	2.72	2.61	2.50	2.38
26	9.41	6.54	5.41	4.79	4.38	4.10	3.89	3.73	3.60	3.49	3.33	3.15	2.97	2.87	2.77	2.67	2.56	2.45	2.33
27	9.34	6.49	5.36	4.74	4.34	4.06	3.85	3.69	3.56	3.45	3.28	3.11	2.93	2.83	2.73	2.63	2.52	2.41	2.29
28	9.28	6.44	5.32	4.70	4.30	4.02	3.81	3.65	3.52	3.41	3.25	3.07	2.89	2.79	2.69	2.59	2.48	2.37	2.25
29	9.23	6.40	5.28	4.66	4.26	3.98	3.77	3.61	3.48	3.38	3.21	3.04	2.86	2.76	2.66	2.56	2.45	2.33	2.21
30	9.18	6.35	5.24	4.62	4.23	3.95	3.74	3.58	3.45	3.34	3.18	3.01	2.82	2.73	2.63	2.52	2.42	2.30	2.18
40	8.83	6.07	4.98	4.37	3.99	3.71	3.51	3.35	3.22	3.12	2.95	2.78	2.60	2.50	2.40	2.30	2.18	2.06	1.93
60	8.49	5.79	4.73	4.14	3.76	3.49	3.29	3.13	3.01	2.90	2.74	2.57	2.39	2.29	2.19	2.08	1.96	1.83	1.69
120	8.18	5.54	4.50	3.92	3.55	3.28	3.09	2.93	2.81	2.71	2.54	2.37	2.19	2.09	1.98	1.87	1.75	1.61	1.43
∞	7.88	5.30	4.28	3.72	3.35	3.09	2.90	2.74	2.62	2.52	2.36	2.19	2.00	1.90	1.79	1.67	1.53	1.36	1.00

附表 8　检验相关系数 $\rho = 0$ 的临界值表

$$P\{|r| > r_{\alpha/2}\} = \alpha$$

df	α				
	0.10	0.05	0.02	0.01	0.001
1	0.987 67	0.996 92	0.999 507	0.998 877	0.999 998 8
2	0.900 00	0.950 00	0.980 00	0.990 00	0.999 00
3	0.8054	0.8783	0.934 33	0.958 73	0.991 15
4	0.7293	0.8114	0.8822	0.917 20	0.974 06
5	0.6694	0.7545	0.8329	0.8745	0.950 74
6	0.6215	0.7067	0.7887	0.8343	0.924 93
7	0.5822	0.6664	0.7498	0.7977	0.8982
8	0.5404	0.6319	0.7155	0.7646	0.8721
9	0.5214	0.6021	0.6851	0.7348	0.8471
10	0.4793	0.5760	0.6581	0.7079	0.8233
11	0.4762	0.5529	0.6339	0.6835	0.8010
12	0.4575	0.5324	0.6120	0.6614	0.7800
13	0.4409	0.5139	0.5923	0.6411	0.7603
14	0.4259	0.4973	0.5742	0.6226	0.7420
15	0.4124	0.4821	0.5577	0.6055	0.7246
16	0.4000	0.4683	0.5425	0.5897	0.7084
17	0.3887	0.4555	0.5285	0.5751	0.6932
18	0.3783	0.4438	0.5155	0.5614	0.6787
19	0.3687	0.4329	0.5034	0.5487	0.6652
20	0.3598	0.4227	0.4921	0.5368	0.6524
25	0.3233	0.3809	0.4451	0.4869	0.5974
30	0.2960	0.3494	0.4093	0.4487	0.5541
35	0.2746	0.3246	0.3810	0.4182	0.5189
40	0.2573	0.3044	0.3578	0.3932	0.4896
45	0.2428	0.2875	0.3384	0.3721	0.4648
50	0.2306	0.2732	0.3218	0.3541	0.4433
60	0.2108	0.2500	0.2948	0.3248	0.4078
70	0.1954	0.2319	0.2737	0.3017	0.3799
80	0.1829	0.2172	0.2565	0.2830	0.3568
90	0.1726	0.2050	0.2422	0.2673	0.3375
100	0.1638	0.1946	0.2301	0.2540	0.3211

$df = n - 2$

附表 9　常用正交表与交互作用表

（1）$P=2$ 的情形

$L_4(2^3)$

试验号	列号		
	1	2	3
1	1	1	1
2	1	2	2
3	2	1	2
4	2	2	1

注：任意二列间的交互作用出现于另一列。

$L_8(2^7)$

试验号	列号						
	1	2	3	4	5	6	7
1	1	1	1	1	1	1	1
2	1	1	1	2	2	2	2
3	1	2	2	1	1	2	2
4	1	2	2	2	2	1	1
5	2	1	2	1	2	1	2
6	2	1	2	2	1	2	1
7	2	2	1	1	2	2	1
8	2	2	1	2	1	1	2

$L_8(2^7)$：二列间的交互作用表

列号＼列号	1	2	3	4	5	6	7
	(1)	3	2	5	4	7	6
		(2)	1	6	7	4	5
			(3)	7	6	5	4
				(4)	1	2	3
					(5)	3	2
						(6)	1

$L_{12}(2^{11})$

试验号	列号										
	1	2	3	4	5	6	7	8	9	10	11
1	1	1	1	1	1	1	1	1	1	1	1
2	1	1	1	1	1	2	2	2	2	2	2
3	1	1	2	2	2	1	1	1	2	2	2

试验号	列号										
	1	2	3	4	5	6	7	8	9	10	11
4	1	2	1	2	2	1	2	2	1	1	2
5	1	2	2	1	2	2	1	2	1	2	1
6	1	2	2	2	1	2	2	1	2	1	1
7	2	1	2	2	1	1	2	2	1	2	1
8	2	1	2	1	2	2	2	1	1	1	2
9	2	1	1	2	2	2	1	2	2	1	1
10	2	2	2	1	1	1	1	2	2	1	2
11	2	2	1	2	1	2	1	1	1	2	2
12	2	2	1	1	2	1	2	1	2	2	1

$L_{16}(2^{15})$

试验号	列号														
	1	2	3	4	5	6	7	8	9	10	11	12	13	14	15
1	1	1	1	1	1	1	1	1	1	1	1	1	1	1	1
2	1	1	1	1	1	1	1	2	2	2	2	2	2	2	2
3	1	1	1	2	2	2	2	1	1	1	1	2	2	2	2
4	1	1	1	2	2	2	2	2	2	2	2	1	1	1	1
5	1	2	2	1	1	2	2	1	1	2	2	1	1	2	2
6	1	2	2	1	1	2	2	2	2	1	1	2	2	1	1
7	1	2	2	2	2	1	1	1	1	2	2	2	2	1	1
8	1	2	2	2	2	1	1	2	2	1	1	1	1	2	2
9	2	1	2	1	2	1	2	1	2	1	2	1	2	1	2
10	2	1	2	1	2	1	2	2	1	2	1	2	1	2	1
11	2	1	2	2	1	2	1	1	2	1	2	2	1	2	1
12	2	1	2	2	1	2	1	2	1	2	1	1	2	1	2
13	2	2	1	1	2	2	1	1	2	2	1	1	2	2	1
14	2	2	1	1	2	2	1	2	1	1	2	2	1	1	2
15	2	2	1	2	1	1	2	1	2	2	1	2	1	1	2
16	2	2	1	2	1	1	2	2	1	1	2	1	2	2	1

$L_{16}(2^{15})$：二列间交互作用列表

列号＼列号	1	2	3	4	5	6	7	8	9	10	11	12	13	14	15
(1)		3	2	5	4	7	6	9	8	11	10	13	12	15	14
(2)			1	6	7	4	5	10	11	8	9	14	15	12	13
(3)				7	6	5	4	11	10	9	8	15	14	13	12
(4)					1	2	3	12	13	14	15	8	9	10	11
(5)						3	2	13	12	15	14	9	8	11	10
(6)							1	14	15	13	12	11	10	8	9
(7)								15	14	13	12	11	10	9	8
(8)									1	2	3	4	5	6	7
(9)										3	2	5	4	7	6
(10)											1	6	7	4	5
(11)												7	6	5	4
(12)													1	2	3
(13)														3	2
(14)															1

（2）$P=3$ 的情形

$L_9(3^4)$

试验号	列号			
	1	2	3	4
1	1	1	1	1
2	1	2	2	2
3	1	3	3	3
4	2	1	2	3
5	2	2	3	1
6	2	3	1	2
7	3	1	3	2
8	3	2	1	3
9	3	3	2	1

注：任意二列间的交互作用出现于另二列。

$L_{27}(3^{13})$

试验号	列号												
	1	2	3	4	5	6	7	8	9	10	11	12	13
1	1	1	1	1	1	1	1	1	1	1	1	1	1
2	1	1	1	1	2	2	2	2	2	2	2	2	2
3	1	1	1	1	3	3	3	3	3	3	3	3	3

试验号	1	2	3	4	5	6	7	8	9	10	11	12	13
4	1	2	2	2	1	1	1	2	2	3	3	3	3
5	1	2	2	2	2	2	2	3	3	3	1	1	1
6	1	2	2	2	3	3	3	1	1	1	2	2	2
7	1	3	3	3	1	1	1	3	3	3	2	2	2
8	1	3	3	3	2	2	2	1	1	1	3	3	3
9	1	3	3	3	3	3	3	2	2	2	1	1	1
10	2	1	2	3	1	2	3	1	2	3	1	2	3
11	2	1	2	3	2	3	1	2	3	1	2	3	1
12	2	1	2	3	3	1	2	3	1	2	3	1	2
13	2	2	3	1	1	2	3	2	3	1	3	1	2
14	2	2	3	1	2	3	1	3	1	2	1	2	3
15	2	2	3	1	3	1	2	1	2	3	2	3	1
16	2	3	1	2	1	2	3	3	1	2	2	3	1
17	2	3	1	2	2	3	1	1	2	3	3	1	2
18	2	3	1	2	3	1	2	2	3	1	1	2	3
19	3	1	3	2	1	3	2	1	3	2	1	3	2
20	3	1	3	2	2	1	3	2	1	3	2	1	3
21	3	1	3	2	3	2	1	3	2	1	3	2	1
22	3	2	1	3	1	3	2	2	1	3	3	2	1
23	3	2	1	3	2	1	3	3	2	1	1	3	2
24	3	2	1	3	3	2	1	1	3	2	2	1	3
25	3	3	2	1	1	3	2	3	2	1	2	1	3
26	3	3	2	1	2	1	3	1	3	2	3	2	1
27	3	3	2	1	3	2	1	2	1	3	1	3	2

$L_{27}(3^{13})$：二列间的交互作用表

列号＼列号	1	2	3	4	5	6	7	8	9	10	11	12	13
(1)		3	2	2	6	5	5	9	8	8	12	11	11
		4	4	3	7	7	6	10	10	9	13	13	12
(2)			1	1	8	9	10	5	6	7	5	6	7
			4	3	11	12	13	11	12	13	8	9	10
(3)				1	9	10	8	7	5	6	6	7	5
				2	13	11	12	12	13	11	10	8	9

列号　　列号	1	2	3	4	5	6	7	8	9	10	11	12	13
				(4)	10	8	9	6	7	5	7	5	6
					12	13	11	13	11	12	9	10	8
					(5)	1	1	2	3	4	2	4	3
						7	6	11	13	12	8	10	9
						(6)	1	4	2	3	3	2	4
							5	13	12	11	10	9	8
							(7)	3	4	2	4	3	2
								12	11	13	9	8	10
								(8)	1	1	2	3	4
									10	9	5	7	6
									(9)	1	4	2	3
										8	7	6	5
										(10)	3	4	2
											6	5	7
											(11)	1	1
												13	12
												(12)	1
													11

（3）混合型情形

$L_8(4^1 \times 2^4)$

试验号	列号				
	1	2	3	4	5
1	1	1	1	1	1
2	1	2	2	2	2
3	2	1	1	2	2
4	2	2	2	1	1
5	3	1	2	1	2
6	3	2	1	2	1
7	4	1	2	2	1
8	4	2	1	1	2

$L_{16}(4^1 \times 2^{12})$

试验号	列号												
	1	2	3	4	5	6	7	8	9	10	11	12	13
1	1	1	1	1	1	1	1	1	1	1	1	1	1
2	1	1	1	1	1	2	2	2	2	2	2	2	2
3	1	2	2	2	2	1	1	1	1	2	2	2	2
4	1	2	2	2	2	2	2	2	2	1	1	1	1
5	2	1	1	2	2	1	1	2	2	1	1	2	2
6	2	1	1	2	2	2	2	1	1	2	2	1	1
7	2	2	2	1	1	1	1	2	2	2	2	1	1
8	2	2	2	1	1	2	2	1	1	1	1	2	2
9	3	1	2	1	2	1	2	1	2	1	2	1	2
10	3	1	2	1	2	2	1	2	1	2	1	2	1
11	3	2	1	2	1	1	2	1	2	2	1	2	1
12	3	2	1	2	1	2	1	2	1	1	2	1	2
13	4	1	2	2	1	1	2	2	1	1	2	2	1
14	4	1	2	2	1	2	1	1	2	2	1	1	2
15	4	2	1	1	2	1	2	2	1	2	1	1	2
16	4	2	1	1	2	2	1	1	2	1	2	2	1

$L_{18}(2^1 \times 3^7)$

试验号	列号							
	1	2	3	4	5	6	7	8
1	1	1	1	1	1	1	1	1
2	1	1	2	2	2	2	2	2
3	1	1	3	3	3	3	3	3
4	1	2	1	1	2	2	3	3
5	1	2	2	2	3	3	1	1
6	1	2	3	3	1	1	2	2
7	1	3	1	2	1	3	2	3
8	1	3	2	3	2	1	3	1
9	1	3	3	1	3	2	1	2
10	2	1	1	3	3	2	2	1
11	2	1	2	1	1	3	3	2
12	2	1	3	2	2	1	1	3
13	2	2	1	2	3	1	3	2
14	2	2	2	3	1	2	1	3

试验号	列号							
	1	2	3	4	5	6	7	8
15	2	2	3	1	2	3	2	1
16	2	3	1	3	2	3	1	2
17	2	3	2	1	3	1	2	3
18	2	3	3	2	1	2	3	1

参考文献

［1］薛洲恩.医药数理统计.北京:人民卫生出版社,2009.

［2］刘宝山.医药数理统计.第2版.北京:人民卫生出版社,2014.

［3］马斌荣.医学统计学.第6版.北京:人民卫生出版社,2013.

［4］高祖新.医药数理统计方法.第5版.北京:人民卫生出版社,2011.

［5］康晓平.实用卫生统计学.第2版.北京:北京大学医学出版社,2010.

［6］盛骤.概率论与数理统计.第4版.北京:高等教育出版社,2009.

［7］李秀昌.医药数理统计.北京:人民卫生出版社,2012.

［8］威廉·费勒［美］.概率论及其应用.北京:人民邮电出版社,2013.

［9］马志庆.医药数理统计.第5版.北京:科学出版社,2017.

［10］颜虹.医学统计学.第2版.北京:人民卫生出版社,2010.

［11］姚友平.SPSS17.0与卫生统计学应用指南.武汉:华中科技大学出版社,2010.

［12］刘尚辉,张筠莉.医学统计实用技术教程.北京:中国铁道出版社,2007.

［13］万星火.应用数理统计.北京:科学出版社,2010.

［14］韩可勤.医药应用数理统计.第2版.南京:东南大学出版社,2009.

目标检测参考答案

第一章　事件与概率

一、单项选择题

1. C 　　2. B 　　3. A 　　4. B 　　5. A

二、问答题

1. A,B 互不相容是指 A、B 不能同时发生,对立首先是互不相容,然后还要互补,即非此即彼。

2. 事情独立和对立不同,独立是指事件发生的概率互不影响,对立事件是指互补事件。如果两事件是对立事件则一定不是独立事件,A 事情不发生,一定有 B 发生,不可能不受影响。

三、实例分析

1. $\Omega=\{$男男,男女,女男,女女$\}$,$A=\{$至少一个女孩$\}=\{$男女,女男,女女$\}$,$B=\{$大孩子是一个女孩$\}=\{$女男,女女$\}$,$C=\{$至少一个女孩,大孩子是一个女孩$\}=\{$女男$\}$。根据古典概型 $P(A)=\dfrac{3}{4}$;

$P(B)=\dfrac{2}{4}=\dfrac{1}{2}$,根据条件概率有 $P(C)=P(B\mid A)=\dfrac{P(AB)}{P(A)}=\dfrac{2}{3}$。

2. 由加法公式 $P(\text{O 型}+\text{B 型})=P(\text{O 型})+P(\text{B 型})=0.46+0.11=0.57$。

3. 记 $A=\{$甲泵停止工作$\}$,$B=\{$乙泵停止工作$\}$,且互相独立,所以 $P(AB)=P(A)P(B)=0.02\times0.015=0.0003$。

4. 由已知,所求概率为色盲条件下是男性患者的概率,是条件概率,得 $P(A\mid B)=\dfrac{5\%}{5\%+0.25\%}=\dfrac{20}{21}$。

5. 已知 $P(A)=\dfrac{1}{5}$,$P(B)=\dfrac{1}{3}$,$P(C)=\dfrac{1}{4}$,由对立事件公式及事件的独立性:

$$P(A\cup B\cup C)=1-P(\overline{A\cup B\cup C})=1-P(\overline{A}\,\overline{B}\,\overline{C})=1-\dfrac{4}{5}\times\dfrac{2}{3}\times\dfrac{3}{4}=\dfrac{3}{5}。$$

6. 记 $A=\{$病毒 A 检测阳性$\}$,$B=\{$病毒 B 检测阳性$\}$,

$$P(A)=\dfrac{10}{100},P(B)=\dfrac{30}{100},P(AB)=\dfrac{5}{100},$$

$$P(A+B)=P(A)+P(B)-P(AB)=\dfrac{10}{100}+\dfrac{30}{100}-\dfrac{5}{100}=\dfrac{35}{100}$$

所以病毒 A,B 检测皆阴性概率为:

$$P(\overline{A}\overline{B})=1-P(A+B)=1-\dfrac{35}{100}=\dfrac{65}{100}。$$

7. 记 $A=\{$患病$\}$,$B=\{$男性$\}$,由题意可知

$$P(A)=\frac{80}{1000}=8\%, \quad P(A\mid B)=\frac{4}{50}=8\%$$

所以 $P(A)=P(A\mid B)$，即该疾病患病率与性别无关。

8. 设 $A=\{$选用治疗方案 $A\}$, $B=\{$选用治疗方案 $B\}$, $C=\{$治疗有效$\}$,由全概率公式可得治疗有效率为：

$$P(C)=P(AC+BC)=P(AC)+P(BC)=80\%\times80\%+20\%\times90\%=0.82。$$

9. $A_1=\{$肥胖者$\}$, $A_2=\{$中等者$\}$, $A_3=\{$瘦小者$\}$, $C=\{$高血压者$\}$,

（1）由全概率公式可得该地区高血压患病率为：

$$\begin{aligned}P(C)&=P(A_1C+A_2C+A_3C)=P(A_1C)+P(A_2C)+P(A_3C)\\&=20\%\times10\%+10\%\times82\%+5\%\times8\%\\&=0.106。\end{aligned}$$

（2）由贝叶斯公式,可知该高血压患者为肥胖者,中等,瘦小者的概率分别为：

$$P(A_1\mid C)=\frac{P(A_1C)}{P(C)}=\frac{P(A_1C)}{P(A_1C+A_2C+A_3C)}=\frac{0.02}{0.106}\approx0.1887$$

$$P(A_2\mid C)=\frac{P(A_2C)}{P(C)}=\frac{P(A_2C)}{P(A_1C+A_2C+A_3C)}=\frac{0.082}{0.106}\approx0.7736$$

$$P(A_3\mid C)=\frac{P(A_3C)}{P(C)}=\frac{P(A_3C)}{P(A_1C+A_2C+A_3C)}=\frac{0.004}{0.106}\approx0.0377,$$

所以最可能的体型为中等身材。

10. $A_1=\{$患胃溃疡$\}$, $A_2=\{$患胃癌$\}$, $C=\{$胃疼$\}$

由贝叶斯公式,不做进一步检查,可以推断胃疼患者患胃癌的可能性为

$$P(A_2\mid C)=\frac{P(A_2C)}{P(C)}=\frac{P(A_2C)}{P(A_1C+A_2C)}=\frac{0.04\%\times90\%}{2\%\times20\%+0.04\%\times90\%}\approx0.082\ 57。$$

第二章　随机变量分布及其数字特征

一、单项选择题

1. C　2. B　3. B　4. D　5. B　6. C　7. C　8. D　9. A　10. C

二、问答题

1. 同一样本空间上,可以根据需要定义不同的随机变量。例如,在掷一枚骰子的试验中,我们可以定义如下两个随机变量,其至更多的随机变量。

$$X=\begin{cases}1, & 出现偶数点\\0, & 出现奇数点\end{cases}, \quad Y=\begin{cases}1, & 点数为6\\0, & 点数不为6\end{cases}。$$

2. 由于正态分布的线性函数仍服从正态分布,所以 Y 仍服从正态分布,并且由于

$$E(Y)=E(aX+b)=aE(X)+b=a\mu+b;$$

$$D(Y)=D(aX+b)=a^2D(X)+0=(a\sigma)^2。$$

所以 $Y\sim N(a\mu+b,(a\sigma)^2)$。

3. 由于 $f(x)$，$g(x)$ 均为同一区间 (a,b) 上的概率密度函数，则 $f(x)$、$g(x)$ 满足非负性，且有

$$\int_a^b f(x)\,\mathrm{d}x = 1, \qquad \int_a^b g(x)\,\mathrm{d}x = 1。$$

从而 $\beta f(x)+(1-\beta)g(x)\geq 0$，且

$$\int_a^b \left[\beta f(x) + (1-\beta)g(x)\right]\mathrm{d}x = \beta\int_a^b f(x)\,\mathrm{d}x + (1-\beta)\int_a^b g(x)\,\mathrm{d}x$$

$$= \beta+(1-\beta) = 1,$$

所以 $\beta f(x)+(1-\beta)g(x)$ 也是 (a,b) 上的概率密度函数。

4. （1）由于 $E(X)=0$，$E(Y)=\dfrac{1}{2}$，所以

$$E(2X+3Y) = 2E(X)+3E(Y) = 2\times0+3\times\frac{1}{2} = \frac{3}{2};$$

（2）由于 $D(X)=1$，$D(Y)=\dfrac{1}{12}$，所以

$$D(3X-Y) = 9D(X)+D(Y) = \frac{109}{12}。$$

三、实例分析

1.（1）X 的可能取值为 $2,3,4$。

$$P(X=2) = \frac{C_2^2}{C_4^2} = \frac{1}{6}; \qquad P(X=3) = \frac{C_2^1 C_2^1}{C_4^2}\frac{1}{2} = \frac{2}{6} = \frac{1}{3};$$

$$P(X=4) = \frac{C_2^2 C_2^1}{C_4^3}1 = \frac{1}{2};$$

概率分布

X	2	3	4
P	1/6	1/3	1/2

（2）$P(X>2) = P(X=3)+P(X=4) = \dfrac{5}{6}$；

（3）当 $x<2$ 时，$\{X\leq x\}=\varphi$，所以 $F(x)=P(X\leq x)=0$；

当 $2\leq x<3$ 时，$F(x)=P(X\leq x)=P(X=2)=\dfrac{1}{6}$；

当 $3\leq x<4$ 时，$F(x)=P(X\leq x)=P(X=2)+P(X=3)=\dfrac{1}{2}$；

当 $x\geq 4$ 时，

$$F(x)=P(X\leq x)=P(X=2)+P(X=3)+P(X=4)=1;$$

于是，X 的分布函数为

$$F(x) = \begin{cases} 0, & x < 2 \\ \dfrac{1}{6}, & 2 \leqslant x < 3 \\ \dfrac{1}{2}, & 3 \leqslant x < 4 \\ 1, & x \geqslant 4 \end{cases} \circ$$

2. X 表示接种的 10 人中产生反应的人数,则 X 服从 $B(10, 0.001)$

(1) $P(X=1) = C_{10}^1 p^1 q^9 = 10 \times 0.001 \times 0.999^9 = 0.00990$;

$P(X=2) = C_{10}^2 p^2 q^8 = 45 \times 0.001^2 \times 0.999^8 = 0.00004$;

(2) $P(X \geqslant 1) = 1 - P(X=0) = 1 - q^{10} = 1 - 0.999^{10} = 1 - 0.99004 = 0.00996$。

3. 设 $X = \{100$ 名新生儿中染色体异常的人数$\}$,$p = 0.01$,利用二项分布有

$$\begin{aligned} P(X < 2) &= P(X=0) + P(X=1) \\ &= C_{100}^0 (0.01)^0 (0.99)^{100} + C_{100}^1 (0.01)^1 (0.99)^{99} \\ &= 0.3660 + 0.3697 = 0.7357; \end{aligned}$$

$$P(X \geqslant 2) = 1 - P(X < 2) = 1 - 0.7357 = 0.2643 \circ$$

由于 $n = 100$ 很大,$p = 0.01$ 很小,可以利用泊松分布作为二项分布的近似,其中 $\lambda = np = 1$,故有

$$P(X=0) \approx \frac{1^0}{0!} e^{-1} = 0.3679, \quad P(X=1) \approx \frac{1^1}{1!} e^{-1} = 0.3679;$$

$$P(X \geqslant 2) = 1 - P(X=0) - P(X=1) = 1 - 0.3679 \times 2 = 0.2642 \circ$$

这里用泊松分布近似地代替二项分布,误差不算很大。

4. (1) $\int_{-\infty}^{+\infty} f(x) \mathrm{d}x = 1 \Rightarrow \int_0^1 cx^4 \mathrm{d}x = 1 \Rightarrow c = 5$;

(2) $F(x) = \int_{-\infty}^x f(x) \mathrm{d}x = \begin{cases} 0, & x < 0 \\ x^5, & 0 \leqslant x < 1 \\ 1, & x \geqslant 1 \end{cases}$;

(3) $P\left(\dfrac{1}{2} < x < 2\right) = F(2) - F\left(\dfrac{1}{2}\right) = 1 - \dfrac{1}{32} = \dfrac{31}{32} \circ$

5. 以 7:00 为起点 0,则 $X \sim U[0,30]$,密度函数

$$f(x) = \begin{cases} \dfrac{1}{30}, & 0 \leqslant x \leqslant 30 \\ 0, & \text{其他} \end{cases},$$

为使候车时间 X 小于 5 分钟,乘客必须在 7:10~7:15 之间,或 7:25~7:30 之间到达车站,所求概率为

$$P(10 < X < 15) + P(25 < X < 30) = \int_{10}^{15} \frac{1}{30} \mathrm{d}x + \int_{25}^{30} \frac{1}{30} \mathrm{d}x = \frac{1}{3} \circ$$

6. (1) $P(X \leqslant 1.5) = \Phi(1.5) = 0.9332$;

(2) $P(X > 2) = 1 - P(X \leqslant 2) = 1 - \Phi(2) = 0.0228$;

（3）$P(X\leqslant-1.8)=\Phi(-1.8)=1-\Phi(1.8)=0.0359$；

（4）$P(-1<X\leqslant3)=\Phi(3)-\Phi(-1)=\Phi(3)+\Phi(1)-1=0.8400$；

（5）$P(|X|\leqslant2)=2\Phi(2)-1=0.9544$。

7. 因为 $X\sim N(10,0.3^2)$

$$P(10-0.6<X<10+0.6)=\Phi(2)-[1-\Phi(2)]$$
$$=2\Phi(2)-1=0.9544。$$

所以感冒药片为合格品的概率为 0.9544。

8. 设车门高度为 $l$cm，应满足 $P(X>l)<0.01$，即

$$P(X>l)=1-P(X\leqslant l)=1-P\left(\frac{X-170}{6}\leqslant\frac{l-170}{6}\right)$$
$$=1-\Phi\left(\frac{l-170}{6}\right)<0.01,$$

所以 $\Phi\left(\frac{l-170}{6}\right)>0.99$，反查附表3，$\frac{l-170}{6}>2.33$，故 $l>183.98$cm，即车门高度在 183.98 cm 以上，可使该城市成年男子与车门顶碰头的概率小于 0.01。

9. 由于正常人的红细胞数过高过低均为异常，应制定双侧正常值范围

下限：$\overline{X}-1.96S=5.38-1.96\times0.44\approx4.52(10^{12}/L)$；

上限：$\overline{X}+1.96S=5.38+1.96\times0.44\approx6.24(10^{12}/L)$。

该地成年男子红细胞数的 95% 医学参考值范围 $4.52\times10^{12}\sim6.24\times10^{12}/L$。

10. X 的密度函数 $f(x)=\begin{cases}\dfrac{1}{b-a}, & a\leqslant x\leqslant b\\ 0, & 其他\end{cases}$，则体积 $Y=\dfrac{\pi}{6}X^3$，

$$E(Y)=E\left(\frac{\pi}{6}X^3\right)=\frac{\pi}{6}E(X^3)=\frac{\pi}{6}\int_a^b\frac{1}{b-a}x^3\mathrm{d}x$$
$$=\frac{\pi}{6(b-a)}\frac{x^4}{4}\Big|_a^b=\frac{\pi}{24}(a+b)(a^2+b^2)。$$

11. $E(X)=3\times0.2+5\times0.6+7\times0.2=5$，同理 $E(Y)=5$；

$E(X^2)=3^2\times0.2+5^2\times0.6+7^2\times0.2=26.6$，同理 $E(Y^2)=27.4$；

$D(X)=E(X^2)-E(X)^2=26.6-5^2=1.6$；

$D(Y)=E(Y^2)-E(Y)^2=27.4-5^2=2.4$。

因为 $D(X)<D(Y)$，所以甲投资方案好一些。

12. $E(X)=\int_{-\infty}^{+\infty}xf(x)\mathrm{d}x=\int_{-1}^0 x(1+x)\mathrm{d}x+\int_0^1 x(1-x)\mathrm{d}x=0$；

$E(X^2)=\int_{-\infty}^{+\infty}x^2f(x)\mathrm{d}x=\int_{-1}^0 x^2(1+x)\mathrm{d}x+\int_0^1 x^2(1-x)\mathrm{d}x=\frac{1}{6}$；

$D(X)=E(X^2)-[E(X)]^2=\frac{1}{6}$；

$$\sigma(X) = \sqrt{D(X)} = \frac{\sqrt{6}}{6};$$

$$D(2X-5) = 2^2 D(X) = \frac{2}{3}。$$

第三章　数据的描述统计

一、单项选择题

1. A　2. B　3. C　4. B　5. D

二、问答题

1. 统计数据根据表现形式可分为定性数据和定量数据两大类。定量数据(也称为数值数据),是观察或实验结果可以用数值大小来表示的数据资料,一般带有度量衡单位。定性数据反映的是事物的品质特征,表现为互不相容的类别或属性,数据之间没有量的大小区别,一般不带有度量衡单位。定性数据又可进一步分为定类数据和定序数据两类。

2. 统计表的结构包括标题、标目(包括横标目和纵标目)、数据、线条等。统计图的结构包括:标题、图域、标目、刻度、图例等。

3. 描述数据集中趋势的统计指标有均数、中位数、众数等。描述数据离散趋势的变异指标有极差、方差、标准差、变异系数等。

三、实例分析

1. 先将实验对象编号,查随机排列表,任意指定第 4 行,舍掉大于 9 的数字,规定单数为甲组,双数为乙组,结果如下表所示。

对象编号	1	2	3	4	5	6	7	8	9	10
随机数字	6	1	5	4	0	7	8	3	9	2
所属组别	乙	甲	甲	乙	乙	甲	乙	甲	甲	乙

故,2、3、6、8、9 号实验对象分入甲组,1、4、5、7、10 号实验对象分入乙组。

2. 先将小白鼠进行编号。查随机排列表,任意指定第 10 行,舍掉大于 14 的数字,规定 0~4 为 A 组,5~9 为 B 组,10~14 为 C 组,结果如下表所示。

动物编号	1	2	3	4	5	6	7	8	9	10	11	12	13	14	15
随机数	4	11	6	0	8	12	3	2	9	5	7	10	13	14	1
归组	A	C	B	A	B	C	A	A	B	B	B	C	C	C	A

故,1、4、7、8、15 号小白鼠分入 A 组,3、5、9、10、11 号小白鼠分入 B 组,2、6、12、13、14 号小白鼠分入 C 组。

3. 体重 $CV = \dfrac{S}{\bar{X}} = \dfrac{0.98}{8.42} \times 100\% = 11.64\%$；身高 $CV = \dfrac{S}{\bar{X}} = \dfrac{3.0}{72.4} \times 100\% = 4.14\%$。结果显示，女童体重的相对变异大于身高的相对变异。

4. （1）平均数 171.20(cm)，方差 39.14(cm)^2，标准差 6.26(cm)，众数 172(cm)。（2）略。

5. 均数 6.775(10^9/L)，方差 0.371(10^9/L)^2，标准差 0.609(10^9/L)，标准误 0.193(10^9/L)。

6. 解:50 粒药丸某种有效成分含量频数分布表如下:

组段 （1）	频数 （2）	频率（%） （3）	累积频数 （4）	累积频率（%） （5）
128~	3	6	3	6
130~	3	6	6	12
132~	4	8	10	20
134~	6	12	16	32
136~	14	28	30	60
138~	9	18	39	78
140~	4	8	43	86
142~	3	6	46	92
144~146	4	8	50	100
合计	50	100.00	—	—

频数分布直方图、频数分布折线图略。

第四章 抽 样 分 布

一、单项选择题

1. B　　2. D　　3. D　　4. C　　5. B　　6. A　　7. C　　8. D　　9. A　　10. C

二、问答题

1. 略；

2. 1.24， 4.87， 21.03， 63.69。

3. 1.833， 1.372， 2.552， 2.447。

4. 3.14， 8.75， 0.25， 0.4。

5. （1）33.196　（2）55.758　（3）1.9432　（4）4.6041　（5）2.98。

三、实例分析

1. 均数 6.775，方差 0.371，标准差 0.609。

2. 由定理 4-3 可知：$\dfrac{1}{\sigma^2}\sum\limits_{i=1}^{n}(X_i - \mu)^2 \sim \chi^2(n)$，$\dfrac{1}{0.3^2}\sum\limits_{i=1}^{10}(X_i - 0)^2 \sim \chi^2(10)$，

即 $\sum\limits_{i=1}^{10}\dfrac{X_i^2}{0.3^2} \sim \chi^2(10)$，$P\left\{\sum\limits_{i=1}^{10}X_i^2 > 1.44\right\} = P\left\{\sum\limits_{i=1}^{10}\dfrac{X_i^2}{0.3^2} > \dfrac{1.44}{0.3^2}\right\} = P\{\chi^2(10) > 16\}$。

反查 χ^2 分布的临界值表得：$\chi^2_{0.1}(10)=15.987$，所以，$P\left\{\sum\limits_{i=1}^{10} X_i^2>1.44\right\}=0.1$。

3. $P\{0<\overline{X}<2\}=P\left\{-2<\dfrac{\overline{X}-1}{1/2}<2\right\}=2\Phi(2)-1=2\times0.9772-1=0.9544$。

4. $\because P\{1.8<\overline{X}<5.8\}=P\left\{-\dfrac{\sqrt{n}}{3}<\dfrac{\overline{X}-3.8}{6/\sqrt{n}}<\dfrac{\sqrt{n}}{3}\right\}=2\Phi\left(\dfrac{\sqrt{n}}{3}\right)-1=0.95$，

即，$\Phi\left(\dfrac{\sqrt{n}}{3}\right)=0.975$，所以 n 至少应取 35。

5. 略。

第五章　参 数 估 计

一、单项选择题

1. C　　2. D　　3. D　　4. C　　5. B　　6. D　　7. D　　8. A

二、问答题

1. 一个"优良"的样本统计量应具备无偏性和有效性。

2. 点估计是用样本算出的一个具体数值去估计未知参数，便于计算和使用，但这个值仅仅是给出未知参数的一个近似值，它没有给出这个近似值的误差范围，也没有给出估计值的可信程度，使用起来把握不大。而区间估计在给出估计区间时，还可以给予一个"可信程度"，显然更有实用价值。

3. 置信度是指与一个估计区间相联系的概率，它表示该区间包括总体参数的可信程度，描述了估计的可靠性，置信度越大，可靠性越高。置信区间是与一个"置信度"相联系的估计值的取值范围，区间长度描述了估计的精确程度，一般区间越短，精度越高。

三、实例分析

1. 均匀分布的总体一阶矩 $\mu_1=E(X)=\theta/2$，样本均值 $A_1=\dfrac{1}{n}\sum\limits_{i=1}^{n} X_i=\overline{X}=1.34$，

由矩估计法，令 $\mu_1=A_1$，得 $\dfrac{\theta}{2}=\overline{X}$，因此参数 θ 的矩估计量为 $\hat{\theta}=2\overline{X}=2.68$。

2. 似然函数为

$$L(\theta)=\prod_{i=1}^{n} f(x_i,\theta)=\begin{cases}\dfrac{1}{\theta^n}e^{-\frac{\sum\limits_{i=1}^{n} x_i}{\theta}}, & x_1,x_2,\cdots,x_n>0\\[2mm] 0, & \text{其他}\end{cases}$$

当 $x_1,x_2,\cdots,x_n>0$ 时，令 $\dfrac{d}{d\theta}\ln L(\theta)=\dfrac{-n}{\theta}+\dfrac{\sum\limits_{i=1}^{n} x_i}{\theta^2}=0$，解得 $\hat{\theta}=\dfrac{1}{n}\sum\limits_{i=1}^{n} x_i=\overline{x}$。

3. 由于 X_1,X_2 是来自总体 $N(\mu,2)$ 的一个样本，则 $X_i\sim N(\mu,2)$，$i=1,2$，经计算，以上三个估计量都是无偏的，即

$$E\left(\dfrac{2}{3}X_1+\dfrac{1}{3}X_2\right)=E\left(\dfrac{1}{4}X_1+\dfrac{3}{4}X_2\right)=E\left(\dfrac{1}{2}X_1+\dfrac{1}{2}X_2\right)=\mu，\text{而 } D\left(\dfrac{2}{3}X_1+\dfrac{1}{3}X_2\right)=\dfrac{5}{9}，D\left(\dfrac{1}{4}X_1+\dfrac{3}{4}X_2\right)=$$

$\dfrac{5}{8}, D\left(\dfrac{1}{2}X_1 + \dfrac{1}{2}X_2\right) = \dfrac{1}{2}$,所以$\dfrac{1}{2}X_1 + \dfrac{1}{2}X_2$最有效。

4. 由样本数据得:$n=4, \bar{X}=13, \sigma=0.3, 1-\alpha=0.95$,查表得$u_{0.05/2}=1.96$。含量总体均数$\mu$的

0.95 置信区间为$\left(13 \pm \dfrac{0.3}{\sqrt{4}} \times 1.96\right) = (12.706, 13.294)$。

5. 已知$\sigma^2=16, 1-\alpha=0.95$,查表得$u_{0.05/2}=1.96$,则置信区间为$\left(\bar{X} - \dfrac{\sigma}{\sqrt{n}}u_{0.05/2}, \bar{X} + \dfrac{\sigma}{\sqrt{n}}u_{0.05/2}\right)$,置信区

间长度为$L = 2\dfrac{\sigma}{\sqrt{n}}u_{0.05/2}$。问题要求$L < 1.2$,即$2 \times 1.96 \times \dfrac{\sigma}{\sqrt{n}} < 1.2$,所以$n > \left(\dfrac{2 \times 1.96 \times \sigma}{1.2}\right) = \dfrac{2^2 \times 1.96^2 \times 16}{1.2^2} = $

170.74,故至少应抽查171名男生的身高。

6. 已知$\bar{X}=0.5, S=0.08, n=25, 1-\alpha=0.9$,根据$\alpha=0.1$,查$t$分布表得,$t_{\alpha/2}(24)=1.711$,于是

$$\bar{X} \pm t_{\frac{\alpha}{2}}(n-1)\dfrac{S}{\sqrt{n}} = 0.5 \pm 1.711 \times \dfrac{0.08}{\sqrt{25}} = 0.5 \pm 0.027$$,所以该药片平均片重的90%的置信区间为(0.473,

0.527)。

7. 已知$n=35$为大样本,$\bar{X}=1.5, S=0.08, 1-\alpha=0.95$,查表得$u_{0.05/2}=1.96$。则该批药丸平均丸

重总体均数置信度为95%置信区间为:

$$\left(1.5 \pm \dfrac{0.08}{\sqrt{35}} \times 1.96\right) = (1.47, 1.53)$$。

8. 已知$n=708$为大样本,$\bar{X}=103.5, S=1.59, 1-\alpha=0.95$,查表得$u_{0.05/2}=1.96$。则该地区小学生

血红蛋白含量均数的95%置信区间为:

$$\left(103.5 \pm \dfrac{1.59}{\sqrt{708}} \times 1.96\right) = (103.38, 103.62)$$。

9. 由样本数据得:$n=25, \bar{X}=7.0, S=2.0, 1-\alpha=0.95$,由$\alpha=0.05$查表得$\chi^2_{0.05/2}(24)=39.364$,

$\chi^2_{1-0.05/2}(24)=12.401$。故尿中氨苄西林含量的总体方差的95%置信区间为

$\left(\dfrac{(25-1) \times 4}{39.364}, \dfrac{(25-1) \times 4}{12.401}\right) = (2.44, 7.74)$。

10. 已知$n=5, \bar{X}=1160, S=99.75, 1-\alpha=0.99$,由$\alpha=0.01$查表得$t_{0.01}(5-1)=3.747$。故得到单

侧置信下限为:

$$\bar{X} - \dfrac{S}{\sqrt{n}}t_\alpha(n-1) = 1160 - \dfrac{99.75}{\sqrt{5}} \times 3.747 = 992.84,$$

这说明这批材料强度有99%的可能超过992.84kg/cm^2。

第六章 假设检验

一、单项选择题

1. B　　2. A　　3. C　　4. D　　5. B

二、问答题

1. 假设检验的主要依据是"小概率原理",根据这一原理,做出接受或拒绝原假设的判断。假设

检验一般可分五步骤:①根据实际问题提出原假设 H_0 和备择假设 H_1;②选择恰当的检验统计量;③利用样本观察值计算检验统计量的值;④给定适当的显著性水平 α,并根据统计量的分布查表确定临界值,给出拒绝域;⑤做出统计推断。

2. 假设检验常出现"弃真"和"取伪"两类错误。犯第一类错误的概率 α 与犯第二类错误的概率 β,两者之间是对立关系,通常样本容量一定时,α 越大(小)则 β 越小(大)。要同时减少犯两类错误的概率 α 与 β,只能增加样本容量。

3. 单侧检验、双侧检验的思想方法和基本步骤一样,但临界值和拒绝域不同。如果我们只关心总体均数 μ 是否大于(或小于)某个数值 μ_0 或凭借专业知识有充分把握可以排除某一侧,可使用单侧检验。为了稳妥起见,一般情况下均采用双侧检验。

三、实例分析

1. 设 $H_0: \mu = 1.40, H_1: \mu \neq 1.40$。

由 σ^2 已知,选择统计量 $u = \dfrac{\bar{X} - \mu}{\sigma / \sqrt{n}} = \dfrac{\bar{X} - 1.40}{0.04 / \sqrt{25}} \sim N(0,1)$。

由于 $P\{|u| \geq u_{0.05/2}\} = 0.05$,得到拒绝域为 $|u| \geq u_{0.05/2} = 1.96$。

因为 $|u| = \left| \dfrac{1.39 - 1.40}{0.04/5} \right| = 1.25 < 1.96 = u_{0.05/2}, P > 0.05$,所以接受 H_0,拒绝 H_1,可认为药片的直径与原设计的标准值无显著差异(或尚不能认为药片的直径与原设计的标准值有显著差异)。

2. 设 $H_0: \mu = 7.20, H_1: \mu \neq 7.20$。

由 σ^2 未知,选择统计量 $t = \dfrac{\bar{X} - \mu}{S / \sqrt{n}} = \dfrac{\bar{X} - 7.20}{S / \sqrt{9}} \sim t(8)$。

由于 $P\{|t| \geq t_{0.05/2}(8)\} = 0.05$,得到拒绝域为 $|t| \geq t_{0.05/2}(8) = t_{0.025}(8) = 2.306$。

由 $\bar{X} = 7.9, S^2 = 0.345, S = 0.587$,得 $t = \dfrac{7.9 - 7.20}{0.587/3} = 3.58$。

因为 $|t| = 3.58 > 2.306 = t_{0.05/2}(8), P < 0.05$,所以拒绝原假设 H_0,接受备择假设 H_1,可认为该患者红细胞平均直径与健康人有显著差异。

3. 单侧检验,σ^2 未知,$H_0: \mu = 21.8; H_1: \mu > 21.8$。$t = 2.412 > 1.9432$,拒绝 H_0,接受 H_1,即认为有所提高。

4. 设 $H_0: \mu = 273.18, H_1: \mu < 273.18$(单侧检验)。

由 σ^2 未知,$n = 100$ 大样本,选择统计量 $u = \dfrac{\bar{X} - \mu}{S / \sqrt{n}} = \dfrac{\bar{X} - 273.18}{S / \sqrt{100}} \sim N(0,1)$。

由 $P\{u \leq -u_{0.01}\} = 0.01$,得拒绝域为 $u \leq -u_{0.01} = -2.33$。

因为 $u = \dfrac{230.08 - 273.18}{12.50/10} = -34.48 < -2.33 = -u_{0.01}, P < 0.01$,所以拒绝 H_0,接受 H_1,可认为病毒性肝炎患者血清转铁蛋白含量均值低于正常人。

5. 设 $H_0: \sigma^2 = 0.25, H_1: \sigma^2 \neq 0.25$。

选择统计量 $\chi^2 = \dfrac{(n-1)S^2}{\sigma^2} = \dfrac{(20-1)\times S^2}{0.25} \sim \chi^2(19)$。

由 $P\{\chi^2 \leqslant \chi_{1-0.01/2}^2(19)$ 或 $\chi^2 \geqslant x_{0.01/2}^2(19)\} = 0.01$，得拒绝域 $\chi^2 \leqslant x_{1-0.01/2}^2(19) = 6.844$ 或 $\chi^2 \geqslant x_{0.01/2}^2(19) = 38.582$。

由 $S^2 = 0.43$，得 $\chi^2 = \dfrac{19 \times 0.43}{0.25} = 32.68$，因为 $\chi_{1-0.01/2}^2(19) < \chi^2 < \chi_{0.01/2}^2(19)$，$P > 0.01$，所以接受 H_0，拒绝 H_1，可认为该日生产的利巴韦林药片的重量波动与平时无显著差异（或尚不能认为该日生产的利巴韦林药片的重量波动与平时有显著差异）。

6. 设 $H_0 : \sigma_{甲}^2 = \sigma_{乙}^2$，$H_1 : \sigma_{甲}^2 > \sigma_{乙}^2$（单侧检验）。

选择统计量 $F = \dfrac{S_{甲}^2 / \sigma_{甲}^2}{S_{乙}^2 / \sigma_{乙}^2} = \dfrac{S_{甲}^2}{S_{乙}^2} \sim F(10,10)$。

由 $P\{F \geqslant F_{0.05}(10,10)\} = 0.05$，得拒绝为 $F \geqslant F_{0.05}(10,10) = 2.98$。

因为 $F = \dfrac{S_{甲}^2}{S_{乙}^2} = \dfrac{3.789}{1.263} = 3 > 2.98 = F_{0.05}(10,10)$，所以拒绝 H_0，接受 H_1。可以认为乙厂仪器比甲厂的好。

7. 配对设计问题，设 $H_0 : \mu_d = 0$，$H_1 : \mu_d \neq 0$。经计算得 $|t| = 3.6513 > t_{\alpha/2}(4) = 2.776$，拒绝 H_0，接受 H_1，即认为青兰有改变兔脑血流图的作用。

8. 设 $H_0 : \mu_d = 0$，$H_1 : \mu_d \neq 0$。选择统计量 $t = \dfrac{\bar{d} - \mu_d}{S_d / \sqrt{n}} = \dfrac{\bar{d}}{S_d / \sqrt{12}} \sim t(11)$。

由 $P\{|t| \geqslant t_{0.05/2}(11)\} = 0.05$，得拒绝域为 $|t| \geqslant t_{0.05/2}(11) = 2.2010$。

因为 $|t| = \left|\dfrac{0.29}{0.599/\sqrt{12}}\right| = 1.677 < 2.2010 = t_{0.05/2}(11)$，所以接受 H_0，拒绝 H_1，尚不能认为服用避孕药会影响女性的血清总胆固醇。

9. 设 $H_0 : \mu_1 = \mu_2$，$H_1 : \mu_1 < \mu_2$（单侧检验）。由方差 σ_1^2 与 σ_2^2 未知但 $n_1 = 64$，$n_2 = 47$ 大样本，选择统计量

$$u = \dfrac{\bar{X} - \bar{Y}}{\sqrt{\dfrac{S_1^2}{n_1} + \dfrac{S_2^2}{n_2}}} \sim N(0,1)（近似）。$$

由于 $P\{u \leqslant -u_{0.05}\} = 0.05$，得到拒绝域 $u \leqslant -u_{0.05} = -1.64$。

因为 $u = \dfrac{0.57 - 1.12}{\sqrt{\dfrac{0.57}{64} + \dfrac{0.41}{47}}} = -4.14 < -1.64 = -u_{0.05}$，$P < 0.05$，所以拒绝 H_0，接受 H_1，可认为 10 月份的黑斑蛙输卵管均重比 6 月份的大。

10. 先进行方差齐性检验 $F = \dfrac{S_1^2}{S_2^2} = \dfrac{1108.989}{355.122} = 3.092$，查临界值表 $F_{0.05/2}(9,9) = 4.03$，因为 $F = 3.092 < 4.03$，$P > 0.05$，故可认为两总体方差齐性相同。

又由样本计算得 $\bar{X} = 33.7$，$\bar{Y} = 48.9$，$S_c = 27.057$，$df = 18$，

$$t = \frac{(\overline{X} - \overline{Y}) - (\mu_1 - \mu_2)}{S_c\sqrt{\dfrac{1}{n_1} + \dfrac{1}{n_2}}} = \frac{33.7 - 48.9}{27.057 \times \sqrt{\dfrac{1}{10} + \dfrac{1}{10}}} = -1.26。$$

查临界值表 $t_{0.05/2}(18) = 2.101$，因为 $|t| = 1.26 < 2.101$，$P > 0.05$，所以接受 H_0，认为两组生存时间差异无显著意义。

第七章 方差分析

一、单项选择题

1. C   2. C   3. B   4. A   5. D   6. B   7. C   8. B

二、问答题

1. 方差分析的应用条件为：各样本必须是相互独立的随机样本（独立性）；各样本来自正态分布总体（正态性）；各总体方差相等（方差齐性）。

2. 在单因素的方差分析中，SS_A 为各组样本均数 $\overline{x}_j$ 与总均数 $\overline{x}$ 差值的平方和，它反映了各组样本均值之间的差异，组间变异产生的原因是处理因素和随机误差（含个体差异和测量误差）的综合作用。SS_E 为各处理组内部观察值 x_{ij} 与各组均数 $\overline{x}_j$ 差值的平方和之和，它反映了各组内部因重复实验而产生随机误差。

3. （1）联系：成组比较的两个正态总体均值的差异（t 检验）的假设检验和单因素的方差分析，均要求各样本来自相互独立的正态总体且各总体方差齐，两者均属于定量资料的假设检验方法，都可以用于均数的比较，而成组比较 t 检验用于两个正态总体均数的比较，F 检验用于多个正态总体均数的比较，对于同一资料的两正态总体均数的假设检验，t 检验与单因素的方差分析是完全等价的，且有 $F = t^2$。（2）区别：t 检验只能用于两总体均数的比较，方差分析可以用于两总体均数的比较，也可以用于多个总体均数的比较。

三、实例分析

1. 该资料属于完全随机实验设计，为单因素多水平的方差分析，故采用 F 检验，具体步骤如下：

（1）建立检验假设，确定检验水准

H_0：四个季节湖水中氯化物含量相等，即 $\mu_1 = \mu_2 = \mu_3 = \mu_4$，

H_1：四个季节湖水中氯化物含量不等或不全相等。

$\alpha = 0.05$。

（2）计算统计量，列出方差分析表

四个季节湖水中氯化物含量方差分析表

变异来源	SS	df	MS	F 值	P 值	F 临界值
组间	141.170	3	47.057	9.380	$P < 0.05$	$F_{0.05}(3,28) = 2.95$
组内	140.465	28	5.017			
总和	281.636	31				

（3）确定 P 值：对于给定的显著性水平 $\alpha=0.05$，查 F 分布的临界值表，$F_{0.05}(3,28)=2.95<9.38=F$，所以 $P<0.05$。

（4）作出统计推断：按 $\alpha=0.05$ 显著性水平，拒绝 H_0，接受 H_1，可认为不同季节湖水中氯化物含量有差别。

2. 该资料属于完全随机实验设计，为单因素多水平的方差分析，故采用 F 检验，具体步骤如下：

（1）建立检验假设，确定检验水准

H_0：四组白兔的血清 ACE 浓度总体均数相等，即 $\mu_1=\mu_2=\mu_3=\mu_4$，

H_1：四组白兔的血清 ACE 浓度总体均数不等或不全相等。

$\alpha=0.05$。

（2）计算统计量，列出方差分析表

四组白兔血清 ACE 浓度方差分析表

变异来源	SS	df	MS	F 值	P 值	F 临界值
组间	5515.37	3	1838.46	13.80	$P<0.05$	$F_{0.05}(3,22)=3.05$
组内	2930.42	22	133.20			
总和	8445.79	25				

（3）确定 P 值：对于给定的显著性水平 $\alpha=0.05$，查 F 分布的临界值表得：

$F_{0.05}(3,22)=3.05<13.80=F$，所以 $P<0.05$。

（4）作出统计推断：按 $\alpha=0.05$ 显著性水平，拒绝 H_0，接受 H_1，可认为不同药物中白兔血清中的 ACE 浓度有差别。

3. 该资料属于完全随机实验设计，为单因素多水平的方差分析，故采用 F 检验，具体步骤如下：

（1）建立检验假设，确定检验水准

H_0：三组工人白细胞总体均数相等，即 $\mu_1=\mu_2=\mu_3$，

H_1：三组工人白细胞总体均数不等或不全相等。

$\alpha=0.05$。

（2）计算统计量，列出方差分析表

三组工人白细胞总数方差分析表

变异来源	SS	df	MS	F 值	P 值	F 临界值
组间	97.433	2	48.722	111.317	$P<0.05$	$F_{0.05}(2,42)=3.23$
组内	18.383	42	0.438			
总变异	115.826	44				

（3）确定 P 值：对于给定的显著性水平 $\alpha = 0.05$，查 F 分布的临界值表：

$F_{0.05}(2,42) = 3.23 < 111.317 = F$，所以 $P < 0.05$。

（4）作出统计推断：按 $\alpha = 0.05$ 显著性水平，拒绝 H_0，接受 H_1，可认为三组工人白细胞总数有差别。

4. 该资料属于随机区组实验设计，应采用双因素无重复实验的方差分析，选择 F 检验，其步骤如下：

（1）建立检验假设，确定检验水准

H_{0A}：不同区组的菌株抑菌圈直径的总体均数相等；

H_{1A}：不同区组的菌株抑菌圈直径的总体均数不等或不全相等；

H_{0B}：标准药和克拉霉素不同剂量组抑菌圈直径的总体均数相等；

H_{1B}：标准药和克拉霉素不同剂量组抑菌圈直径的总体均数不等或不全相等。

$\alpha = 0.05$。

（2）计算检验统计量，列出方差分析表

24 个平板给予不同处理后的方差分析表

变异来源	SS	df	MS	F 值	P 值	F 临界值
因素 A	1.100	5	0.220	4.575	$P < 0.05$	$F_{0.05}(5,15) = 2.90$
因素 B	13.584	3	4.528	94.163	$P < 0.05$	$F_{0.05}(3,15) = 3.29$
误差 E	0.712	15	0.048			
总变异	15.405	23				

（3）确定 P 值：对于给定的显著性水平 $\alpha = 0.05$，查 F 分布的临界值表：

$F_{0.05}(5,15) = 2.90 < 4.579 = F_A$，所以 $P < 0.05$；

$F_{0.05}(3,15) = 3.29 < 96.489 = F_B$，所以 $P < 0.05$。

（4）作出统计推断：按 $\alpha = 0.05$ 显著性水平，拒绝 H_{0A}，接受 H_{1A}，六种来源的菌株抑菌圈直径的总体均数不全相等；按 $\alpha = 0.05$ 显著性水平，拒绝 H_{0B}，接受 H_{1B}，可认为四种处理组抑菌圈直径的总体均数不全相等。

5. 该资料属于随机区组实验设计，应采用双因素无重复实验的方差分析，选择 F 检验，其步骤如下：

（1）建立检验假设，确定检验水准

H_{0A}：不同年龄组血小板升高的总体均数相等；

H_{1A}：不同年龄组血小板升高的总体均数不等或不全相等；

H_{0B}：三个治疗组血小板升高的总体均数相等；

H_{1B}：三个治疗组血小板升高的总体均数不等或不全相等。

$\alpha = 0.05$。

三种疗法血小板升高值比较的方差分析表

变异来源	SS	df	MS	F 值	P 值	F 临界值
因素 A	50.132	5	10.026	12.333	P<0.05	$F_{0.05}(5,10)=3.33$
因素 B	129.003	2	64.502	79.338	P<0.05	$F_{0.05}(2,10)=4.10$
误差 E	8.130	10	0.813			
总变异	187.265	17				

（2）确定 P 值：对于给定的显著性水平 $\alpha=0.05$，查 F 分布的临界值表得：

$F_{0.05}(5,10)=3.33<12.333=F_A$，$P<0.05$；

$F_{0.05}(2,10)=4.10<79.338=F_B$，$P<0.05$。

（3）作出统计推断：按 $\alpha=0.05$ 的显著性水平，拒绝 H_{0A}，接受 H_{1A}，可认为不同年龄组血小板升高值的总体均数也不全相等；按 $\alpha=0.05$ 显著性水平，拒绝 H_{0B}，接受 H_{1B}，可认为 A、B、C 三个治疗组血小板升高值的总体均数不全相等。

6. 该资料为两因素两水析因设计，应采用有重复实验析因设计的方差分析，选择 F 检验，为方便计算，设 A 表示是不同时间，B 表示不同温度。其步骤如下：

（1）建立检验假设、确定检验水准

$H_{0A}:\mu_1=\mu_2$（2 时间下的测定结果相等），$H_{1A}:\mu_1\neq\mu_2$（2 时间的测定结果不等或不全相等）；

$H_{0B}:\tau_1=\tau_2$（2 温度下的测定结果相等），$H_{1B}:\tau_1\neq\tau_2$（2 温度下的测定结果不等或不全相等）；

$H_{0A\times B}:\delta_{11}=\delta_{12}=\delta_{21}=\delta_{22}$（时间与温度间无交互作用）；

$H_{1A\times B}:\delta_{11},\delta_{12},\delta_{21},\delta_{22}$ 不等或不全相等（时间与温度间有交互作用）。

$\alpha=0.05$

（2）计算统计量

两个温度及两种保存时间下某法测定的 C_3(mg/L)方差分析表

变异来源	SS	df	MS	F 值	P 值	F 临界值
因素 A	17405.00	1	17405.00	124.321	P<0.05	$F_{0.05}(1,16)=4.49$
因素 B	8405.00	1	8405.00	60.036	P<0.05	$F_{0.05}(1,16)=4.49$
因素 A×B	7605.00	1	7605.00	54.321	P<0.05	$F_{0.05}(1,16)=4.49$
误差 E	2240.03	16	140.00			
总和	35655.00	19				

（3）确定 P 值：对于给定的显著性水平 $\alpha=0.05$，查 F 分布表得：

$F_{0.05}(1,16)=4.49<124.321=F_A$，$P<0.05$；

$F_{0.05}(1,16)=4.49<60.036=F_B$，$P<0.05$；

$F_{0.05}(1,16)=4.49<54.321=F_{A\times B}$，$P<0.05$。

（4）作出统计推断：按 $\alpha=0.05$ 显著性水平，因素 A 拒绝 H_{0A}，接受 H_{1A}，差别有统计学意义，可认为存放时间对测定结果有影响;因素 B 拒绝 H_{0B},接受 H_{1B},差别有统计学意义,可认为温度对测定结果有影响;存放时间和温度之间存在交互作用。

第八章 卡方(χ^2)检验

一、单项选择题

1. B   2. C   3. D   4. D   5. B   6. D   7. B   8. D   9. A

二、问答题

1. χ^2 检验的主要用途:

(1) 推断两个或两个以上总体率(或构成比)之间有无差别;

(2) 两变量间有无相关关系;

(3) 检验频数分布的拟合优度。

2. 行×列表资料 χ^2 检验注意事项:

(1) $R \times C$ 表资料 χ^2 检验时,如果有1/5以上格子的理论数小于5,或有一个理论数小于1时,应作如下处理:①根本办法是增加观察例数,使各格子基本数据增大;②将 T 较小的行或列与性质相近的行或列作合理的合并;③删除理论数太小的行或列。

(2) 多个样本率(或构成比)比较的 χ^2 检验,若所得统计推断为拒绝 H_0,接受 H_1,只能说明各总体率(或总体构成比)之间总的来说有差别,但不能认为它们彼此之间都有差别。若要比较彼此间的差别,可用行×列表的 χ^2 分割法。

三、实例分析

1. 本题为两个样本率的比较,用四格表 χ^2 检验的方法。计算表如下所示。

两种疗法治疗胃溃疡的结果

治疗组	有效例数	无效例数	合计	有效率(%)
中西药合剂组	77(67.3)	5(14.7)	82	93.9
西药组	56(65.7)	24(14.3)	80	70.0
合计	133	29	162	82.1

计算得 $\chi^2 = 15.74$,$P < 0.05$,有显著性差别。故两种药物的疗效有差别。

2. 本题为三个样本率的比较,为3×2的 χ^2 检验,故用行×列表资料 χ^2 检验方法。计算表如下所示。

三种药物驱钩虫的疗效

药物	阴转例数	未阴转例数	合计	阴转率(%)
复方敌百片	28(19.0)	9(18.0)	37	75.7
纯敌百片	18(19.5)	20(18.5)	38	47.3
灭虫宁	10(17.5)	24(16.5)	34	29.4
合计	56	53	109	51.4

计算得 $\chi^2 = 15.56$,$P<0.05$,有显著性差别。故三种药物驱钩虫的疗效不同或不全相同。

第九章　相关与回归分析

一、单项选择题

1. C　　2. A　　3. C　　4. D

二、问答题

1. 相关系数是表示两变量间直线关系的密切程度和方向的一个统计指标。

2. 相关主要研究变量间的相关程度,回归主要研究变量的依存关系。

3. b 是回归直线的斜率。

三、实例分析

1. 分析:通过表中所给数值,得 $l_{xy} = -306$　　$l_{xx} = 945$　　$l_{yy} = 104$

所以 $r = -\dfrac{306}{\sqrt{945}\sqrt{104}} = -0.976\,09$。假设检验选择查表法:查相关系数的临界值表可得 $r_{0.05/2}(4) = 0.8114$,因为 $|r| = 0.976\,09 > 0.8114 = r_{0.05/2}(4)$,所以 $P<0.05$,可认为存放时间 x 与主要成分含量 y 之间存在直线相关关系。

2. 分析:通过表中所给数值,得

$$\begin{cases} b = \dfrac{l_{xy}}{l_{xx}} = 0.0455 \\ a = \bar{y} - b\bar{x} = 0.0148 \end{cases}$$

所以 $\hat{y} = 0.0148 + 0.0455x$。

通过 t 检验,统计量 t 的值是 38.0753,临界值 $t_{0.05/2}(4)$ 是 2.7764,因为 38.0753 大于 2.7764,所以拒绝原假设,可认为砷含量与吸光度之间存在线性回归关系。

第十章　正交实验设计

一、单项选择题

1. B　　2. C　　3. B　　4. C　　5. A　　6. D

二、问答题

1. 正交表各符号的含义:L 为正交表的符号,n 为正交实验的次数,P 为水平数,m 为列数,也就是可能安排最多的因素个数。$L_n(P^m)$ 表示最多可以安排 m 个 P 水平因素的实验,正交实验次数为 n 次,全面实验次数为 P^m 次。

2. 正交表的特点包括正交性、代表性、综合可比性。

3. 正交表进行实验设计的一般步骤包括:①明确实验目的,确定实验指标;②选因素、定水平,列因素水平表;③选择合适的正交表;④表头设计;⑤编制实验方案。按方案进行实验,记录并分析实验结果,得出结论。

4. 直观分析法的基本步骤:

(1) 计算每个因素各水平实验结果的平均值。

(2) 求极差,确定主次因素。

(3) 选取最优组合,得到最优实验条件。

(4) 做因素与指标趋势图,直观分析出指标与各因素水平波动的关系。

5. 多指标实验的常用分析方法包括:①综合加权评分法;②综合平衡法。

三、实例分析

1. $L_{18}(2^1 \times 3^7)$。

2. 本题为 4 个 3 水平因素正交实验设计。分析结果见直观分析计算表。

直观分析计算表

实验号	列号(因素)				实验结果收率(%)
	1(A)	2(B)	3(C)	4(D)	
1	1	1	1	1	51
2	1	2	2	2	71
3	1	3	3	3	58
4	2	1	2	3	82
5	2	2	3	1	69
6	2	3	1	2	59
7	3	1	3	2	77
8	3	2	1	3	85
9	3	3	2	1	84
K_1	180	210	195	204	
K_2	210	225	237	207	
K_3	246	201	204	225	
$\overline{K}_1$	60.0	70.0	65.0	68.0	
$\overline{K}_2$	70.0	75.0	79.0	69.0	
$\overline{K}_3$	82.0	67.0	68.0	75.0	
R_j	22.0	8.0	14.0	7.0	

由此可见:(1) 因素 A 极差最大为主要因素;因素 D 极差最小为次要因素;因素 C 和因素 B 次之。因素对实验指标影响的主次顺序为:A,C,B,D。

(2) 每个因素都取其实验平均值的最好水平,因素 A 取第 3 水平 A_3 时最好,因素 B 取第 2 水平 B_2 时最好,因素 C 取第 2 水平 C_2 时最好,因素 D 取第 3 水平 D_3 时最好。组合起来就得到最优实验条件 $A_3B_2C_2D_3$。

3.

造球配方实验正交实验设计及实验结果

实验号	列号（因素）				实验指标			Y
	1（A）	2（B）	3（C）	4（D）	X_1	X_2	X_3	
1	1	1	1	1	11.3	1.0	2	6.25
2	1	2	2	2	4.4	3.5	3	3.90
3	1	3	3	3	10.8	4.5	3	7.50
4	2	1	2	3	7.0	1.0	2	4.10
5	2	2	3	1	7.8	1.5	1	4.60
6	2	3	1	2	23.6	15.0	0	17.8
7	3	1	3	2	9.0	1.0	2	5.10
8	3	2	1	2	8.0	4.5	1	5.90
9	3	3	2	1	13.2	20.0	0	14.6
$\overline{K}_1$	5.88	5.15	9.98	8.48				
$\overline{K}_2$	8.83	4.80	7.53	8.93				
$\overline{K}_3$	8.53	13.30	5.73	5.83				
R_j	2.95	8.50	4.25	3.10				

各因素的影响主次顺序：B,C,D,A。根据综合评分，确定各因素最优水平组合为$A_2B_3C_1D_2$，即造球配方用量：水分10%、粒度80%、碱度1.2%及膨润土1.5%。

4. $L_{16}(2^{15})$。

表头设计

实验号	列号(因素)							
	1(A)	2(B)	3(A×B)	4(C)	5(A×C)	6(B×C)	7(D)	8(A×D)

列号（因素）							实验结果
9(B×D)	10(C×D)	11(E)	12(A×E)	13(B×E)	14(C×E)	15(D×E)	

5.（1）

直观分析图计算表

实验号	列号(因素)							实验结果
	1(A)	2(B)	3(A×B)	4(C)	5(A×C)	6(B×C)	7	
1	1	1	1	1	1	1	1	3.67
2	1	1	1	2	2	2	2	−3.00
3	1	2	2	1	1	2	2	9.15
4	1	2	2	2	2	1	1	3.62

续表

实验号	列号(因素)							实验结果
	$1(A)$	$2(B)$	$3(A \times B)$	$4(C)$	$5(A \times C)$	$6(B \times C)$	7	
5	2	1	2	1	2	1	2	0.35
6	2	1	2	2	1	2	1	1.87
7	2	2	1	1	2	2	1	4.00
8	2	2	1	2	1	1	2	2.33
K_1	13.44	2.89	7.00	17.17	17.02	9.97		
K_2	8.55	19.10	14.99	4.82	4.97	12.02		
$\bar{K}_1$	3.36	0.72	1.75	4.29	4.26	2.49		
$\bar{K}_2$	2.14	4.78	3.75	1.21	1.24	3.00		
R_j	1.22	4.06	2.00	3.08	3.02	0.51		

（2）确定因素的主次,得到最优实验条件。由极差值大小得因素和交互作用的主次顺序为:$B,C,A\times C,A\times B,A,B\times C$,表明 B、C 为主要因素,分别取 B_2、C_1,$A\times C$ 比 A 影响大,A 因素水平的选取应根据 A 与 C 水平搭配来决定,见 A 与 C 二元表。

A 与 C 二元表

C	A	
	A_1	A_2
C_1	$(3.67+9.15) \times \frac{1}{2} = 6.41$	$(0.35+4.00) \times \frac{1}{2} = 2.18$
C_2	$(-3.00+3.62) \times \frac{1}{2} = 0.31$	$(1.87+2.33) \times \frac{1}{2} = 2.10$

由表 10-25 知,A_1 与 C_1 搭配最好,且 C 因素取第一水平与前面无矛盾,故最优方案为 $A_1B_2C_1$。若交互作用水平的选取与因素水平的选取有矛盾,一般应根据因素和交互作用的主次顺序来选取水平。

6.

蛇毒抑瘤作用正交实验设计及实验结果

实验号	列号（因素）					瘤重（g）					合计
	$1(A)$	$2(B)$	$3(C)$	4	5						
1	1	1	1	1	1	1.5	2.0	1.6	2.0	1.7	8.8
2	1	2	2	2	2	0.6	0.6	0.8	0.5	0.5	3.0
3	2	1	2	1	2	1.7	0.9	1.4	1.6	1.7	7.3
4	2	2	2	1	1	0.7	0.9	0.8	1.1	0.7	4.1

实验号	列号（因素）					瘤重（g）					合计
	1（A）	2（B）	3（C）	4	5						
5	3	1	2	1	2	0.6	0.7	0.5	0.7	1.0	3.5
6	3	2	1	2	1	1.0	1.1	0.6	0.9	0.7	4.3
7	4	1	2	2	1	0.4	0.6	0.9	0.6	0.5	3.0
8	4	2	1	1	2	1.0	0.9	1.1	1.8	1.5	6.3
K_1	11.8	22.6	26.7	22.7	20.2						
K_2	11.4	17.7	13.6	17.6	20.1						
K_3	7.8										
K_4	9.3										
SS_j	1.05	0.60	4.29	0.65	0						

蛇毒抑瘤作用实验结果方差分析表

变异来源	SS	df	MS	F 值	P 值	F 临界值
因素 A	1.05	3	0.35	4.83	P<0.05	$F_{0.05}(3,34)=2.88$
因素 B	0.60	1	0.60	8.27	P<0.05	$F_{0.05}(1,34)=4.13$
因素 C	4.29	1	4.29	59.14	P<0.05	$F_{0.05}(1,34)=4.13$
误差	2.48	34	0.07			
合计	8.42	39				

实 训 检 测

1. 样本均值 $\bar{X}=137.320$，标准差 $S=10.632\,97$，方差 $S^2=113.060$，标准误 $S_{\bar{X}}=2.126\,59$。总体均值99%的可信区间为（131.3720，143.2680）g/L。

2. 进行单个样本 t 检验的统计结果：统计量 $t=-0.401$，P 值（Sig.）=0.709，按检验水准 $\alpha=0.05$，不拒绝原假设，即可以认为这批产品的含铁量符合标准。

3. （1）进行配对设计 t 检验的统计结果：对 A 药治疗前后显著性检验，$t=-3.241$，P 值=0.012，按 $\alpha=0.05$，拒绝原假设，可以认为用 A 药治疗患者的血红蛋白前后有显著性差异。同理，B 药治疗前后也有显著性差异。

（2）对 A 药与 B 药要进行两个独立样本（成组比较）t 检验的统计结果：认为两组治疗前后差值的总体方差相等，进行差值的总体均值比较，统计量 $t=-0.686$，P 值=0.503，按 $\alpha=0.05$ 检验水准，不拒绝原假设，可以认为 A 药与 B 药的治疗效果无显著性差异。

4. 进行单因素方差分析的统计结果：统计量 $F=11.280$，P 值<0.01，即可以认为三组之间总体

均值有显著性差异。再选用 LSD 方法进行两两比较,可知对照组(1 组)与低剂量组(2 组)无显著性差异,而对照组(1 组)、低剂量组(2 组)与高剂量组(3 组)有显著性差异。

5. 进行相关分析结果:相关系数 $r=0.969$,表示蛙温度和心率之间存在线性相关。进行回归分析结果:假设检验的统计量 $F=600.288$,P 值<0.01,表示两个变量存在线性回归;回归方程为 $\hat{y}=1.944x$。本题注意参考实训项目八中的提示 1。

6. 进行卡方检验结果:$\chi^2=2.624$,对应的 P 值为 0.105,按照 $\alpha=0.05$ 的检验水准,不拒绝原假设,尚不能认为两药的疗效不相同。

医药数理统计课程标准

（供药学、药物制剂技术、化学制药技术、中药制药技术、生物制药技术、药品经营与管理、药品服务与管理专业用）

ER-课程标准